Japanese Journal of Psychotherapy 2021

精神療法

増刊第8号

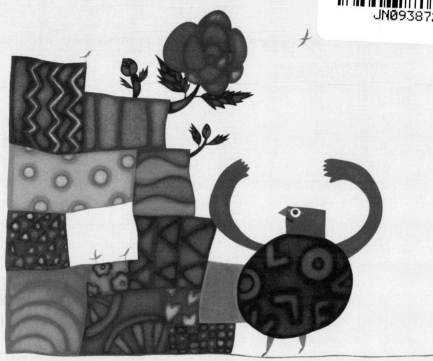

アサーション・トレーニング 活用術

さまざまな現場での臨床応用

平木典子

「精神療法」編集部
（編）

金剛出版

アサーション・トレーニング活用術——さまざまな現場での臨床応用 目次

Contents

増刊第8号

精神療法

Japanese Journal of Psychotherapy 2021

はじめに
新型コロナウイルス禍が示唆したアサーティヴな選択

平木 典子
（日本アサーション協会）

　アサーション・トレーニングは，コミュニケーションや対人関係が苦手な人のための行動療法の一技法として北米で開発された。その考え方と方法は，1970年代に人権尊重の精神を基盤とした人間性回復運動の理念と呼応して，あらためて独立した訓練法として実施されるようになった。以来，複雑でとらえどころのない人間のコミュニケーションを「非主張的」「攻撃的」「アサーション」という三つのパターンに分け，自他尊重の自己表現としてのアサーションを基本スキルとした訓練法は，人々に，人間のコミュニケーションを見直すためのわかりやすい視点を提供してきた。

　また，アサーションは，自己表現の改善だけでなく，自分らしい生き方の確認，互いの違いを大切にした関係形成，日常の課題遂行などへの心理的刺激にもなっている。親と子，夫と妻，教師と生徒，上司と部下，医師と患者，雇用者と被雇用者などの多様な社会的役割関係の中で，人間同士がことばを通して展開する複雑な意味の世界の理解と創造的な活動の促進にも貢献し始めている。一方，アサーションは，集団や組織における無意識のハラスメントを含む人権侵害への警鐘ともなっている。

　21世紀のコミュニケーションは，機器によるデジタル信号を通した間接的なやり取りから，心の細やかな機微を分かち合う対面の関わりまでを含むようになり，人間の新たな活動と関係の質を生み出し始めている。たとえば，通信機器によるパターン化された誹謗中傷のことばの拡散は，いじめ，虐待などの人権侵害・ハラスメントの新たな手段となり，アサーションはその掘り起こしと対応・支援・啓蒙などにも活用されていく必要があるだろう。

　折りしも，いま私たちは新型コロナウイルス感染症拡大という人類未知の状況に置かれ，不確かで，かつ矛盾した情報の中，危機を乗り越えるためにアサーティヴな言動の選択を迫られている。そこにオリンピックという「緊急事態宣言」「まん延防止等措置」という活動の制限とは相反する国境を越えたお祭りが実施されることになった。このような矛盾に向き合う時，私たちが必要とするのは，自己選択という内的なアサーション・スキルである。続けることに意味がある。アサーション・トレーニングは万能ではないことを前提としながらも，上記のような矛盾にこそ向き合っていく必要がある。

　本特集が上記のような広範な状況の基礎となる考え方や方法を刺激し，アサーションのより深い意味を発見する機会となることを期待している。

I

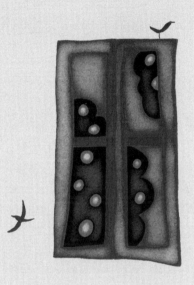

アサーションを始める前に：
理論的基礎

精神療法　増刊第8号　2021

アサーション・トレーニングの考え方とその広がり

▶ 表現法からコラボレーションへ

Noriko Hiraki

平木　典子*

I　アサーションとは

アサーション（assertion）は、日本語にするのが難しい言葉である。辞書には「主張」「断言」、続いて「断定」「言い張ること」などと書かれている。また、形容詞のアサーティブ（assertive）は、「断定的な」「自己主張の強い」ということである。アサーションはよく「自己主張」と訳されるが、これには「一方的な主張」といったニュアンスが感じられ、本来の意味とは異なるものになる。アサーションを日本語に訳さず、そのまま「アサーション」あるいは「アサーティブ」と表記する理由は、適切な訳がないからである。あえて日本語にする場合は、「〈さわやかな〉自己表現」と表記することにしている（平木，2021）。

アサーションを簡単に定義すると、「自他尊重の自己表現」である。具体的に言うと、「自分の考え、欲求、気持ちなどを率直に、正直に、その場の状況にあった適切な方法で述べること」となる。そこには「一人ひとりの自己表現を大切にすること」や「自分も相手も大切にするコミュニケーション」といった意味が含まれている。また、人が生きるためにはコミュニケ

ーションが不可欠なこと、自己表現とは異なる「自己主張」や「言い方」の問題ではなく、関係を含む人間のあり方だということも示唆されている。アサーティブな自己表現と行動は、「自己を前向きに肯定しつつ、人を尊重すること」（Alberti & Emmons, 2008）であり、このような言動は自己効力感と人間関係を促進する。

ただし、われわれはいつも自他尊重の自己表現やコミュニケーションができるとは限らないし、人間関係は難しく、一筋縄ではいかない。一般に、相手や状況によって言いたいことが言えなかったり、言いたいことや気持ちはあっても表現に躓いたり、言い方がわからなかったりすることもある。これらのことが多かれ少なかれ誰にも起こるのがコミュニケーションと人間関係の世界である。

II　人間関係の支援法としての　　アサーションの必要性

アサーションの考え方と方法は、まずカウンセリングの中で生まれた。人間関係が苦手な人、コミュニケーションが下手な人、引っ込み思案な性格で人と自由なやり取りができない人のための支援法、訓練法としてアメリカで開発された。ところが、人々の会話やコミュニケーションをよく観察すると、自己表現がうまくできない人の特徴があり、その支援は必要なのだが、

＊ IPI 統合的心理療法研究所
〒 113-0034　東京都文京区湯島 2-23-8
　　　　　　ループ御茶の水ヒルズ 6MB

同時にその人を取り巻く他の人々のかかわり方にも問題があることがわかってきた。つまり、人間関係の問題は、自己表現が下手な人だけによって起こるのではなく、他者に対して否定的態度でかかわる人たちによっても引き起こされているのである。そこで、双方の適切な自己表現の必要性が認められ、アサーション・トレーニングとして確立していったのである。

Ⅲ　三つのタイプの自己表現

アサーション・トレーニングでは、われわれの自己表現を三つのタイプに分けて理解する。その一つがアサーション、すなわち「自他尊重の自己表現」であり、他の二つは、自他尊重の姿勢・態度に欠けている「非主張的（non-assertive）自己表現」と「攻撃的（aggressive）自己表現」である。アサーション・トレーニングは、まず、これらの自己表現の違いを理解し、区別するところから始まる。

1．非主張的（ノン・アサーティブ）な自己表現

これは、相手は大切にするが、自分を大切にしない自己表現である。自分の考えや気持ちを言わない、言い損なう、遠回しに言う、言い訳がましく言う、言っても相手に伝わるように言っていないなどによって、自分の思いや言い分が相手に理解されない状態である。ときには、自分の主張を控えて相手の思いを優先し、ことを円満に収めるつもりかもしれないが、自分の思いを相手には伝えていないため、譲ったことは相手に理解されない。たとえば、親や上司に本心や意見を言うと否定されると思っている子どもや部下が、黙って従っているような場合であり、親や上司はそれで問題はない、賛同されたと思い込む状態である。

非主張的な人は、遠慮や配慮によって人間関係のもめごとを回避し、場の安定の責任を自分一人で背負ってしまうので、その負担、忍耐は大きなストレスになることもある。長期に非主張的な状態が続くと、本心は人間関係を求めているのに、かかわりから逃避したり、かかわりができず、うつ状態になったりする。また、相手次第で自分の言動を決め、人間関係の主導権を相手に任せて自己を軽視しているので、ますます自分の考えや気持ちがわからなくなり、自己像も否定的になっていく。その結果、ますます自己表現ができなくなるという悪循環が起こる。

逆に、自分を伝えられず、理解されない欲求不満や押さえ込んだ怒りは、自分より弱い者に八つ当たりとして出たり、突然キレる言動になることもある。おとなしいとかやさしいと思われていた人が、急に大きな怒りをぶつけるのは、非主張的な自己表現の結果であることも多い。非主張的な言動を続けると、自分をとことん追い込んだり、他者を理不尽に攻撃したりすることにもなりかねない。

非主張的自己表現には二つの心理が働いている。

一つは、個人の心理的傾向によるもので、自分の思いや考えを表現することが相手に不愉快な思いをさせ、相手から嫌われる可能性や、相手と違った意見を言うことで起こる葛藤やもめごとを避けようとする心理である。そこには、自分の考えや気持ちを表現することで起こるマイナスの結果を恐れ、相手に合わせることで安全を確保しようとする心の動きもある。相手に合わせているつもりでも、実は相手に甘え、依存していることでもある。第二は、社会的・文化的影響によって形成された心理で、「……すべき」「……してはならない」といった習慣や常識に縛られて、実は自らの尊厳や権利を否定する言動をとっている状態である。権威や経験を持つ人の意見は立てないと不利になるとか、強い者、多数派に反対すると、阻害され、排除されるといった状況などが影響する場合もある。つまり、人権侵害の状況を怖れる心理が働くと、自己防衛のために自己表現をためらうようになるのである。それは、自ら自分を否定・否認していくことにもなり、自分を確かめるチャンス

も，自発性や個性を発揮するチャンスも失って
いく。

2．攻撃的（アグレッシブ）な自己表現

これは，自分を大切にするが，相手を大切に
しない自己表現である。自分の考えや気持ちを
相手に伝え，自分の権利は主張するが，その影
響，相手の反応を無視，あるいは軽視して，一
方的に自分の言い分を通そうとする言動である。
自分を相手に押しつけて，言い負かす，一方的
に命令する，操作しようとするといったことも
攻撃的である。

子どもの状態に配慮せずいきなり「急げ！」
とか「うるさい！」と怒鳴る親，部下の仕事の
状況を無視して過重な仕事や残業・休日出勤を
一方的に命じる上司などは攻撃的自己表現をし
ている。また，たとえやさしく丁寧な口調で言
ったとしても，自分の地位や年齢を笠に着て，
おだてたり，なだめたりして，相手を従わせよ
うとする言動も攻撃的である。攻撃的とは，大
声で怒鳴ったり，威圧したりしなくても，自分
が優位に立ち，相手の欲求や気持ちを無視して
自分の思い通りに動かそうとする意図が明らか
な言動を言う。

攻撃的自己表現にも2種類の心理が働いてい
る。

一つは，個人的な好みや行動傾向を反映した
ものである。自分の考えは正しい，優れている
という思い込みや，自分の言い分を絶対に通し
たい，相手に勝ちたいという欲求がある人，あ
るいは自分の考えや気持ちが通らないことに我
慢できない人などがとりがちな傾向である。そ
の結果，他者の考えや気持ちに目が向かず，自
分と異なった考えや気持ちは間違いであり，そ
れを取るに足りないことにしたい心理が働く。
他者を軽視したり無視したりして，攻撃的な反
論を繰り返して自分の意向を通そうとする心理
も働く。相手を理解しようとする態度が欠如し
ており，非主張的とは異なった意味で，相手に
甘えた態度とも言える。

第二の心理は，社会的・文化的背景によるも
ので，たとえば，子どもは親の言う通りに動く
べき，部下は上司の命令に背くべきではないと
いったある社会や組織にのみ通用する常識に従
って動き，その攻撃性や人権無視を自覚しない
場合である。そこには，権威，権力，地位，役
割，年齢差，性差などを利用して，自分の欲求
を通そうとする無意識の攻撃性が潜んでいる。

ただ，攻撃的な自己表現が習慣になってしま
うと，他者の従属的態度，他者の支えなしには
自己を維持できないため，対等で親密な関係は
もとより，安心したかかわりを持つことはでき
ず，孤立する怖れもある。

3．アサーティブな自己表現

アサーティブな自己表現とは，上記二つの黄
金率的自己表現である。それは，自分の考えや
気持ちなどを明確に捉え，それを正直に，率直
に，相手にわかりやすく伝えてみようとするこ
とである。同時に，相手も同じように自己表現
することを当然とし，相手の考え，気持ちを受
け止め，理解しようとする。相互尊重の精神と，
相互理解を深めようという思いに裏づけられた
自己表現である。

アサーティブな自己表現は大きく二つの側面
から成り立っている。

一つは，「自分の表現」を大切にしようとす
る側面である。そこにはまず，自分の意見や感
じを確かめる作業が必要である。他者に気をと
られていたり，相手を優先させていたりすると，
自分の意見や気持ちを確かめることは難しい。
とりあえず，自分を確かめることに集中する時
間をとる。そうすると，はっきりした気持ちや
意見もあるが，曖昧な考えや気持ち，悲しくも
あり腹立たしくもありといった両面的な感情や
迷い，困惑などがあることがわかるだろう。ア
サーションでは明確なことだけを言葉に出して
表現すると受け取られやすいが，そうではない。
確かめた思いは，なるべく正直に，自分の持ち
合わせている語彙，表現法を使って，そのまま

言語化してみることが大切である。「イエス」「ノー」がはっきりしていることもあるだろうが,「迷っている」とか「困っている」とか「うまく言えない」といったことや,「行きたい気持ちと行きたくない気持ちの両方がある」と伝えることもあるだろう。それが,正直な気持ち,率直な表現だからである。

もう一つの側面は,自分の気持ちを確かめ,それを言語化したら,次に「相手の表現」を大切にすることである。自分の思いを相手はどう受け止めたか見届け,対応しよう。相手にも自分の場合と同じように,相手の思いを確かめ,表現するプロセスがある。それを待ち,聴くことで,はじめてアサーティブなやり取りは成立する。それは相手の存在を認め,相手を自分と同じように大切にしようとする思いの表現でもある。

さらにアサーティブなかかわりでは,自分の欲求や意見をきちんと表現すれば通るとは限らないことも覚悟しよう。双方の意見や気持ちに相違がある場合は,葛藤が起こることもある。非主張的な人は,葛藤を怖れて相手に同意しがちになり,攻撃的な人は相手からの反論を嫌って強引に自分の考えを押しつけようとしてしまう。アサーションは,自分が率直に伝えると同様に相手からも率直な反応があることを前提とするので,相手からは「イエス」も「ノー」も返ってくることを当然とする。そこでは葛藤が起こるだろうが,安易に妥協することも,一方的に自分の意見を通そうとすることもしない。葛藤が起こったときは,互いの意見を出し合い,聴きあって,譲ったり譲られたりしながら,歩み寄りの道を探し,それぞれに納得のいく結論を出そうとする過程を大切にするのである。

異なった人間が,違った思いや気持ちを持って生活する上で,意見や提案が常に同じであることはない。むしろ日常には大なり小なり葛藤が起こって当然であり,それを覚悟して葛藤を引き受けようとする気持ちとやり取りがアサーションなのである。葛藤は違った視点や状況が見えていることであり,それはものごとの幅の広がりや可能性を示唆してもいる。対立は解決できないのではなく,アサーティブなやり取りは,相互の満足感を高め,人間関係を豊かにするのである。

アサーティブな関係では,葛藤を引き受け,「自分に正直に話す」と「相手に聴く」の両方のやり取りによって互いにいい刺激を出し合い,第三の道を見つけていくのである。

Ⅳ　アサーション・トレーニングの広がり

アサーション・トレーニングはアサーションが苦手な人の自己表現の支援法として開発されたが,三つの自己表現の違いを理解すると,単なる「言い方」や「自己主張」の問題ではないことがわかるだろう。その発祥の地北米でも,この考え方と訓練法を取り入れている他の国々でも,アサーションはコミュニケーションの方法であると同時に,人間関係のあり方であることがますます認識されてきた。

1970年代に入るとアメリカでは,アサーションは,人種・民族・性の違いによる差別と人権侵害に対する非暴力運動に取り入れられ,差別されている側の自己表現,立場や思いの伝達法として広がっていった。アサーションは,問題解決の鍵になったのである。それはとりもなおさず,差別している側の無意識の言動にも注目することになり,やがて,さまざまな人権を無視した人間関係の問題(ハラスメント)への意識化を促していった。

無意識の人権侵害は,人種や性だけでなく,職場や親子など日常の人間関係にも多々出現している。役割・地位・年齢に上下がある権力関係,さらに知識・情報・経験の格差のある場などでは,自己表現ができない人と自己主張が強すぎる人との不公平なかかわりの連鎖の中で,無意識の差別や理不尽な人権侵害が継続している。

そのような場では,仮に弱い立場に立たされている者がアサーティブな自己表現ができるよ

うになっても，そこに力の強弱といった不平等が存在するとき，強者，権威者に有利にものごとが決まる。親による子どもの虐待や夫による妻へのドメスティック・バイオレンスのような不平等な関係がつくられるやり取りには，表現法の獲得だけでは人権侵害はなくならないことがわかってきた。

そこでアサーション・トレーニングには，人権を知ること，人権を大切にすることがその基礎におかれることになった。初版が 1970 年に出されたアルベルティ＆エモンズの共著 "Your Perfect Right" は，まさに人権を前面に打ち出したアサーションの本として，全米でベストセラーになっている。十分に自己主張ができない子どもに対して一方的に自分の言い分を押しつける親や教師（虐待），部下の個人的状況を無視して過重労働を強いる上司（パワー・ハラスメント），相手の弱みにつけこんだ権威者や専門家の若者いじめなどは，被害者・加害者の無意識の人権侵害であり，特に力・権威・経験などによる侵害は意識化される必要があることになった。そこでは，強要や非難，排除を怖れていっそう非主張的になっていく弱い立場の者の負荷・疲弊の増大，心理的症状が出現するからである。

筆者は 1980 年代の初めにアサーションを日本に紹介したが，1990 年代に入ると，待ったなしの支援を要請され，無理を続けて働いているエッセンシャル・ワーカー（たとえば看護師，福祉職，医師，カウンセラーなど）が，「燃え尽き症候群」にならず，自己の面倒を自ら見ることができるようになるために，アサーションを身につけ始めた。さらに子どものアサーション，教師のアサーション，ストレスの多い仕事をしている産業人たちのアサーションなど，人権と健康を考慮する領域に適用範囲は拡大されている。

今やアサーションは，人間関係やコミュニケーションの促進はもとより，「誰もが自分の考えや気持ちを表現してよい」という表現の自由と権利の視点を土台とした考え方と方法として，一つの独立した理論体系の下で，家族・友人関係・特定の目的を持った集団・機関・組織，さらにコミュニティなどの人々の関係づくりやメンバーの役割・機能に応じ協働のための基本的スキルになりつつある。グローバル化，IT 化が進み，人間関係がより複雑なやり取りをする社会で，人間の不完全さと「違い」を認め合うアサーションは，ますます重視されていくであろう。

文　献

Alberti RE & Emmons ML（2008）Your Perfect Right : Assertiveness and Equality in Your Life and Realtionships. 9th ed. Impact Publishers.（菅沼憲治・ジャレット純子訳（2009）改訂新版 自己主張トレーニング—アサーティブネス. 東京図書）

平木典子（2021）三訂版　アサーション・トレーニング—さわやかな〈自己表現〉のために. 日本・精神技術研究所.

（平木典子編『アサーション・トレーニング—自分も相手も大切にする自己表現』に収載の「アサーション・トレーニングの考え方とその広がり」至文堂，2008 年刊に加筆修正）

コミュニケーションスキルとしてのアサーション

Tatsuo Sawazaki

沢崎　達夫*

I　はじめに

　最初に，コミュニケーションとスキルの定義をし，続いてアサーションとは何かについて考えてみたい。

　コミュニケーション（communication）とは「送り手と受け手の間で，何らかの記号を用いてメッセージを互いに共有すること」である（氏原他，1999）。ここで，「共有」するものとしては，情報，考え，気持ち，態度などがあり，それによって両者が意味ある接触を保つことができる。また，「記号」については，本論では言語，特に「話し言葉」を中心とする。

　コミュニケーションがうまくいっている状態では，自分のアウトプットである言葉が相手にインプットされ，それが脳内で「情報処理」されることにより，それがまた相手のアウトプットとなって，それが自分にインプットされるという循環が繰り返されている。なお，「情報処理」とは，何かを感じたり考えたりすること，それを表現するか否かを判断すること，表現するとすればどのような表現をするかを考えること等の一連の流れを含み，反射的に反応するとき以外は，人はこの流れを極めて短時間で行っていると考えられる。

＊目白大学人間学部心理カウンセリング学科
　〒161-8539　東京都新宿区中落合4-31-1

　スキル（skill）とは，技術，技法などという意味であるが，先のコミュニケーションの循環を考えたとき，そのスキルには，インプットとアウトプットの各スキル，つまり聞くスキルと話すスキルの二つが考えられる。なお，「きく」には「聴く」という漢字が当てられることもあるが，ここではより一般的に使われることが多い「聞く」を使うことにする。アサーションは，後述するように自己主張や自己表現と訳されるので，「話す」ことのみを指しているように思われがちであるが，アサーションがコミュニケーションスキルであるとすれば，「聞く」こともアサーションの大切な一部であることを先に指摘しておきたい。

II　アサーションとは

　アサーション（assertion）の辞書的な意味は「自己主張」「断言」などである。かつては，そのトレーニングはアサーションでなく，アサーティブトレーニング（assertive training）と呼ばれ，（自己）主張訓練，あるいは断行訓練と訳されていた。しかし，現在はアサーション・トレーニングを（自己）主張訓練などのように日本語に訳さず，英語をそのまま用いている。その理由は，自己主張という日本語が持つニュアンスが，わがまま，利己的，一方的といったどちらかといえばネガティブになりがちである

こと，また，時代とともに，アサーションの意味するものが，自己主張という言葉だけでは表現しきれないことが明らかになってきたこと（この点については後述する）等にあると考えられる。

アサーションは，「自分も相手も大切にした自己表現」（平木，2009）と定義され，また「I am OK. You are OK.」の心的構えに基づいた「自他尊重のコミュニケーション」とも言える。平木（2009）の副題にある「さわやかな自己表現」の「さわやか」は，この自他尊重の雰囲気をよく表している。アサーションは，従来から「言いたいことが言えない」「NO を言えない」という非主張的（non-assertive）な人のためのものというイメージがあるが，この自他尊重の観点から言えば，逆に「強く言いすぎて人から疎まれる人」等の攻撃的（aggressive）な人にも有用なものである。

なお，筆者がトレーニングの場などで聞く参加者のアサーションに対するイメージは，「上手に自己主張すること」「相手を傷つけないように自己主張すること」「自分の希望を上手に伝えること」といったものである。「自己主張という言葉の持つネガティブなイメージを和らげた，気持ちの伝え方」という印象が強い。ときには，アサーティブに言えば，相手はわかってくれる，自分の言い分を聞いてくれるという一種の説得法のような理解をされている場合もある。しかし，自分がアサーティブに気持ちを伝えても相手には相手の考え方や言い分があるので，そこには葛藤が起こる可能性がある。したがって，そのことを覚悟してアサーティブな表現をする必要があるし，アサーティブであるためには，相手の考え方や反応も尊重しながら，その葛藤を引き受け，対処していくことが必要となる。

Ⅲ　アサーションを支えるもの ──トレーニングの構成から

アサーションを自己表現と言った場合，自己主張に比べてその含む範囲が広がってくる。よ

く言われる「NO を言う」や「依頼を断る」だけでなく，その他に「良いところをほめる」「援助を求める」「好意を伝える」「謝る」「自己アピールをする」「頼みごとをする」なども，日常生活では大事なコミュニケーションスキルとしてのアサーションである。ただ，アサーショントレーニングは，これらについてどう言ったらよいかという具体的なスキルを学ぶだけのものではなく，「言い方（表現）の背後にあるものや表現を支えるもの」を学ぶことにその本質があるということもできる。

この「言い方（表現）の背後にあるものや表現を支えるもの」を考えるに当たって，アサーショントレーニングがどのように構成されているのかを見てみよう。その全体像を次ページの図に示した。

トレーニングは，まず「アサーションとは何か」を知ることから始まる。アサーティブになりたい，アサーティブな表現ができるようになりたいと思ったとき，何がアサーションで，そうでないものにはどんなものがあるかを知ることが第一歩である。参加者は，ここでアサーションの定義とそうでないもの（攻撃的，非主張的）との違いを知り，自らの表現を振り返ることになる。

次に必要なのは，「誰もがアサーティブになってもよい」ということを知ることである。自分のような人間がアサーティブになってよいのかという疑問を持つ人がいるが，誰もがアサーティブになってよいという権利（アサーション権）を有しており，このことを確信することがこの段階である。

続いて，「ものの見方や考え方（認知）がアサーションの言動に影響する」ということを知る段階である。人のものの見方や考え方は一人ひとりが異なっており，その違いは表現の違いとなって現れる。そして，その違いは自分らしさとして尊重され，相手のそれが自分と違っているのも当然のこととして認められる。認知行動療法や社会構成主義の考え方に学ぶところである。

図　アサーション・トレーニングの構造（最下段の「アサーションとは」は省略してある）

そして，これら権利の存在や認知の個人差の認識とともに，自分らしさを尊重でき，自己肯定感や自尊感情が高まることで，アサーティブな表現が可能となる。その意味で，アサーションのスキルはそれ自体が単独で存在し，用いられるのではなく，さまざまな要素がその背後で支えていることを認識しておかなければならない。このように考えるならば，広義のアサーションとは，単なる表現のレベルにとどまらず，お互いの人権や自尊感情を大切にしながら，自分の思いを率直に，場面や相手を尊重した形で表現しながら生きていこうとする，生き方そのものであるとも言い換えられる。

Ⅳ　アサーションスキルの特徴

スキルについて少し違った角度から考えてみたい。前述したように，アサーションはその全体像を見ればスキル以外のものを多く含んでいるが，スキルも重要な要素である。ただ，そのトレーニングは，与えられた「正しい」セリフを言えるようにするためのものというよりは，自らが言いたいことをどのように表現したらよいかを考えたり，ときには一人ひとりが異なった，その人らしい表現を見つけていくという作業になる。したがって，アサーションのスキル

トレーニングは，自己探索，自己理解の要素を多く含んだ作業となる。その例をアサーションのロールプレイの中から取り上げてみたい。なお，内容については，趣旨を損なわない範囲で修正を加えている。

主婦のAさんは，自分に意地悪をする友人に対して最初は「怒り」を向け，次に「寂しさ」を伝え，最後に「なぜ」という疑問を表現するロールプレイを行った。「怒り」は，最初に相手に伝えたい気持ちであったが，それを表現してみると，今度は「寂しさ」を伝えたくなった。次にそれを表現してみると，さらに意地悪をする理由を知りたくなってきて，それを聞いてみたという流れである。表面にある気持ちを表現するとその下に隠れていた気持ちが見えてきて，次はそれを自分の言葉で表現するという流れが見て取れる。その中で自分の本音に気がつき，Aさんはそれを表現することで，最後に満足感を得ることができた。

大学生のB君は普段から仲が悪く，暴言を吐く兄に対して何も言い返せず，いざ言おうと思っても何と言ったらいいかわからない状態でのロールプレイであった。ロールプレイでその場面を再現してみると，思わず口から「兄貴，怖いよ」という言葉が出た。それは普段意識し

ていない言葉だったが，その言葉が出たことに自分自身が驚くとともに，それを言えたことに満足したとの報告があった。

彼らはともに，言うべき正しいセリフが最初にあったのではなく，自ら気がついていった言葉，あるいは自分の中から自然発生的に出てきた言葉を発することで，言いたいこと（自分の本音）が言えたという感覚を持てている。そして，この感覚が満足感の源泉になっているが，この満足感は，相手が自分の言ったことにどう反応したかはもはや問題ではなく，それを言えた自分に対する自尊感情の高まりがもたらすものでもある。この辺りはカウンセリングのプロセスとどこか似たところがある。また，スキルという観点から言えば，学習可能で具体的な言葉という意味での「スキル」とはやや異なるものである。表現が個人特有のものであり，その人らしい表現を自ら見つけていく，あるいは作り上げていくというのがアサーションの一つの特徴でもあると言うことができる。

また，スキルの使用という観点から見ると，もう一つ興味深いことがある。それは，スキルを知っていることと，実際に使える（あるいは使う）こととの関係である。たとえば，これまで使えなかったあるスキル（セリフ）をトレーニング中に使用する体験をした参加者に，実生活の中でも使ってみるかと問うと，「いいえ，使わなくても大丈夫です」あるいは「使わないと思います」という答えが返ってくることがある。自分が望んだスキルをロールプレイで使えたという成功体験をしたとしても，実生活でも使うことには必ずしもつながらないのである。

その理由はさまざまだが，ある参加者は「どう言えばよいかがわかったし，言ってもいいということがわかっただけで満足だ」という意味の説明をしている。また，別の参加者は「実際の場面では言える自信がない」と言う。これらは，トレーニングの中に組み込まれているアサーション権の意識や自己肯定感・自尊感情が自分の表現と深く関わっているということを示し

ている。スキルを使うか使わないかという判断も自分でできるし，してよいのである。

前述したように，アサーティブな表現には葛藤を起こす可能性がある。その葛藤を引き受けることができないと思ったならば，アサーティブな表現をしないという判断をすることがある。たとえば，子どものトレーニングの場合は，大人のときよりも適切なスキル（言い方）を学ぶという側面が強いが，それでも，いじめられた子が『毅然として，「やめて」と言う』というスキルを教わったとしてもそれを使えないのは，それを言った後にどうなるかを想像して，それに対処できないと判断するからであろう。非主張的な表現にはこんな背景がある可能性も考えておかなければならない。

Ｖ　アサーションのスキル

アサーションにおける代表的なスキルを三つ紹介する。

① DESC（デスク）法：これは課題解決をするための話し合いをアサーティブに行うためのセリフを作る方法である。D・E・S・C は下に示す各単語のそれぞれ頭文字であり，この順番でセリフを作っていくことで，課題解決に役立つアサーティブなセリフができる。

例を挙げてみよう。「（Ａ さんから）夜遅くにかかってきた長電話を切りたいとき」である。

D ＝ Describe（お互いに共有できる事実を描写する）：Ａ さん，もう 12 時過ぎだよね。

E ＝ Express, Explain, Empathize（そのことに対する自分の気持ちを表現する，説明する，共感する）：Ａ さんが話したいのはわかるけど，私は疲れているので，早く寝たいの。

S ＝ Specify（特定の提案をする）：もう電話は終わりにしようよ。

C ＝ Choose（相手の肯定，否定の両方の答えに対する次の選択肢を用意する）：

YES の時：ありがとう，おやすみなさい。

NO の時：では，あと 5 分で終わりにしよう。

以上はセリフの一例であり，他にも考えられ

る。それぞれの注意事項をまとめると，Dでは話し合いを始めるために事実を共有し，同じ土俵の上に乗ること，Eでは「アイメッセージ」で自分の気持ちや共感を伝えること，Sでは具体的で実現可能な提案をすること，Cでは歩み寄りや対話の可能性を残しておくことである。

②**ほめる**（平木，1996）：ほめるスキルは教師や対人援助職など，人を育て，支援する立場の人間には必須のスキルである。ほめるという行為は自分が感じたプラスの感情を相手に伝えることであり，二つの種類がある。一つ目は純粋に「好きだ」「いいな」と思った気持ちを率直に相手に伝えるもの，二つ目はある基準を超えた言動に「それはよい」「優れている」という評価・判断を伝えるものである。お世辞を言ったり，おだてて相手に取り入ろうとしたり，操作しようとするものとは異なる。

　うまくほめるためには以下のような点に気をつけるとよいとされている。
・相手に関心を持って，よく観察する
・自分のプラスの感情（いいな，すごいな等）を活性化させておく
・具体的に表現する
・要求水準を高くしすぎない
・自分をほめられるようにしておく（自分の自己肯定感を高める）

③**感情の扱い**（特に怒り）（土沼，2012）：人間はさまざまな感情を持つが，その感情はすべて自分のものであり，他人がそのきっかけを作ったとしても，その感情を生じさせているのは自分である。したがって，どんな感情でも自分のものとして大切にしてよいし，自分の責任で表現してもよいのだと考える。感情の中でも最も表現に困ったり，難しかったりするのが怒りの感情である。怒りは他人に脅威を感じたり，不満を感じたときに生じやすいが，その怒りは自分が起こしているものであるから，自分が何を脅威に感じているのか，また怒りの強さはどの

程度などかを自分で感じ取り，それに基づいて表現することができる。

　程度が弱いときは「好きではない」「煩わしい」「困った」など，少し強くなったときは「イライラする」「うるさい」など，さらに強くなると「頭にくる」「カッカする」などの感情が強くなるので，この強さの程度を感じ取り，なるべく弱い段階からその気持ちを少しずつ小出しに表現しておくと，いわゆる「キレる」という怒りの爆発を防ぐことができる。また，怒りの感情ではなく，何に脅威を感じたかを表現することで，相手との感じ方の違いを話し合うことができ，怒りを強めることなく相手に対することができることもある。怒りをアサーティブに表現することで，不必要に怒りを強めたり，自らの心身の不調を防ぐことができる。

Ⅵ　おわりに

　「聴く」スキルもアサーションスキルであるが，聴くスキルはこれまで傾聴技法として知られているので，その具体については，他書（森川，2010 など）に譲りたい。ただ，補足するならば，聴くこと自体が相手を大切にするというアサーションの基本姿勢の表現であると同時に，聴くことは相手の話をきちんと受け止めた上で，応答することによって初めて成立するという意味で，まさに自己表現の一つであると言えよう。

文　献

土沼雅子（2012）アサーション・トレーニング　自分らしい感情表現―ラクに気持ちを伝えるために．日本・精神技術研究所．

平木典子（1996）いまの自分をほめてみよう―元気が出てくる心の法則．大和出版．

平木典子（2009）改訂版アサーション・トレーニング―さわやかな〈自己表現〉のために．日本・精神技術研究所．

森川早苗（2010）深く聴くための本．日本・精神技術研究所．

氏原寛・小川捷之・近藤邦夫，他編（1999）カウンセリング辞典．ミネルヴァ書房．

認知行動療法とアサーション

Shun Nakajima
Masaru Horikoshi

中島　俊*，堀越　勝*

I　はじめに

　対人関係におけるストレスは，不眠や抑うつといったストレス反応と関連する要因である（Gunn et al., 2014 ; Lee et al., 2020）。対人関係におけるストレスを上手く対処することは精神疾患の予防やその増悪を防ぐために重要である。対人場面において，自身の意見を上手く伝えられない場合や攻撃的に相手に関わってしまう場合に，対人ストレスはより増悪する。そのため相手を思いやりながらも自身の意見を伝えるコミュニケーション・スキルを身につけることは不要な対人ストレスを生まないためにも重要である。このようなコミュニケーションをアサーションと呼び，アサーション・スキルの低さはメンタルヘルスの増悪と関連することが報告されている（Lee et al., 2020）。

　アサーションとストレス反応の関係に注目し，コミュニケーション・スキルをターゲットとした行動科学的アプローチを行う心理療法として認知行動療法（Cognitive Behavioral Therapy : CBT）を挙げることができる。CBT は，考え方や感情，行動的な問題を標的とし，学習理論と認知理論に基づく諸技法を用いて，不適応反

＊国立研究開発法人国立精神・神経医療研究センター認知行動療法センター
　〒 187-8551　東京都小平市小川東町 4-1-1

応を軽減するとともに，適応的な反応の形成を促進させる構造化された心理療法であり（中島他，2013），多くの精神疾患に対してその有効性が明らかにされている。CBT は多くの治療技法から構成される複合的な介入法であり，中でもアサーション・トレーニングは，コミュニケーションの問題を抱えるクライエントに対するアプローチとして CBT の中で頻繁に用いられる技法の一つである。最近の研究（Sakata et al., 2021）では，アサーションは抑うつと不安に対して有効であることが示されており，CBT で主に用いられる 5 つの主要スキルの中でも重要な技法の一つと数えられている（図1）。

　本稿では，CBT の枠組みの中でアサーション・トレーニングの効果を最大限に発揮するための方法について紹介する。

II　CBT における
アサーション・トレーニング：原則と実践

　CBT は，構造化された心理療法であるものの，現在はその対象や提供形態，介入など多岐に渡っている。さまざまな CBT の介入アプローチが確立されているが，どのアプローチにも共通する 6 つの原則が存在する（表1）（堀越，2012）。

　CBT では，クライエントのこれまでの成育過程の特徴よりも，セルフ・モニタリング等を

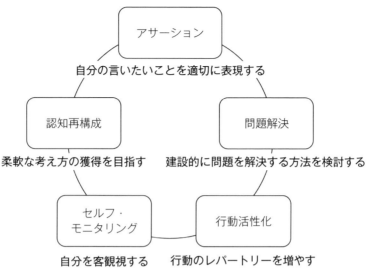

図1　認知行動療法の5つの主要スキル
Sakata et al.（2021）に基づき著者が作成

表1　CBTの6つの原則
堀越（2012）に基づき著者が作成

| 1. 共同的で積極的な治療関係 |
| 2. "公式"を教え，応用してもらう |
| 3. 仮説を立て検証する能力を築く |
| 4. 非現実的な認知に気づく |
| 5. ホームワークを実施する |
| 6. 認知・行動的な介入を実施する |

通してクライエントの直面している現在の問題を外在化し，その問題に焦点を当てながら問題解決に取り組んでもらうことを促す。CBTを効果的に応用してもらうためには，セラピストとクライエントとの間の共同的で積極的な治療関係が欠かせない（原則1）。そのため，クライエントのノン・アサーティブなコミュニケーション・スタイルの変容を促す前に，現在のコミュニケーション・スタイルによって生じるクライエントの感情的苦痛をセラピストが受け入れ，現在のコミュニケーション・スタイルがクライエント自身を苦しめていることに気づいてもらえるようにクライエントと関わりを持つことが，アサーション・トレーニングの効果を最大化させるために重要と考えられる。また，

CBTでは，セルフ・モニタリングやソクラテス式質問を通して，クライエントの悪循環，問題の維持要因への気づきを促す。その後，心理教育にて，悪循環への理解を深めるとともに，それらを解決に導く情報を提供する（原則2）。この原則をアサーション・トレーニングに活かすと，現在のコミュニケーション・スタイルによって悪循環が生じていること，アサーティブなコミュニケーション・スタイルをとることで，どういった結果が得られるのかといったことをクライエントに示し，自身の問題への理解を促すことが有効と考えられる。さらに，クライエントが自ら導き出した悪循環を断ち切るための新しい行動を取り入れ，それに伴う変化を観察し，評価してもらう実験的態度を促すことが（原則3），結果的に非現実的な認知への気づきにつながる（原則4）。そのため，アサーション・トレーニングを行う前に，ノン・アサーティブな行動の代わりにアサーティブな行動を行うことで，どういった結果が生じるかを予測し，それらを実験的に検証することを促すセラピストの関わりがアサーション・トレーニングの効果を高める。これら1〜4を限られたセッショ

ン数で行うためには，セッション内だけでなく，普段の生活でも実践し，習慣化してもらうことが欠かせず，そのために CBT ではセッションとセッションの間を有効活用するためにホームワークを課し，仮説検証の実験や行動の反復訓練を促す（原則5）。そして，セラピストは共同的な姿勢で関わりながら認知・行動的介入を実施していく（原則6）。クライエントの問題がコミュニケーションによる問題である場合には行動的な介入（話しかける相手が忙しい場合に話しかけるのではなく，状況を見て話しかける），クライエントの捉え方の問題に起因していると判断される場合（自分が話しかけると相手に不快な思いを与えてしまうのではないかと考えてしまう）には認知的介入（アサーティブに話しかけてみて，予想した結果通りになるか実験する）といった問題の性質を見極めて介入の選択をすることや，日常での実践訓練を計画することで，面接内で検討したアサーション・トレーニングをクライエントの生活の中で体現してもらうことが重要である。

Ⅲ　ケース・フォーミュレーション

　先述のように CBT は複数の治療コンポーネントから構成される包括的な介入であり，アサーション・トレーニングを導入するかどうかの判断の際には，アセスメントで得られた情報を基にクライエントがどのような悪循環に陥っているか系統的に理解し，個に適した介入として最適であるかを，検討する必要がある。このアセスメントに基づき介入計画を立てるプロセスをケース・フォーミュレーションと呼ぶ（日本認知行動療法学会，2019）。

　図2はこころの仕組み図（堀越・野村，2020）に基づき，うつ病20代男性の悩みを概念化したものである。この図からは，クライエントの呈する問題が，仕事上のストレスと上司との関係悪化の懸念によって引き起こされ，それを避けるために上司を避けることが（報告の先延ばし），仕事量や飲酒量の増加を招き，メ

ンタルヘルスが悪化する悪循環を呈していることが理解できる。CBT ではセラピストがクライエントの問題を示した概念図等を用いて可視化し，クライエントの問題が環境的な引き金だけでなく，考え方や感情，およびそれらの対処行動にも関連していることを理解するように手助けすることが求められる（清水・小堀，2012）。セラピストはこのケース・フォーミュレーションに基づき，介入の指針を決定していく。

Ⅳ　目標設定と問題解決リスト

　CBT を効果的に適応するためケース・フォーミュレーションとともに重要なものが具体的な治療目標の設定である（堀越，2012）。セラピストはケース・フォーミュレーションによってクライエントと問題を共有し，何が問題を維持させ，どのような状態になればそれが解決するのかを話し合う。これが目標設定であり，クライエントとともに共同的に目標を設定することで，治療関係を育み，問題解決的なアプローチを考えていくことにつながる。CBT ではセラピストがケース・フォーミュレーションと治療目標をクライエントと共有した後，それを達成するために必要なターゲットとなるスキル（図1）の獲得のために介入方針を決定する。A さんの場合，その中核的な問題はスケジュールの遅れについて相談できないことであり（図3内の A），現状を変えるためにはその代わりとなる行動として上司に状況を伝えて，対応を相談するということが挙げられた（図3内の B）。この問題と目標が明らかになった後，ブレーンストーミングを行い，方略リストを作成する（図3中段の❶〜❺）。ここで重要なことは，①これまでとは違う機能を持つ方略を含み，できる限り多くの解決策を出すこと（数の原理），②方略だけでなく，方略を実行するために必要な工夫も考えること（多様性の原理），③問題解決につながるかどうかを吟味するのは後回しにして，たくさんの方略をリストすること（判断延期の原理）である。また，このよう

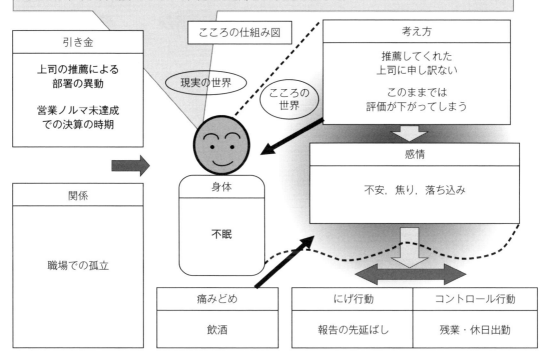

20代男性Aさん

1年ほど前に、上司の推薦を受けて、新規事業の営業の部署に異動になりました。私としても希望していた異動だったので、最初ははりきっていましたが、クレームが多く、予定のペースで仕事が進みませんでした。営業ノルマが達成できないまま、決算の時期が近づいて、上司に申し訳ないし、このままでは評価が下がってしまうと不安で、最近は夜も眠れません。お酒を飲んでなんとか眠っていますが、朝起きるのが辛くなり、恥ずかしながら、先日は遅刻をしてしまいました。

こころの仕組み図

引き金

上司の推薦による部署の異動

営業ノルマ未達成での決算の時期

現実の世界

こころの世界

考え方

推薦してくれた上司に申し訳ない

このままでは評価が下がってしまう

感情

不安，焦り，落ち込み

関係

職場での孤立

身体

不眠

痛みどめ

飲酒

にげ行動

報告の先延ばし

コントロール行動

残業・休日出勤

図2　Aさんの訴えに基づくケース・フォーミュレーション
（本記録シートは堀越・野村（2020）で紹介された堀越勝（作）のこころの仕組み図のオリジナル版である）

な方略リストの作成と同時に、セラピストはクライエント自身が問題解決を拒む自身の考えや行動に気づくような関わりを持つことが求められる。方略リストを作成した後、セラピストは各方略のメリット・デメリットやその障壁（図3内のC）、それが上手くいかない場合の対応策（図3内のD）をクライエントとともに検討し、選択した方略を実行することをサポートする。さらに、方略の実行後はその結果を評価し（図3内のE）、上手くいった場合にはクライエントの取り組みを是認し、上手くいかなかった場合にはそれを阻んだ障害や課題を特定し、今後に活かすことも重要な視点である。

V　CBTをアサーションに活かす

これまでクライエントのアサーション・スキルの低さにのみ焦点を絞ってきたが、アサーション・スキルがあるにもかかわらず、そのスキルを十分に発揮できないことも珍しくない。たとえば、社交不安が見られる場合にはそれらがアサーション・スキルの阻害要因になることが報告されている（三田村・横田，2006）。そのため、ケース・フォーミュレーションによってクライエントの問題がアサーション・スキルの問題ではなく、社交不安の問題が強いようであれば、社交不安に対するCBT（吉永，2016）を

問題解決用紙		名前　Aさん

A	問題 （何が問題?）	スケジュールの遅れについて上司に報告できていない
B	目標 （どうなれば良い?）	上司に状況を伝えて，対応を相談する

解決策 <なるべくたくさん挙げましょう>	長所	短所
❶ 上司に話す前に，同僚に相談する	上司よりは気楽	結論が出ない
❷ 上司が不在の時にメールで相談したいと伝える	時間をおける	反応が見えない
❸ 診断書をもらって，仕事を休職する	逃げられる	復帰が辛い
❹ 上司の方から確認されるのを待つ	考えなくて済む	不安が続く
❺ 進捗状況をメールで上司に送る	状況が伝わる	状況整理に時間がかかる

どれにしますか?	❷上司が不在の時にメールで相談したいと伝える ❺進捗状況を送る		
いつやりますか?	❷水曜日に上司が退社したらメールする ❺火曜までに進捗をまとめる		
障害物は?	Ⓒ 進捗のまとめが遅れる	対応策は?	Ⓓ 遅れたら 1 日ずらす

Ⓔ **結果と気分** 　上司が出張中に対応を相談したいとメールをして金曜に話し合った
気分：情けなく感じたけれど，楽になった

図3　Aさんの目標設定と問題解決リスト
（本問題解決用紙は堀越（2021）作成）

アサーション・トレーニングと併用することが望ましい。近年では，不安に対する CBT の介入効果を最大化する新しい学習理論として制止学習（Inhibitory Learning）が注目されている（Craske et al., 2014）。制止学習では，課題に取り組む前にどのような結果が生じるのかといった予期と，課題実行後に実際に得られた結果，この二つの乖離を大きくする予期の妨害が重要視される。そのため，たとえば A さんの場合も，A さんが苦手な上司と話し合うという課題を行う際の予期として，"A さんの仕事が上手く進んでいないことを上司に伝えると，上司は残念な顔をし，それによって A さんの不安がより高まり，何もしゃべることができなくなってしまう"と考えていた場合，セラピストは A

さんが「上司は残念な顔をしないかもしれない」といった，課題に取り組む前や最中の不安を下げようとする声かけをするのではなく，「上司が残念な顔をするかどうかわかりませんが，目標を達成するために課題に取り組んでどうなるか実験してみましょう」というように曝露中の不安を高い状態に維持したまま，予期と反する結果が得られるようにするための声かけを行う。そして，課題実行後は「あなたが心配していた，上司が残念な顔をしたり，それによってあなたの不安が高まってしまい，何も話せないようなことは起こりましたか?」といった質問で予期される結果が起こらなかったことを認識し，再学習する機会を作ることが社交不安だけでなく，アサーション・スキルを実行する

関わりの後には効果的である。

VI　まとめ

　本稿では，CBT のフレームワークの中でアサーション・トレーニングの効果を最大化させるためのさまざまな取り組みについて紹介してきた。CBT を語るうえでアサーションは欠かすことができない概念（Sakata et al., 2021）である一方，クライエント・センターで考える場合にはケース・フォーミュレーションで決定された介入指針に基づくアサーション・トレーニングの実施がその効果を最大化させると考えられる。

文　　献

Craske MG, Treanor M & Conway CC et al（2014）Maximizing exposure therapy : An inhibitory learning approach. Behaviour Research and Therapy, 58 ; 10-23.

Gunn HE, Troxel WM & Hall MH et al（2014）Interpersonal distress is associated with sleep and arousal in insomnia and good sleepers. Journal of Psychosomatic Research, 76（3）; 242-248.

堀越勝（2012）認知行動療法はどんな場合に適応になるか. Pharma Medica, 30（3）; 25-29.

堀越勝・野村俊明（2020）精神療法の実践―治療がうまくいかない要因と対処法. 医学書院.

Lee JE, Kahana E & Kahana B et al（2020）The role of goal and meaning in life for older adults facing interpersonal stress. Aging and Mental Health, 2 ; 1-11.

三田村仰・横田正夫（2006）アサーティブ行動阻害の要因について―対人恐怖心性からの検討. パーソナリティ研究, 15（1）; 55-57.

中島俊・伊藤正哉・加藤典子, 他（2013）不安障害／うつ病性障害に対する新しい認知行動療法の潮流―診断横断的認知行動療法. 精神医学, 55（12）; 1145-1154.

日本認知行動療法学会編（2019）認知行動療法辞典. 丸善出版.

Sakata M, Toyomoto R & Yoshida, K et al（2021）Development and validation of the cognitive behavioural therapy skills scale among college students. Evidence Based Mental Health, 24（2）; 70-76.

清水栄司・小堀修（2012）認知療法尺度―改訂版の活用. 臨床精神医学, 41（8）; 969-979.

吉永尚紀・清水栄司（2016）社交不安障害（社交不安症）の認知行動療法マニュアル（治療者用）. 不安症研究, 7 ; 42-93.

感情焦点化療法におけるアサーションの意味

Shigeru Iwakabe

岩壁 茂*

I　はじめに

エモーション・フォーカスト・セラピー（Emotion Focused Therapy；以下，EFT）は，ヒューマニスティックアプローチの人間観に基礎を置く統合的な心理療法である（Greenberg, 2010 ; Greenberg et al., 1993）。クライエント中心療法の共感的で肯定的な治療関係において，ゲシュタルト療法で発展してきた椅子の対話などの積極的技法を用いることによりクライエントの感情変容を促進することをその中心的な作業とする。クライエントの変容プロセスについて細かに観察するプロセス研究から得た知見をもとに，クライエントが面接において最適なやり方で感情を処理（process）できるように適切な介入法を選んでいく。EFT は，うつ，社交性不安障害，全般性不安障害，複雑性トラウマ，夫婦間の葛藤などに対しての効果が示されている（Timulak et al., 2019）。

　もう一方，アサーション訓練は，自他を尊重するコミュニケーションのあり方として，心理療法の一部として治療的に，そしてより広く自己実現およびより豊かな心理的成長を促進するための心理教育法として，教育，ビジネスの領域でも発展してきた（Speed et al., 2018）。三田

村（2021a）によるとその長い歴史の中で，米国の人権運動の流れとも結びつきながら，率直な自己主張の権利としても変遷していった。近年では，自己主張よりも，特定の状況における目的を達成するための効果的なコミュニケーションを促進する機能的な捉え方も発展している（三田村，2021b）。

　このような多様なアサーション訓練のすべてを網羅することは難しいので，ここでは，相手に対してネガティブな感情を表すことの中心にある，怒りの感情に焦点を当てたい。怒りは，アンガーマネジメントや怒りのコントロールというように，心理療法において重要な一領域となっており，実際に怒りの扱い方に悩んでいるクライエントも少なくない。また，アサーション訓練においても，攻撃的な反応とアサーティブな行動を区別すること，そして怒りに対してのネガティブな思い込みや先入観を修正することが重要なテーマとして取り上げられてきた（Lerner, 1985 など）。しかし，怒りの扱い方については，一筋縄でいかないことも多い。対人関係において，個人が自由に自己表現することよりも，上下関係や集団の和を強調するアジア圏の文化では，怒りを表すどころか，異なる意見を述べることにも神経質になることがある（杉原，2012）。セラピスト自身も，怒りを扱うことに苦手意識をもっていることが少なくない

＊お茶の水女子大学人間文化研究科
　〒112-8610　東京都文京区大塚 2-1-1

(Hill et al., 2003 ; Maroda, 2010 ; Strupp, 1980)。怒りは単一の現象ではなく，その性質によって心理的適応に対する役割が異なる。EFT では，怒りを分類し，それらの特徴によって，その体験や表出を促進したり，時には，それ自体を取り扱わず，その背後にある他の感情に焦点を当てることも求められる。ここでは，EFT による怒りの分類を紹介し，アサーション行動と怒りの関係について検討したい。また，より広く感情を表すこととアサーション行動の関連については，岩壁（2021）を参照してほしい。

Ⅱ　怒りの諸類型

　EFT における感情の分類は感情アセスメントと呼ばれている（岩壁, 2009）。怒りは，心理的適応への関わり，感情表出と体験の特質から，一次適応感情としての怒り，二次感情としての怒り，一次不適応感情の怒り，道具的怒りに分けられる。一次適応感情としての怒りは，他者と自分の間に境界を設定する感情である。自分の価値観，人権，根源的欲求などを相手に対して明確に示すことを促進するため，アサーティブな怒りと呼ばれている（Pascual-Leone et al., 2013）。また，自分や弱い者を守ろうとするため保護的怒りとも呼ばれる。アサーティブな怒りの特徴は，その表情や声の質，そして発言の内容などから明確にされてきた（Greenberg & Paivio, 1997 ; McCullough Vaillant, 1997）。このようなアサーティブな怒りは，面接中のクライエントの観察から得られたものであり，必ずしも日常生活の中での怒りと一致するわけではない。アサーティブな怒りがある時には，身体的な興奮が起こっており，声が普段より力強く大きくなり，前を見据えるようなしっかりとした目力のある視線を他者に向ける。話しながら膝をたたいたり，相手に訴えるような動作が加わることもある。発言の内容は，自己肯定的になったり（例：「自分はもう大丈夫」「私は一人前だから」），自身の根源的欲求は妥当であり，かつその欲求をもつこと

が自然であり，自分がそうすることは当然であると主張したり（例：「私のことを大切に扱ってほしい」「私は子どもだったから親に守られて，愛情を与えられて良かったはず」），倫理・道徳的な価値観を主張する（例：「あなたがやったことは間違っている」「子どもを守ることは何よりも大切なこと」），境界を設定する（例：「もう二度とそんなことはさせない」「私の今の生活にはもう関わらないでほしい」「私が誰のことを好きかということは私個人のことで干渉してほしくない」），などの発言によって表されることが多い。

　アサーティブな怒りは，自分自身が欲求を持って良いんだと感じさせ（validate），自己感が強化（empower）される。それは，自己を守る正義感と自律心の表れでもある。アサーティブな怒りは，怒りの荒々しさとともに表されることもあるが，声を荒げたり，激しい表情やジェスチャーより，真剣さや本気さ，自分の意識にスイッチが入るような，凛として引き締まった感覚となることも少なくない。

　アサーティブな怒りが感じられる瞬間，その背後にあることが想像されるのは自己肯定と自信である。自分の欲求，感情，意図を相手に対してそのままひるむことも緩めることも，薄めることもなく，体験しながら表せるということは，自分の感じ方をその瞬間，根本的に肯定できていることを示している。アサーティブな怒りはそのような身体感覚としての自己肯定と自信の瞬間を作り出すのである。Bowlby（1973）は，このような怒りを希望の怒りと呼び，アタッチメント関係においてもう一人の相手の注意を喚起して関係を修復するために必要な感情だと考えた。Fromm（1973）は，良性の攻撃という概念を使って，怒りがウェルビーイングを促進する感情であると述べている。アサーションに役立つ種類の怒りはこのような性質をもった怒りである。

　ここでアサーティブな怒りとアサーション行動を区別しておきたい。アサーティブな怒りは，

感情であり，アサーション訓練で扱われるのは，感情が起こったあとの他者に対して自分の気持ちを伝える行動までを含む。実際にアサーション行動は，アサーティブな怒りの感情だけによって成り立つのではない。相手を思いやる気持ちなどといったポジティブ感情も必要である。さらにアサーティブな怒りを適度に感じながら，それを爆発させるのではなく，しっかりと落ち着かせる感情調整，そして効果的な表現で相手に伝えるコミュニケーション力も必要であり，どのように行動したらうまく関係が改善できるのかという行動を計画して見通しもつけることも必要である。適応的な怒りだからそれをただそのまま直接的に表すということとはかなり大きく異なる。

　適応的な怒りは，不当に扱われた時や，侵害を受けた時に自分の境界を作り，最終的には相手に対して，相手が気づいていない，または相手が考えていることに反する自分の欲求を伝えることによって関係を調整したいという潜在的力を持つ。もう一方で，そのような「適応的」目的に結びつかない怒りがいくつかある。その一つは，他の感情に続いて起こる二次的怒りである。二次的怒りにもいくつか異なる種類がみられる。頻繁にみられるのは，恨み（resentment）であり，怒りと悲しみが混ざったような不満を示す感情である。悲しみの感情は，喪失によって起こる。傷つきを感じ，重要な他者が自分から奪われたこと，自分の夢や目標を失う痛手から，身体を休め，そして他者からの愛，優しさ，思いやりを求めて手を差し伸べたり，時に同じように喪失を体験した仲間に対して助けの手を差し伸べることを促進する。このように他者とのつながりを求める悲しみと相手との間に境界を作ろうとする怒りが同時に起こり，それらが混ざったり，交互に体験される時，二次的怒りとして現れる。それは，周囲からみると執念深く，復讐心にかられているようであり，時にすねてふくれて，甘えているようにも見える。このような怒りは扱いにくい。怒りの部分を相手

が受け取ると，今度は悲しみが強くなり，しがみつくようになり，もう一方で，悲しみに反応して手を差し伸べると今度は怒りが強くなり，その手を払いのけるというように行ったり来たりしてしまう。

　さらに拒否的怒り（rejecting anger）と呼ばれる他責的で外側に向けられ，他者にぶちまけるような二次的怒りがある。相手を指さして「おまえが悪い」「おまえのせいだ」と責め立て，時に相手のミスや弱みを並べ上げて，いたぶるような怒りであり，自分の苦痛が他者によって起こされたものと一方的に決めつける。このような怒りは，激しくなりやすく，怒鳴る，ののしる，悪態をつく，というような表現をとる。そのような怒りの一つに，侮辱されたときに起こる憤怒（humiliated fury）がある。この場合，自己愛の傷つきは体験されずに，「けしからん」「無礼極まりない」というように相手が完全に悪いものとして捉えられる。相手が原因と決めつけると皮肉にも自分が無力化してしまい，激しい興奮のためにその状況について考える認知機能が損なわれてしまう。またこのような怒りが強まるとポジティブ感情が切り離されてしまう。もう一方で強く怒りを吐き出すことが役に立つ状況もある。それは，クライエントが怒りを抑え込みすぎていて怒りを放出することにより本来なら体験できるはずの開放感，安堵感，弛緩が得られないため，身体的な緊張と堅さが強い場合である。このような時，クライエントは，相手をののしったり，相手を責めたりするためにではなく，身体で怒りのエネルギーを体験して表す。

　次に不適応な一次的怒りが挙げられる。もともと自分を守るために必要な怒りであっても，個人が生きてきた中でそれが不適応になってしまうことがある。怒りをはじめとした感情が不適応になるのは，トラウマによる影響が大きい。中でも，一次不適応な怒りは，自分を守るための感情であるが，自分の境界が侵されていない時，相手が好意をもって自分に接近してきた時

でも，怒りによって相手を威嚇して，遠ざけてしまう。このような不適応な怒りは，時に無差別的に，時に特定の個人に対して向けられる憎悪として表れ，それ以外の感情が起こるのを完全にシャットアウトしてしまうほどに圧倒的な感情となる。しかし，それは，激しく傷つくという体験があったために過剰防衛が反射的に起こっているのである。そのため，このような一次不適応の怒りを扱うためには，過去の強い傷つきに注意を向けなければならない。

Ⅲ　アサーションと怒り

　怒りは，人にエネルギーと効力感を与え，意識や集中力を鋭くする。しかし，怒りが一定の強さを超えると思考が停止してしまう。また，そのような強い怒りに駆り立てられると行動も衝動的になってしまう。怒りが適応的に作用するためには，怒りに突き動かされるのではなく，怒りのエネルギーを上手く使えるようになることが必要である。アサーティブな怒りは，攻撃に結びつくわけではない。静かにしかも，しっかりと相手に自分の望むことを，それが相手の期待に沿わなくとも，それを伝える行動に結びつくことがアサーティブな怒りの役割の一つであり，最終的には関係の改善に結びつくと考えられる。

　EFTでは，アサーティブな怒りをクライエントが面接において体験して表すことを治療的な作業としており，面接外の対人関係においてその怒りを表すことやその怒りに基づいて行動することは直接の目標とはしない（岩壁，2021）。面接においてこのような怒りを表したとしても，その行動を実生活で他者に対してとるべきではないとしっかりと説明する必要がある。先に述べたようにアサーティブな怒りは感情であり，アサーティブな行動をとるためには，その行動を計画して練習することも必要である。また，この怒りだけでなく，相手に対するポジティブな感情も必要である。たとえば，相手に対する愛情，相手との関係がきっと改善するこ

とを信じる希望，相手に対する尊重，そしてそのようなことを相手に伝える勇気や自信などである。これらは相手とそして自分の欲求とのつながりをしっかりと保つために必要である。

　もう一つ，アサーティブな行動で，特に怒りがかかわる時に重要なのは，文化の問題である（杉原，2012）。日本社会では，個人が自己表現をすることよりも対人的調和が優先されるため，怒りのように個人が自分の意見や利権を主張し，他者と対立したり衝突する危険を伴う感情を嫌う傾向にある。そしてそれを他者が表すことも，自分が表すことも，感じることさえも不快であり，怒りを表すことは，人格的弱さまたは未熟さの表れであると考える人も少なくない。しかし，これは決して日本に限ったことではない。感情心理学の祖とも言われる米国のTomkins（1991）は，怒りは自分の家族，愛する人たちに対して向けられるため，もっとも危険な感情であると述べている。このような中で日本においてアサーションを広げた平木（2012）は，アサーションの基本的な考え方を重視しながら，より対人的な側面を重視したそのあり方を示してきた。また，三田村（2021b）の機能的アサーションでは，「表現行動」のあり方よりも，何を達成するのかというアサーションの機能面への着目により，感情の側面よりも対人関係の円滑さが重視されている。適切な感情表現のあり方は，それぞれの文化の暗黙の決まりによって大きな影響を受けている。

　近年では「キレる」という爆発的な怒りが話題になった。心理療法においても，怒りのコントロールにもっとも注目が集まってきた。怒りは破壊的であると思われがちであり，それをうまく抑えることが重要な課題として挙げられることが多い。しかし，アサーティブな怒りは適応的な機能をもつため，その体験をただ抑えてしまったら，個人は自身の境界を守り，自分の身体にみなぎるような力を体験できなくなってしまう。アサーティブな怒りはアサーション行動を超えて心理的適応に重要な意味をもってい

る。怒りを体験し，表すことが変化のきっかけとなる状況も多くある。アサーティブな怒りと他の怒りの性質を見分け，怒りを「封じ込める」ことから，怒りを「心理的適応へと導いていく」力として再検討することも心理療法研究の重要な課題である。

文　　献

Bowlby J（1973）Attachment and Loss. Vol. 2 : Separation : Anxiety and Anger. Basic Books.

Fromm E（1973）The Anatomy of Human Destructiveness. Holt, Rinehart & Winston.

Greenberg LS（2010）Emotion-focused Therapy. American Psychological Association.（岩壁茂・伊藤正哉・細越寛樹監訳（2013）エモーション・フォーカスト・セラピー入門．金剛出版）

Greenberg LS & Paivio SC（1997）Working with Emotions in Psychotherapy. Guilford Press.

Greenberg LS, Rice LN & Elliott R（1993）Facilitating Emotional Change : The moment-by-moment process. Guilford Press.（岩壁茂訳（2006）感情に働きかける面接技法―心理療法の統合的アプローチ．誠信書房）

Hill CE, Kellems IS & Kolchakian MR et al（2003）The therapist experience of being the target of hostile versus suspected-unasserted client anger : factors associated with resolution. Psychotherapy Research, 13 ; 475-491.

平木典子（2012）アサーション入門―自分も相手も大切にする自己表現法．講談社.

岩壁茂（2009）感情と体験の心理療法（2）―感情のアセスメントⅠ．臨床心理学, 9（3）; 395-402.

岩壁茂（2021）自分の気持ちがわからない―エモーションフォーカストセラピー（EFT）．臨床心理学, 21（2）; 157-163.

Lerner H（1985）Dance of Anger : A woman's guide to changing the patterns of intimate relationships. William Morrow.（園田雅代訳（1993）怒りのダンス―人間関係のパターンを変えるには．誠信書房）

Maroda KJ（2010）Psychodynamic Techniques : Working with emotion in the therapeutic relationship. Guilford Press.

McCullough Vaillant L（1997）Changing Character : Short-term anxiety-regulating psychotherapy for restructuring defenses, affects, and attachment. Basic Books.

三田村仰（2021a）アサーションの多元的世界へ．臨床心理学, 21（2）; 147-156.

三田村仰（2021b）普段使いの機能的アサーション―パートナーへの家事・育児の引き継ぎを例に．臨床心理学, 21（2）; 185-189.

Pascual-Leone A Gilles P Singh T & Andreescu CA（2013）. Problem anger in Psychotherapy : An emotion-foused perspective on hate, rage, and rejecting anger. Journal of Contemporary Psychotherapy, 43（2）; 83-92.

Speed B, Goldstein B & Goldfried M（2018）Assertiveness training : A forgotten evidence-based treatment. Clinical Psychology-science and Practice, 25 ; 1.

Strupp HH（1980）Success and failure in time-limited psychotherapy : A systematic comparison of two cases. Archive of General Psychiatry, 37（6）; 708-716.

杉原保史（2012）「怒り」の感情に関わる心理援助における価値判断をめぐる一考察―アジア圏の文化的価値に根ざしたアサーション・トレーニングの模索に向けて．京都大学カウンセリングセンター紀要, 41 ; 1-13.

Timulak L, Iwakabe S & Elliott R（2019）Clinical implications of research on emotion-focused therapy. In LS Greenberg & RN Goldman（Eds.）The Clinical Handbook of Emotion-Focused Therapy. pp.93-109, American Psychological Association.

Tomkins SS（1991）Affect Imagery Consciousness : Anger and Fear（Vol. 3）. Springer.

セルフ・アサーション・トレーニングの基礎と展開

Kenji Suganuma

菅沼　憲治*

I　はじめに

　人間の行動変容には，時間と労力が必要である。今からおよそ半世紀以上前に出版された一冊の本にまつわるエピソードでそうした経緯を述べる。その本とは，1970年に初版が刊行された『Your Perfect Right』（以下，YPR）である。著者は，Robert E. Alberti と Michael L. Emmons という二人の心理学者である。

　当時アメリカ社会でマイノリティと言われる人々は，自己表現を抑圧するかまたは攻撃的に過激な物言いにより社会から居場所を失っていた。YPR で表わされた，自他尊重の自己表現を教育と訓練で育成するアプローチは，そうした自信を失った人々に対して勇気を与えた。書かれていた内容の論旨は，「人は誰でも他の人を傷つけない限り，次の三つの権利を持っている。それらは，存在する権利，自分を表現する権利，以上の権利を行使するときに無力感や罪悪感なしに満足する権利」だということである。その背景に，1948年に国連総会で採択された「世界人権宣言」があることは周知のことである。これは，心理学に人間の普遍的価値が取り入れられた先駆的例の一つである。アサーショ

＊松蔭大学コミュニケーション文化学部生活心理学科
　〒243-0124　神奈川県厚木市森の里若宮 9-1
　　　　　　　森の里キャンパス

ンのバイブルと言われる YPR は，世界の心理教育に影響を与えた。同様に，日本でも長い道程を経て自己表現という行動変容を後押しすることになった。幸いにも，筆者は二人の著者たちのワークショップに参加することでアサーションの意義を学ぶことができた。そこで，この体験から述べる。

II　Alberti と Emmons のアサーション哲学

　1991年3月より1年間，当時の勤務先大学から研究休暇が与えられ，在外研究員としてアサーション・トレーニングの研究をアメリカで行うことになった。印象深い思い出は，Alberti と Emmons が主催した二日間の「アサーティブ行動療法ワークショップ」への参加体験であった。残念なことに Emmons は，2016年に亡くなられた。

　研修期間は，7月27日から28日であった。会場は，サンフランシスコとロサンゼルスのほぼ中間に位置するモロベイにあるリゾートホテルであった。そこは，太平洋に面した穏やかな湾に面し，たくさんのクルーザーやラッコの姿を見ることができる景勝地であった。

　筆者は両博士に会う以前から押し出しの良い迫力満点の人物像を勝手にイメージをしていた。ところが，この思い込みはみごとに崩れた。直接お会いした Emmons は，やや細身の物静か

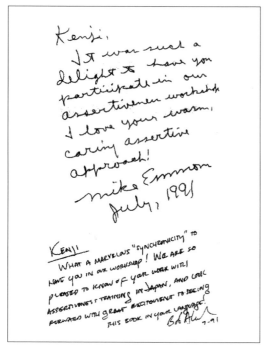

図1 Alberti と Emmons のサインに添えた寄せ書き
(菅沼, 1991)

な，いやむしろナイーブとさえ思える人物であった。一方，ジャンパー姿で自らワークショップ用の教材の搬入作業を会場でしていたAlberti は，最初にアシスタントだと誤解してしまうほど，飾り気のない気さくな人物であった。さらに驚いたことに博士は，筆者が研究休暇でアメリカ滞在中のスポンサーになってくださったカリフォルニア州立大学ロサンゼルス校のSteinberg 教授の教え子であった。筆者は共時性の不思議さを身をもって体験した。博士自身もサインに添えた寄せ書きにこの感動を記してくださった（図1）。

さてワークショップでは，テキストとして『A Manual for Assertivenesus Trainers Volume Ⅱ of The Professional Edition of Your Perfect Right』（邦訳未刊）と，それとは別に6ページのレジュメを渡された。講師は，主にEmmons がリーダーを担った。時に Alberti が代わってチームティーチングの形態で実施され

た。約20名の参加者は，レジュメに掲載された各種エクササイズを構成的エンカウンター・グループ（Struetured Group Encounter；以下，SGE）のように取り組む実習形式で二日間の研修を終えた。この間，テキストを解説する講義は少なく実習中心の運営であった。おそらく，アサーションの基礎知識を学習した対人支援の専門家を対象としたからであろう。こうした研修の運営方法は，安全・安心が感じられた場であった。当時のアメリカ文化のおおらかさを実感した二日間であった。この参加体験からワークショップの目的が，Win-Win-Win を学ぶことであると気づいた。期せずして，日本の江戸中期にあたる250年前に活躍した思想家である石田梅岩が提唱した「三方よし」の意義を異国の地で知ることになった。

Ⅲ セルフ・アサーション・トレーニングの基礎

セルフ・アサーション・トレーニング（Self Assertion Training；以下，SAT）の基礎は，Alberti と Emmons からの学びに加えて SGE，REBT（Rationnal Emotive Behavior Therapy；人生哲学感情心理療法），TA（Transactional Analysis；交流分析）の諸理論が影響したものである。さらに，文化心理学の視点から自己論を加えた構成でできている。『増補改訂 セルフ・アサーション・トレーニング』（菅沼，2017）では，セルフについても論じた。なぜならSAT の目的は，まず自己観を点検し，その整え方を訓練し人生に活用することだからである。つまり，SAT は人生設計と生き様を棚卸しする心理教育ともいえる。別の表現を借りれば，「人の蠅を追うよりその蠅を追え」という格言の実践である。したがってセルフの概念とアサーションは，不離不即の関係になる。

かつて，TA の研修会で学んだことがある。再決断派を創始した M. Goulding は，自己観を次のように解説した。曰く，「家族療法家の V. Satir によれば自分，他者，社会の三つに関し

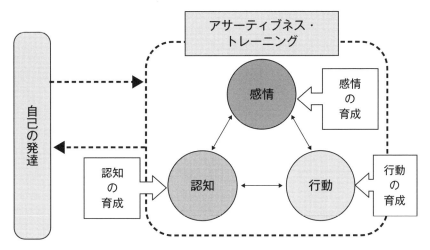

図2　SATのトレーニング・プログラム（菅沼，2014）

て OKness であるという意味が，人生の基本的立場である「I am OK , You are OK」の起源である」というのである。そうであるとすれば，前述した「三方よし」そのものの哲学である。セルフ・アサーション・トレーニングが目指すWin-Win-Win の哲学と符合する。

　次に SAT のトレーニング・プログラムについて述べる。図2は，それを概念図として表したものである。

　この図は，2014年の科学研究費助成事業報告書に掲載したものである（課題番号：23330213）。研究課題は，「高齢者を対象にしたアサーティブ・トレーニング・プログラムの開発」であった。研究前の考えは，中高齢者の社会経験が豊富である以上，青年に比較してアサーティブであるということである。

　ところが，結果は青年と中高齢者にアサーションとして差が無いという知見が得られた。つまり，若者でもアサーティブな人物はいる一方で，中高齢者でもアサーティブでない人物もいることが示された。したがって，年齢という属性でアサーティブは判断，評価してはいけないという結論であった。そこで考えた要因は，「自己の発達」である。

　最近，渡邊らは二種類の自己観を提唱した（渡邊，2020）。その論旨によれば，自己観が「私中心の自己観」と「われわれとしての自己観」に分類できると言う。この説を可視化し，直感的に理解できるモデルが「ビックＩ－リトルｉダイアグラム」である。W. Dryden によれば，自己観を理解する教材であると述べている（Dryden, 2018）。図3のビックＩは「われわれとしての自己観」をあらわしている。言い換えれば，増加もなく，また目減りもない実存的自己である。一方，ビックＩの中のリトルｉは「私中心の自己観」を示している。つまり良し悪しを判断する評価的自己である。このダイアグラムの教育的目的は，自己への思いやりを育てることである。その意味ではマインドフルネスやセルフ・コンパッションなどの目的と相通じるものがある。

Ⅳ　セルフ・アサーション・トレーニングの展開

　アサーション学習内容は，4点であるとYPR の翻訳（6th ed., 9th ed.）を通じて学んだ。
①意図　既に述べたように SAT の目的は，Win-Win-Win の哲学を学ぶことである
②行動　アサーションは，検証できる観察可能な立ち居振る舞いとして理解できる

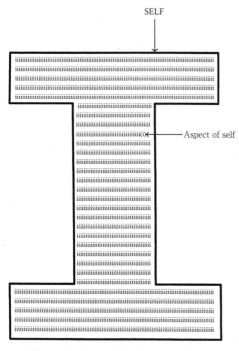

SELF

Aspect of self

図3　ビッグⅠ─リトルⅰダイアグラム
（Dryden, 2018）

③**効果**　目標は，中長期的視点で目標設定した Win-Win-Win の利益である
④**社会的・文化的背景**　背景にある価値観，世界観に寄り添う姿勢である

　これらを前提に SAT の展開を「さしすせそ」の語呂で表現すると次のようになる。「さ」はさわやかなアサーション，「し」はしなやかなアサーション，「す」はすこやかなアサーション，「せ」はセルフ，「そ」はソサエティである。今後は，多次元の視座で包括的にアサーション研究や訓練を行う必要がある。

　ところで，YPR（6th ed.）には，アサーション行動トレーニングに関する倫理規定を含むアメリカのトレーニング規定が付録 C として掲載されている。この資料に準拠して筆者は SAT のファシリテーター養成講座の制度設計および運用を 2014 年から開始した。主催は，特定非営利法人日本人生哲学感情心理学会（J-REBT：理事長佐藤哲康）である。

　養成体系は，「REBT アサーション・ファシリテーター養成講座」として理論・演習編とロールプレイ編の研修を計 12 時間と定めて，誰でも受講できるように社会に公開し実施している。さらに修了者を対象に REBT アサーション・ファシリテーター養成研修を 6 時間受講するコースを設けている。最終的には，学会公認 REBT アサーション・ファシリテーター認定試験を受験することができ，合格者には認定書を出している。

　すでに，心理学ではセルフ・エフィカシー，セルフ・リペアレンティング，セルフ・フォアギブネスに加え上述したセルフ・コンパッションなどの研究が進められている。また仏教由来の「正念」に根差したマインドフルネスへの関心がますます高まっている。こうした折に SAT に通底するセルフの概念を改めて問い，検討する意義は大いにある。

　今後のアサーションの訓練は，実証できる根拠を持ったエビデンスで実施される必要がある。その課題は，アサーションの査定や訓練効果の研究である。

Ⅴ　おわりに

　世界を震撼させ続けている新型コロナ感染の渦中で島崎藤村の小説『夜明け前』を思い出す。日本が江戸時代から明治維新を経て近代国家に移行する中で人間の意識改革が起きる葛藤の様を描いている。身分制度・家制度が崩壊し個の自律へと移行する混乱と変化が読み取れる。今日の社会においては巣ごもり生活，テレワーク，非接触のコミュニケーションやソーシャルディスタンスを意識した市民が，「自己観」の整え方に苦悩している。私ファーストか他者を含む社会ファーストかという葛藤に直面している。こうした今だからこそ，日本文化が江戸中期から令和の時代まで継承している「三方よし」の哲学に学ぶ意義は大きい。SAT が，この葛藤を乗り越える健康な生き方の一助になることを願う。

文　献

Alberti RE & Emmons ML（1990）A Manual for Assertivenesus Trainers Volume Ⅱ of The Professional Edition of Your Perfect Right. Impact Publishers.

Alberti RE & Emmons ML（1990）Your Perfect Right : Assertiveness and equality in your life and relationships（6th ed.）. Impact Publishers.（菅沼憲治・ミラー・ハーシャル訳（1994）自己主張トレーニング―人に操られず人を操らず. 東京図書）

Alberti RE & Emmons ML（2008）Your Perfect Right : Assertiveness and equality in your life and relationships（9th ed.）. Impact Publishers.（菅沼憲治・ジャレット純子訳（2009）改訂新版 自己主張トレーニング. 東京図書）

Dryden W（2018）Flexibility-Based Cognitive Behaviour Therapy. Routledge.

平木典子（2021）三訂版　アサーション・トレーニング―さわやかな〈自己表現〉のために. 日本・精神技術研究所.

國分康孝（1981）エンカウンター―心とこころのふれあい. 誠信書房.

菅沼憲治・牧田光代（2004）実践セルフ・アサーション・トレーニング―エクササイズと事例で学ぶ. 東京図書.

菅沼憲治（2008）セルフ・アサーション・トレーニング―エクササイズ集. 東京図書.

菅沼憲治（2008）セルフ・アサーション・トレーニング―はじめの一歩. 東京図書.

菅沼憲治編（2010）現代のエスプリ　518号 REBT カウンセリング―「感情の問題解決」を指向して. ぎょうせい.

菅沼憲治（2011）アサーション・トレーニングの効果に関する実証的研究―四コマ漫画形式の心理査定を用いて. 風間書房.

菅沼憲治（2017）増補改訂　セルフ・アサーション・トレーニング―疲れない人生を送るために. 東京図書.

渡邊淳司・村田藍子・中谷桃子, 他（2020）「われわれとしての自己」を評価する―Self-as-We 尺度の開発. 京都大学文学部哲学科研究室紀要：PROSPECTUS, 20 ; 1-14.

精神療法　増刊第 8 号 2021

ナラティヴ・セラピーとアサーション・トレーニング

Koichi Kunishige

国重　浩一*

　家族療法の潮流に位置づけられるナラティヴ・セラピーでは，個人に対するカウンセリングのみならず，カップルや家族と共に取り組んでいく（White, 2007 ; Payne, 2006, 2010）。そして，現在ではその応用範囲がいっそう拡大されており，メディエーションの領域まで広がってきている（Winslade & Monk, 2000 ; 2008）。

　人々を悩ませる問題が生じた由来を来談者と一緒に調べていくと，そこにコミュニケーションの不調を見いだせるときは少なくない。人の悩みや苦悩の源は，人と人の間にあると見なすことができるであろう。

　カウンセリングに来るまでもなく，セルフヘルプ本やグループでのトレーニングを通じて，コミュニケーションの疎通を良くし，関係性の改善を図り，より良く生きていくことができるのであれば，何よりである。カウンセリングにまで行き着いてしまった人々の困難を目のあたりにするときに，その前の段階において，コミュニケーションのあり方について取り組むことによって，その問題を回避できたかもしれないと思うことがあるからである。

　個人カウンセリングやカップル・カウンセリングの場においても，人々と話し合いながら，人々のコミュニケーションのあり方に取り組むことになる。その際にナラティヴ・セラピーにおいては，どのような視点で取り組むかについて紙面の許す範囲で述べてみたい。そしてそれが，アサーション・トレーニングにほんの少しでも貢献できればうれしい限りである。

I　周縁化される声に光を当てる

　アサーションを日本に紹介し，自分自身のことをしっかりと表明してもいいのだということを人々に伝えてきたのは，言わずと知れた平木典子氏である。民族的に均一性の高い日本においては，同調圧力も高く，その場の空気を読み取り，何を発言するかも，その場にあわせるものであるという考え方が広がっている文化において，アサーションの意味することは大きい。「あなたのことを話してもいいのだ」と伝えていくことは，自分のことを表現することをあきらめてしまい，そのように生きていくことを良しとしてしまった人々にとって，他から押しつけられたような人生を送るのではなく，自分の人生を生きているのだと感じることにつながるのであろう。

　ただこれは，相手のことを顧みることなく何でも話せばいいのだという短絡的なことを意味しているのではない。

＊ナラティヴ実践協働研究センター
　〒103-0005　東京都中央区日本橋久松町 11-8
　　　　　　　シティプライム日本橋 118 4 階 A

「アサーション」は，コミュニケーション・スタイルの一つである。その意味は「自他尊重の自己表現」，あるいは「自分と他者の人権を侵すことなく，自己表現すること」である。自他尊重のコミュニケーションとは，自分の思いを大切にして「伝える」と同時に，相手の思いを大切にして「聴く」ことで成り立つ。(平木，2015)

ところが「自分と他者の人権を侵すことなく，自己表現すること」に取り組みたくとも，私たちにはさまざまな要因が作用している。それは，どのようなことを言うべきなのか，言うべきではないのかという社会文化的に根ざした当たり前とする規範に影響を受けているということであろう。または，場の力関係によって，自らのことを語る機会を奪われている場合もある。

何を言うのか，何を言わないのかという問題について，それは，そのことを表明する個人だけの問題ではないと見るのは，ナラティヴ・セラピーが基盤とするポスト構造主義や社会構成主義では欠かすことのできない重要な視点である。この視点は，人々をめぐる心理学的理解があまりにも個人主義的な理解に留まっているという批判からもたらされている。つまり，何をするのも，何をしないのも，個人内にある特性や能力に依っているという見方から，私たちはさまざまな外的な要因，関係的な要因に影響を受けながら，日々の生活を送っているのだという見方にシフトしている。

ナラティヴ・セラピーにおいては，場の力関係や社会の当たり前とする見方によって，人々が周縁化されていくことに大きな懸念を表明する。周縁化とは，日の当たらないところに人々を追いやる実践であり，日常で当たり前とされる考え方から導かれる言動によって，維持されている。周縁化された人々は，物理的には私たちの目にとまることになるであろうが，その人自身固有の体験様式を通じて，受け入れられているわけではない。固有の体験を知られること

がないままであれば，容姿，性別，年齢，民族などのような分類に当てはめて見ているに過ぎない。それでは，その人が私たちの前に生きている人として存在しているとは言い難いであろう。このような状況において，人々に「自他尊重の自己表現」，あるいは「自分と他者の人権を侵すことなく，自己表現すること」は可能だと伝えていくのは，大切なことなのである。

Ⅱ　関係性の中に立ち現れる

人々のコミュニケーションということを検討していくと，一方が何を言うのか，どのように言うのかということだけの問題ではないことが見えてくる。人がどの程度自分について語らないといけないのかは，相手がどの程度自分のことを尊重してくれたり，理解してくれるかにかかっている。

たとえば，自分が落ち込んでいる時に，自分の表情や態度から元気がないことを読み取ってくれる相手に対しては，自分に何が起こっているのかについて，一部始終語る必要もないであろう。伝えている言葉が少ないにもかかわらず，大切なことを受け取ってくれるという感覚を持って，その関係性の中に留まることができる。

一方で，たとえば自分が落ち込んでいる時にもかかわらず，そのようなサインをまったく察してくれることがないのであれば，落ち込んでいる理由についてしっかりと語らないと相手は理解してくれないであろう。つまり，どの程度語れば，自分がアサーティブに語ったことになるのかについては，相手次第なのである。

たとえ自分なりに十分に語ったとしても，それでも相手が理解してくれなければ，その語りが十分に役割を成し遂げることはない。以前，アスペルガー症候群が疑われる妻とその夫とのカップル・カウンセリングにおいて，妻は，夫の優しい性格や物事を丁寧に教えてくれることに感謝しながらも，重大なことを伝える時に，優しく言われると，その重大さをキャッチできないと教えてくれた。つまりその妻は，重大な

時には，それを示す語気をもって表現して欲しいとしていたのである。

社会構成主義で有名なケネス・ガーゲン（Kenneth J. Gergen）は，このように相互の関係の中で起こっていることを「ジョイント・アクション（協働行為）」として説明する。

「意味が関係の中に存在する」とは，どういうことでしょうか。大づかみにいえば，意味とは，人々がお互いに行為を調整し合う中で立ち現れてくるものです。（中略）

私の行為に対してあなた自身がどう振る舞うかが，私の行為に欠けている何かに意味を与えてくれる——つまり，補完するのです。私はたった一人では，何も意味することができません。他者の補完的な行為を通してはじめて，私は「何かを意味する」力を得るのです。したがって，私は，自分の言葉や行為の意味を完全にコントロールすることはできません。「何かを意味する」ために，私はあなたを必要とするからです。

この考えをさらに進めてみましょう。確かに私の行為は，あなたに補完されなければ何の意味も持ちません。ところがあなたの補完という（意味を与える）力もまた，私の行為を通してしか得られません。（中略）つまり，あなたは，私の行為を通してはじめて「何かを意味する」力を得るのです。したがって，意味は，私かあなたかどちらか一方の行為の中にあるわけではありません。意味は，「行為－補完」という関連——つまり，私たちがともに行為を調整していく中で達成されるものなのです。社会学者ショッターが述べているように，意味とは，単独の行為やそれに対する反応そのものの結果ではなく，ジョイント・アクション（協働行為）の結果なのです。

（ケネス・ガーゲン『あなたへの社会構成主義』邦訳 pp.216–217）

ガーゲンの近著『関係からはじまる』（Gergen, 2009）においては，ジョイント・アクションをコ・アクション（協応行為）としている。どちらにしても，二人のやりとりがどのようなコミュニケーションとなったのかは，お互いの関係性の中に立ち現れると考えるのである。

コミュニケーションとは協応行為であるとしてしまうと，こちらが何を言ったとしても受け取ってくれないのであれば，伝えようとする試みが無駄であるかのように感じてしまうかもしれない。しかし，協応行為ということの大切な視点は，相手がうまく理解できない，受け取ってくれないという反応に対して，私たちがさらにどのように反応するのかも重要になるということである。相手の反応が私たちの期待したものではない時に，そこであきらめてしまったら，それは，無理解という意味で終わってしまうであろう。期待に反した応答が返ってきた時でも，何からのコミュニケーションを取りながら調整し続けることはできるのだ。そうであれば，たとえ双方理解という状態に達しなかったとしても，双方ができるだけ努力はしたのだという意味合いを作り上げて，その会話を終えることもできる。

III　行為の風景と意味の風景

ナラティヴ・セラピーにおいては，私たちの語りの中に二つの側面があるとみなす。マイケル・ホワイト（White M）は，ブルーナー（Bruner J）を引用しつつ，次のように述べる。

ブルーナーは，文学理論家であるグレマスとコルテス（Greimas & Courtés, 1976）から大いに借用して，ストーリーは主に二つの風景——「行為の風景」と「意識の風景」から構成されていると提案した。行為の風景とは，ストーリーの「題材」であり，プロットを構成する一連の出来事（スジェート）と基本的テーマ（ファーブラ）である。意識の風景は，「その行為に関わる人びとの知っていること，考えていること，感じていること，

ないしは知らないこと，考えていないこと，感じていないこと」からなる（Bruner, 1986, p.14／邦訳 p.21）。この風景は，ストーリーの主役たちの意識を取り上げており，行為の風景の出来事への彼らのリフレクション（振り返り）から成ることが大きい。（White, 2007／邦訳 pp.66-67）

　私たちが語る話は，主に二つの側面（風景）から構成されていると考えることができるというのだ。一つは行為の側面，もう一つは意識の側面である。ここで，ナラティヴ・セラピーでは，その行為に対する意味であるとみなし，意味の風景と呼ぶ。つまり，ストーリーの中では，そこで何が起こったのかという風景と，その起こったことはどのような意味を持つものなのかという風景を描くことができるということである。

　私たちは，自分たちの話をしていく時に，行為の風景だけを取り上げて語る傾向にある。たとえば，自分がしたこと，見たこと，して欲しかったことなどである。

　私たちの語りにおいて，主語に相手ではなく，自分を据えて自分のことを伝える試みがある。「あなたは……」という語りではなく，「私は……」という語りへの変更である。確かに，「あなたが○○してくれなかった」「あなたが○○してしまった」というような表現は相手に突き刺さり，相手の防衛や反抗を引き起こす可能性があるであろう。

　あるミーティングの場で，「それでは，私たちのウオンツからシェアしましょう」というところから始まったことがある。私は，人それぞれが自分の「欲しいものや欲しいこと」を表明することにある程度の価値を置きながらも，そこに潜在する危なさも感じ取った。それは，相手のことを配慮することなしに自分の欲しいものが表明されてしまうことへの懸念であった。

　夫婦関係を改善するためにカウンセリングを受けに来た女性は，以前のカウンセリングにおいて「私は……」から始まる言葉遣いをするこ

とを提案され，それを何とか試みようとしていた。興味深いことに，その女性が使う「私は……」という表現は，見事な程に相手には響かず，逆に相手を責めたり，追いつめたりするようなものになっていた。そこで私は，たぶんその「私は……」という表現の使い方が，そのようなものではないことを伝え，修正する必要があったのである。それを聞いてその女性は，自分でも言いながら，変だと思っていたと言うのである。

　その女性が使っていた言葉を正確に思い出せないのであるが，「私は，あなたに○○をして欲しい」「私は，○○がちゃんとしていることを望んでいる」などのようなものがあり，このような表現を聞いた者は，心穏やかにいることはできないであろうと思ったのである。私が，「ウオンツ」をシェアしましょうと聞いた時に，少し警戒心を持ったのは，このような表明がその場に出されてしまう可能性を感じ取ったからであると思う。

　ナラティヴ・セラピーにおいては，「あなたは……」というものであろうと，「私は……」というものであろうと，そのような表現は，行為の風景の中だけに留まる傾向にあるとみなす。コミュニケーションにおいては，それだけではなく，その行為に付随する意味の風景も表現することが重要であると考える。

　たとえば，相手が使ったものを元に戻してくれないということで苦情を申し立てることがあるとしよう。相手が何度聞いても戻してくれないので，何度も何度も苦情を申し立てることになる。最後には，かなり強い口調で非難することがあるであろう。これは，行為についての表明である。

　この時に，ナラティヴ・セラピーでは，「相手が使ったものを元に戻してくれないこと」がどのような影響をもたらしているのかを語ってもらうように促す。それはたとえば，「自分の集中力が削がれてしまう」「そのことによって，しようと思っていたことができなくなる」「相

手に怒ってそのことで自己嫌悪に陥る」という
ようなことかもしれない。そこに私はどのよう
な意味や価値，重要度を見出しているのかとい
うことを表明することが大切であるとみなす。

人は，自分の行為がそれほどまでに相手に影
響を与えているのだということを知ることによ
って，自分の行為が生じさせていることの意味
を理解できる。そしてこのことが，人々の気づ
きと行動変容への意欲をもたらすのである。

ナラティヴ・セラピーから，人々に語る時に
気をつけてもらいたいことを伝えるとすれば，
この意味の風景を語るようにということになる
のであろう。

おわりに

マーティン・ペインが自身の著書『カップ
ル・カウンセリング』（Payne, 2010）で述べて
いるように，カップルの関係に取り組む時のフ
レームワークとして，ナラティヴ・セラピーが
その方法論的にすぐれていることを見出し，ペ
インのカップル・カウンセリングの基盤として，
ナラティヴ・セラピーを組み込んでいる。

一方で，カウンセリングにたどり着く前に，
ナラティヴ・セラピーのアイディアを用いてど
のように取り組むことができるかについては，
あまり検討されてきていないように見受けられ
る。本稿を書くことによって，人々のコミュニ
ケーションをより良いものとするため，そして
それが人々の健全性につながるものとして，ナ
ラティヴ・セラピーを活用する方法に取り組む
ことができるかもしれないという期待を抱かせ
てくれた。このことに感謝して，本稿を締めく
くりたい。

文　献

Bruner J（1986）Actual Minds, Possible Worlds. Harvard University Press.（田中一彦訳（1990）可能世界の心理．みすず書房）

Gergen KJ（1999）An Invitation to Social Construction. Sage Publications.（東村知子訳（2004）あなたへの社会構成主義．ナカニシヤ出版）

Gergen KJ（2009）Relational Being : Beyond self and community. Oxford University Press.（鮫島輝美・東村知子訳（2020）関係からはじまる―社会構成主義がひらく人間観．ナカニシヤ出版）

Greimas A & Courtés J（1976）The cognitive dimension of narrative discourse. New Literary History, 7 ; 433-447.

平木典子（2015）アサーションの心―自分も相手も大切にするコミュニケーション．朝日新聞出版.

Payne M（2006）Narrative Therapy : An introduction for counsellors. Sage Publication.（横山克貴・バーナード紫訳（2022年出版予定）ナラティヴ・カウンセリング入門（仮題）．北大路書房）

Payne M（2010）Couple Counselling : A practical Guide. 2nd ed. Sage Publications.（国重浩一・バーナード紫訳（2021年出版予定）カップル・カウンセリング（仮題）．北大路書房）

White M（2007）Maps of Narrative Practice. W. W. Norton.（小森康永・奥野光訳（2009）ナラティヴ実践地図．金剛出版）

Winslade J & Monk G（2000）Narrative Mediation : A new approach to conflict resolution. Jossey-Bass.（国重浩一・バーナード紫訳（2010）ナラティヴ・メディエーション―調停・仲裁・対立解決への新しいアプローチ．北大路書房）

Winslade J & Monk G（2008）Practicing Narrative Mediation : Loosening the grip of conflict. 2nd ed. Jossey-Bass.

機能的アサーションという視点

▶「カタチ」なきアサーション

Takashi Mitamura

三田村　仰*

「アサーション（assertiveness/assertion）」がなんであるかについては歴史的にもかなりの議論があり，実際にさまざまな定義や捉え方が存在する（三田村・松見，2010a, 2010b；菅沼，2017）。わが国でアサーションを広め，日本版アサーション・トレーニングを体系化させた平木典子（中釜，1991）によれば，アサーションとは「自分も相手も大切にする自己表現」あるいは「自他尊重の自己表現」である（平木，2020）。三田村と松見（2010a）は，アサーションについての多様な捉え方は「自らの尊重」（「非主張的」でないこと）と「他者の尊重」（「攻撃的」でないこと）のそれぞれをどのように捉えるかのバリエーションによって理解できるとしている。本稿では平木（1993, 2020）を代表としたわが国でのスタンダードなアサーションとはいくらか異なった視点からのアサーションの在り方として，アサーションを機能で捉えるという発想について解説する。最終的にわが国で考案された「機能的アサーション」について紹介する。

I　率直型アサーションにおける　「カタチ」の制約

最も一般的なアサーションの捉え方とは，自

身の想いを率直に伝えることを基本原理としたものである（Alberti & Emmons, 1970；平木，2020 など）。三田村と松見（2010a, 2010b）は，仮にこれらを「率直型アサーション」と呼んでいる。率直型アサーションの発想では，率直に自己表現すること自体に重きが置かれる傾向があり，建前や本心でない謝罪，謙ったような婉曲な表現などは，原則的に非主張的である（つまり，アサーションではない）とみなされる。そのため，自己表現におけるある種の表現形は率直型アサーションに基づくアサーション・トレーニング（Assertiveness Training；以下，AT）においては推奨されないことになる。ここでポイントとなるのは，率直型アサーションの発想においては，表現の形態（見た目もしくは「カタチ」）によって，「アサーション」とそれ以外（つまり，「非主張」および「攻撃」）とが区別されがちになるということである。率直型 AT において「I メッセージ」や「DESC 法」（Bower & Bower, 1991）が好んで教えられるのも，これらの方法が「率直」というカタチを教えやすい点にあるからなのかもしれない。

アサーション，すなわち自他尊重の自己表現とは，いわば，「こちらを立て，あちらも立てる」という極めて困難な理想を実現しようとするものである。その際，アサーションが何らかのカタチに縛られるということは，ただでさえ

＊立命館大学総合心理学部／個人開業
　〒567-8570　大阪府茨木市岩倉町 2-150

難しい課題に向き合うにあたり，その手段に大きな制約をかけているといえる。実際，率直にものを言うことは，それ自体で相手に対し心理的に負荷をかける行為であることは，社会言語学の領域をはじめよく知られた事実である（宇佐美，2021）。もちろん，AT が人権運動の影響を受け広まって来た背景を考えれば，相手の負担を考慮し過ぎずあえて率直に自己表現するよう促すことは，むしろ適切であるともいえる（平木，1993；三田村，2021；三田村・松見，2010a）。一方で，率直に自己表現することよりも，より具体的に相手に振る舞いを変えてもらうことの方が重要という状況（三田村・松見，2009 など）は日常に溢れている。たとえそれが「非主張的」に見える表現形であっても，むしろ，ある目的の達成には妥当であることも多い。これに対し，平木（1993）は「自己主張しない権利」として，率直な自己表現を「しない」という選択をとってもいいことを保証している。これは優れて実践的な方法である。しかしながら，率直型 AT においては，かなりの程度「率直であることが望ましい」ということを前提としてトレーニングがなされる都合上，参加者が「自己主張しない権利」を選択したとしても，率直でない表現方法を積極的にトレーニングすることは趣旨として難しいだろう。

II アサーションを「機能（働き・意味）」で捉える

率直型アサーションが，多かれ少なかれ，アサーションの表現形態に頼ったアサーションの捉え方であるのに対し，そうした“表現のカタチ”に囚われないアサーションの捉え方も存在する。それがアサーションの「機能的定義」である（三田村，2008）。「機能（function）」とは，ある行動の形態が結果的にどのような働きを持つかを意味する。たとえば，教室で席についている時に「手をあげる」と，先生が注意を向けてくれるとする。この時，「手をあげる」という行動の形態には，「先生の注意を引く」とい

う機能があると言えそうである。また同様に，自分の席から「『先生〜！』と大きな声を出す」という行動の形態にも，また「先生の注意を引く」という機能があるだろう。それぞれの自己表現は形態（カタチ）こそ異なれどその働きは同一である。このように行動のカタチにかかわらず，同じ機能を持った振る舞いの集まりを行動分析学では「行動クラス」（三田村，2017）と呼んで一つに括る捉え方をする。

さらに，「先生の注意を引く」という機能（働き）では同じ行動クラスに入る二つの行動も，その文脈における「適切さ」という機能（意味）でみると異なってくるかもしれない。たとえば，それが「試験時間中」であれば，ただ「手をあげる」方が適切だろうし，「外から侵入者が入ってこようとする様子に気づいたような緊急事態」では『先生〜！』と大きな声を出す方が適切だろう。つまり，それぞれの文脈次第で，さまざまな行動のカタチが何らかの側面において機能的であったり，なかったりする。

この例のように最適解が文脈次第で如何ようにも変化するのであれば，アサーションという理想のコミュニケーションとはカタチではなく，その機能によって概念化する方が妥当かもしれない。目指すべき「アサーション」とは，当該の文脈において，結果的に自他尊重を叶える（機能する）ような“何か”なのである。こうした目に見えるカタチによらないアサーションの定義は，一見すると不可思議に映るかもしれない。しかし，機能的定義は行動分析学においてはごく基本的な発想である。1960 年代の終わり頃，Goldfried と D'Zurilla（1969）は「対人的な有能性」について，この行動クラスを用いた概念化を試みている。1970 年代に入ると，欧米圏におけるアサーション研究はアサーションをどう定義するかを巡って混乱を極めていくことになるのだが，その際，一つの解決策として注目されたのがこの機能的定義であった（三田村・松見，2010b）。その後，このアイデアを

基に，さまざまな研究者・実践家がアサーションについてさまざまな仕方で機能的な定義を試みてきた（三田村・松見，2010b）。中でも，最も成功したアサーションの機能的定義は，弁証法的行動療法の開発者として知られる Marsha M. Linehan による「対人的効果性（Interpersonal Effectiveness）」（Linehan & Egan, 1979）の概念である。対人的効果性は，Linehan によるアサーション概念の後継として，境界性パーソナリティ障害に苦しむ人々への心理・社会的なスキルトレーニングの中で現在も活用されている。機能で定義されるアサーションとは特定のカタチを持たないアサーションなのである。

Ⅲ　機能的アサーションとは

三田村と松見（2010b）は機能的定義による新たなアサーションの定義として「機能的アサーション（Functional Assertiveness）」を提唱している。機能的アサーションとは「話し手がある課題達成の必要性に迫られた状況下で，当該の課題をより効果的に達成し，かつ聞き手から，より適切と判断される対人コミュニケーション」（三田村・松見，2010b, p. 228）と定義される。機能的アサーションの特徴は一つには機能的定義を採用していることであるが，もう一つの特徴は「他者の尊重」の観点として，聞き手から見ての適切さを導入した点にある。この観点は，社会言語学における宇佐美（2021）のディスコースポライトネス（Discourse Politeness；以下，DP）理論を援用したものである。宇佐美（2021）の理論詳細は割愛するが，DP 理論の特徴は，日常に人々が自然に行っている会話をモデルとして，その中で話し手と聞き手がいかにして適切な距離感を意識してお互いを尊重するかについて，さまざまな他者配慮の方略（たとえば，相槌，話者交代，敬語からタメ語へのシフト）を含めてダイナミックに捉える点にある。そのため DP 理論を援用した機能的アサーションは，従来，アサーションを後押ししてきた人権擁護やエンパワメントという

観点とは異なった，人と人との現実における営みという観点に立っている（三田村，2021；三田村・松見，2010a, 2010b）。

日常会話における他者配慮の仕方とは実に自然なものである。たとえば，人は相手との距離感が遠かったり，相手が目上であったり，依頼や断る内容の負担度が大きい時，より間接的な表現や冗長な表現を自然と選択する。機能的アサーションに基づくトレーニングでは，これまで「非主張的」と捉えられがちであった表現のカタチについても，その文脈において機能的であると考える限り積極的にその価値を認める。

機能的アサーションの実践例としては，発達障害児を支援する NPO 法人の依頼を受け，三田村と松見（2009）が開発した発達障害児の保護者向け機能的 AT プログラムがある。就学を控えた発達障害を抱えた子どもを持つ保護者は学校側に子どものニーズにあった支援の提供を求め学校に出向くことがある。しかし，率直に依頼しようとしたつもりが結果的に現場の教員にうまく伝えることができなかったり，かえって教員との間で関係を拗らせてしまうこともある。三田村と松見（2010b）は，現状について詳細な調査をおこない，保護者と教師にとって，より機能するであろう自己表現のカタチを推定した（「機能的アセスメント」と呼ばれる手法を用いている）。その結果，具体的かつ丁寧な依頼・相談という表現形態が最も機能的であろうと推定され，認知・行動療法の種々の技法を基にトレーニングをおこなった。こうした AT の結果，実際に参加者による自己表現の具体性と丁寧さが向上し，さらには現役教師による評定からも参加者における自己表現がより機能的になったことが示唆された（三田村・松見，2010b）。

また，Mitamura（2018）は「機能的アサーション尺度」[注] を開発し，大学生を対象とし

注）機能的アサーション尺度（日本語版）は，web 上からダウンロードし自由に使用が可能である。
http://context.sakura.ne.jp/assertion/assertion_06

たATにおいて機能的アサーションの傾向が有意に向上することを小規模なランダム化比較試験によって実証している。今後，機能的アサーションが率直型ATを補う有用な選択肢の一つ（三田村，2021）として発展していくことが期待される。

文　献

Alberti RE & Emmons ML (1970) Your Perfect Right : A guide to assertive behavior. Impact.（菅沼憲治・ミラー・ハーシャル訳（2000）自己主張トレーニング．東京図書）

Bower SA & Bower GH (1991) Asserting Yourself-Updated Edition : A practical guide for positive change. Da Capo Lifelong Books. Cambridge.

Goldfried MR & D'Zurilla TJ (1969) A behavioral-analytic model for assessing competence. In CD Spielberger (Eds.) Current Topics in Clinical and Community Psychology. pp.151-196, Academic Press.

平木典子（1993）アサージョント・レーニング──さわやかな「自己表現」のために．日本・精神技術研究所.

平木典子（2020）アサーション・トレーニングと心身の健康．精神療法，46（3）；307-311.

Linehan MM & Egan KJ (1979) Assertion training for women. In AS Bellack & M Hersen (Eds.) Research and Practice in Social Skills Training. pp.237-271, Plenum.

三田村仰（2008）行動療法におけるアサーション・トレーニング研究の歴史と課題．人文論究，58（3）；95-107.

三田村仰（2017）はじめてまなぶ行動療法．金剛出版.

Mitamura T (2018) Developing the functional assertiveness scale : Measuring dimensions of objective effectiveness and pragmatic politeness. Japanese Psychological Research, 60（2）；99-110.

三田村仰（2021）[総論] アサーションの多元的世界へ．臨床心理学，21（2）；147-156.

三田村仰・松見淳子（2009）発達障害児の保護者向け機能的アサーション・トレーニング．行動療法研究，35（3）；257-269.

三田村仰・松見淳子（2010a）アサーション（自他を尊重する自己表現）とは何か？─"さわやか"と"しなやか"，2つのアサーションの共通了解を求めて．構造構成主義研究，4；158-182.

三田村仰・松見淳子（2010b）相互作用としての機能的アサーション．パーソナリティ研究，18（3）；220-232.

中釜洋子（1999）アサーション・トレーニング（Assertion Training）．（氏原寛・小川捷之・近藤邦夫，他編）カウンセリング辞典．p.10，ミネルヴァ書房.

菅沼憲治（2017）増補改訂　セルフ・アサーション・トレーニング．東京図書.

宇佐美まゆみ（2021）相手とのちょうどいい距離感を掴む─ディスコース・ポライトネス理論（DP理論）．臨床心理学，21（2）；196-202.

アサーションの基盤

▶ 大人との関係の中で育つ不快感情を抱える力

Mii Okawara

大河原　美以*

Ⅰ　アサーションと感情

　「自分が感じていることを，他者に適切に伝えることができる」ためには，「自分が感じていることを認識できている」ことが前提として必要になる。ところが，実際のところ，人は「自分が感じていること」を常に認識できるわけではない。特に「いやな気持ち＝不快感情」は，自分を守るために「感じない」「認識しない」ように処理されてしまう性質を持つ。

　たとえば，自分の人権を守るためには，怒りをきちんと表明することが必要である。そこでは，自分の怒りを感じ，認識し，保持し，表明するスキルが求められる。しかし「自分の怒りを感じ，認識し，保持する」ことはつらく苦しいことでもあるので，「怒り」は容易に封印され，感じることも認識されることも困難になってしまう。そのような場合には，「自分が感じていることを，他者に適切に伝える」ことができず，結果として，自分で自分の人権を守ることができなくなる。

　「自分の不快感情をきちんと感じ，認識し，保持する」能力は，乳幼児期からの親子の関係性（愛着）に依存する生理的防衛機制と深く関係することがわかっている（González, 2018）。

＊大河原美以心理療法研究室
　URL：https://mii-sensei.com

　本論では，このメカニズムの理解を通して，「不快感情を感じ，認識し，保持する」力が親子の関係性の中でどのように育つのかについて解説する。

Ⅱ　感情制御のメカニズムと生理的防衛機制

　脳は中心部から外側にむけて三層の構造をなしている。脳幹部・辺縁系・皮質の三層である。脳幹部は，身体の生命維持に関する仕事を行い，辺縁系は感情や記憶を司り，皮質は人間の高度な能力を実現する場所である（図1〜3は説明を補足するためのイメージ）。

　危険な状況に遭遇すると，皮質下（辺縁系・脳幹部）に「恐怖」「不安」「痛み」などの生体防御反応が生じる。これらの不快感情は，命を守るためのサインとしての重大な役割を担っている。身体が恐怖を感じた時，皮質下で反射的に命を守る行動が選択されると同時に，前頭前野はこの恐怖がどのくらい危険なものであるのかを認知的に判断し，次の指示を出す。つまり，図1に示したように，感情制御は，皮質下（辺縁系・脳幹部）と前頭前野との間の情報のやりとりによって自動的に行われていると言える。

　愛着の関係が良好な場合，子は身体が欲するままに泣き，抱かれ，それにより安心・安全を得て，感情が制御される。それは「不快な感情をちゃんと抱えてもらう」体験であり，それを

通して「不快感情が，自然におさまる」ための神経回路のネットワークが開発され，感情制御の自動機能がバランスよく育つのである（図1）。

　もし，危機や脅威を感じている時に，安心・安全が与えられない状況にあれば，脳は自分を守るために，皮質下に備わっている防衛反応（サバイバル反応）を作動させる。これは自動的な生理反応であり，皮質下で無意識に闘争・逃走・凍結（Fight/Flight/Freeze）反応を引き起こす。危機や脅威にさらされると，交感神経が作動してアドレナリンが分泌され，「闘争か逃走」という危機回避行動が生じるのである（図2）。この過覚醒状態における「闘争か逃走」による解決が不可能な状況下にあれば，「凍結（Freeze）」反応に転ずることで，生存が優先される。「凍結」反応（シャットダウン）は，感覚と感情を遮断するので，「つらいと感じない」ことが可能になり，ゆえに人は危機や脅威の中でも生き延びることができるのである（図3）。

　この反応が，副交感神経の背側迷走神経により生じるということを示したポリヴェーガル理論（Porges, 2017）は，近年のトラウマ治療の発展に大きな貢献を与えた生理学研究である。この理論は，人間が育つためにどれほど「安心・安全」という感覚が重要であるのかということを生理学的に教えてくれる。我々の行動は，外界の知覚を通して，意思よりもはるかに早く確実に生理反応によって規定されているのである。「認知」よりも「身体」のほうが，実は賢いということだ。安心・安全な関係性にあれば，副交感神経の腹側迷走神経を作動させて，他者とのつながりを求めて心をひらくという生理的状態を生み出す。しかし反対に脅威を与えられたときには，背側迷走神経が作動して，凍結反応により感情と感覚が自動的に遮断される（シャットダウン）。このような緊急時の命を守るための防衛反応が，日常的に毎日使われるような環境にあると，その反応は，解離反応として定着してしまう。常に不快な感情と身体感覚を遮断して，適応する防衛方略を身につけてしま

うのである。このことがさまざまな大人になってからの「心の問題」の背景となる（González, 2018）。

III　凍結反応による「よい子」

　虐待や体罰などの環境下にあれば，無意識のうちに自動的にこの凍結反応による防衛が作動する。大人から叩かれている子どもは，この防衛により自分の身体の痛みを実際に感じなくなり，ゆえに，他者の痛みを感じることもできない。そのため，体罰をうけて育った人は，大人になったとき，わが子に体罰を与えるという世代間連鎖の問題が生じる。

　しかし，このことは虐待や体罰のみにより起こることではないということに注目しなければならない。皮質下の生理的欲求の否定，これが，背側迷走神経を作動させ，感情と感覚を遮断させる。生理的欲求とは，痛み・不安・恐怖・生理的嫌悪感・のどの乾きや食欲の制限だけでなく，幼児の遊びや探索の欲求なども含まれる。そしてこれらの本能的な生理的欲求を否定されれば，必然的に正当な怒りが生じる。

　皮質下の生理的欲求の否定は，子どもが病気の時にも容易に生じる。病気を治すためには，がまんしなければならないことがたくさんある。泣こうがわめこうが，がまんさせなければならない状況にある時，泣きわめきながら処置を受けたことを「よくがんばった」と褒めてもらえる関係性，それが「大人が子どもに安心を与える関わり」である。しかし「がまんできずにいやだと言うことはいけないこと」で「いやなことでも素直に泣かずにがまんするのがよい子」という期待を向けられたなら，子どもは親の期待に応えて愛されるために，感情と感覚を遮断しなければならない必然性を抱えてしまう。その結果，凍結反応による「よい子」となる。

　ここで考えなければならないのは「よい子」とは何だろうという問題である。親はわが子に「いやなことがあっても笑顔で乗り越えることができる子」になってほしいと願う。ところが，

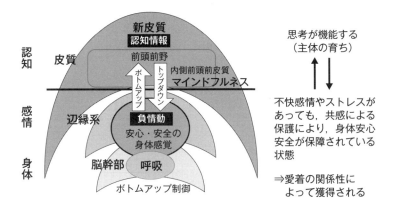

図1　感情制御の脳機能のイメージ

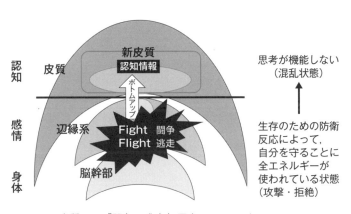

図2　皮質下の「闘争・逃走」反応のイメージ

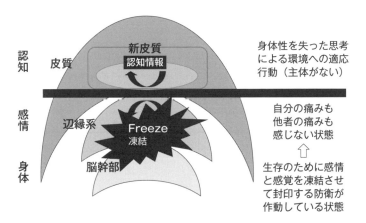

図3　凍結（フリーズ）反応のイメージ

「いやなことがあっても笑顔でいる」ということは，実は「凍結反応で適応してほしいと願っている」ことになってしまっているのである。「強い心」とは「いやな気持ちを感じないように押し込めることができること」ではないのだが，しかし実際には，多くの親や教育関係者が，無意識に凍結反応を引き起こさせて，つらいと感じないようにさせることが「強い心」を育てることであるかのような誤解をしている現実がある。子どもを「よい子」に育てたいと願いすぎる時，子どもの「疲れた・眠い・痛い・恐い・なんとなくいやだ」という皮質下の訴え，生理的欲求を否定してしまうということが起こる。「あなたなら頑張れる」「いちいち少しくらいのことで弱音は吐かないの」「眠いのは気持ちがたるんでいるから」「他の人は恐いとかいってないんだからあなたも恐くないはず」「いやなら理由をちゃんと言ってくれないとわからない」というような励ましは，皮質下の命を守るための機能を否定してしまうのである。

Ⅳ　不快感情の役割と重要性を受け入れる

　以上，述べてきたように，親のニーズを満たすことで愛されるという関係性の中で「よい子」として育つ時，大人になってから「自分の感情を感じ，認識し，保持する」ことができなくなってしまう。そのために，他者との関係において生じる不快感情を適切に扱うことができず，その結果として，アサーティヴに自己表現することができなくなり，人間関係の困難にぶつかってしまうことになる。

　しかし，子ども時代の体験の記憶は，学習により修正することが可能である。いやな気持ちを持つことは生きるために必要な脳の機能であり，それを大事にしてよいのだと自分に許すこと，それが「自分の感情を感じ，認識し，保持する」ための第一歩となる（大河原，2021）。

文　献

González A（2018）It's not me: Understanding Complex Trauma, Attachment and Dissociation.（2019）Anabel González（大河原美以監訳（2020）複雑性トラウマ・愛着・解離がわかる本．日本評論社）

大河原美以・山本実玖（2021）いやな気持ちは大事な気持ち．日本評論社．

Porges S（2017）The Pocket Guide to the Polyvagal Theory : The transformative power of feeling safe. W. W. Norton & Company.（花丘ちぐさ訳（2018）ポリヴェーガル理論入門—心身に変革をおこす「安全」と「絆」．春秋社）

意味を生成するコミュニケーションとしての
アサーション

Yasuhiro Kanbe

神戸 康弘＊

私はアサーションの専門家ではないが，アサーションとは自己も他者も尊重するような自他尊重の自己表現であると言う。私の専門の経営学やキャリア学で言えば，「自己も他者も尊重するようなキャリアを歩むためのアサーティブなコミュニケーションとは何か」というテーマと考えるとおもしろい。どのようなコミュニケーションの中から自他尊重のキャリアは生まれるのか。また私は意味マップというツールに着目して研究しているので，今回は，アサーションと意味マップ，つまり個人や社会にとっての意味というおもしろいテーマをいただいたと言ってもよいであろう。いわば社会にとっての意味を生成するアサーションとは何か，というテーマである。社会的意味を生成するアサーティブなコミュニケーションと言ってもいい。たとえば優れた商品やサービスを提供している企業は，社会にとって意味のあるものを提供しているわけで，そのような意味で社会とのコミュニケーションに成功している，つまり社会的意味の生成に成功していると言えるだろう。商品やサービスは人を通じて提供されるならば，社会的意味のあるものを提供するまで，社内でどのようなコミュニケーションがあったのか。そのメカニズムが解明できたなら，社会的意味を生

成するアサーティブなコミュニケーション方法，つまり社会的意味を生成するアサーションが明らかになるのではないか。そのような発想で議論を進めてみたい。

『ビジネスパーソンのためのアサーション入門』（平木・金井，2016）を読むと，そこに「企画体」という面白い概念が紹介されていた。キャリア論の大家であるマーク・サヴィカス（Savickas M）の言葉を金井先生が紹介されていたものだが，「『主体』でもなく，『客体』でもなく，『企画体』として生きるキャリア」を，サヴィカスは提唱していると言う。企画体とは，自分の人生を構成しながら，社会の一員として他者とともに社会を作り上げるような存在になることだ。私なりに解釈するなら，会社の中で，自分がしたいことだけをするのが主体として生きるということだろう。また会社から言われた仕事だけをするのが客体として生きるということだろう。しかし，自分がしたいことで，会社からもしてほしいと依頼され，なおかつ社会にとっても意味のある仕事ができたなら，それは企画体として生きたことになるのではないか。企画体として生きた時，社会全体を構成する一つのパーツになれたという深い満足が得られる。これは今回テーマとする社会的意味を生成するコミュニケーション，に近いので，今回は個人から見れば，「企画体として生きるキャリアを

＊山陽学園大学
　〒703-8501　岡山県岡山市中区平井1丁目14-1

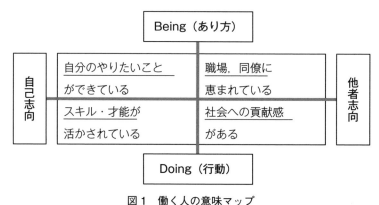

図 1　働く人の意味マップ
（Lips-Wiersma（2002）をもとに筆者作成）

歩むために必要なアサーティブなコミュニケーション（アサーション）とは何か」と言い換えてもいいであろう。個人の満足も，会社の満足も，そして社会の満足も満たすような企画体になるためにはどんなコミュニケーションが必要なのだろうか。

　意味マップとは，Lips-Wiersma（2002）が提唱したもので，今の職場で働くことの意味をマップ上に描いたものだ。いわば社会人の「ここ（職場）にいる意味」を可視化したもので，働く人へのインタビューから，働く人の「ここにいる意味」は，4 つの要因だったと言う。その 4 つとは「自分のスキルや才能が活かされている」「自分のやりたことができている」「よい職場，同僚に恵まれていると思える」「社会に何らかの貢献ができている」が「ここ（今の職場）にいる意味」だと結論付けている。彼女は，この 4 場面から働く意味は「生成」されていると発見した。また，この 4 つが「自己志向－他者志向」「Being（あり方）－ Doing（行動）」という 2 軸でマップ上に描けることに気づき，働く人の意味マップと名付けている（図 1）。働く人の「意味の生成場所」を特定したところに，この意味マップのおもしろさがある。

　私の著書（神戸，2016）は，ウーマン・オブ・ザ・イヤー受賞者のキャリアを意味マップで分析したものだ。ウーマン・オブ・ザ・イヤーとは，その年にキャリア上の業績があった女性を数名選び表彰する雑誌『日経 Woman』の恒例企画で，ヒット商品開発者などが選ばれる。彼女たちは，社会にとって有意義な商品やサービスを提供できたという意味で，企画体としてのキャリアを実現できた人たちであろう。彼女たちがどのようなコミュニケーションで企画体になれたのかを分析すれば，意味を生成するコミュニケーションのあり方，社会的意味を生成するキャリアの作り方がわかるのではないかと思うので，ここで紹介したい。

　たとえば A 氏はまず「商品開発が学びたくて」外資系企業に就職したという。その後アジア出向で世界標準のマーケティングと英語をマスターしたが，アジアの優秀なマーケターを見て，このままでは日本は抜かれると日本の地位低下に気づき，「日本から優れた商品を世界に発信したい」という思いが芽生える。しかし外資系で日本では市場調査しか行わないため，帰国後，日本のビール会社へ転職した。商品開発を任され，新しい商品を考えている時に起こったのが悲惨な飲酒運転事故だった。そこから飲酒運転厳罰化に向かう社会を見て「飲んでも運転できるビールって作れないかな」という思いが芽生えたという。完全にアルコールゼロのビールを開発すれば，飲んで運転しても飲酒運転にならない。試行錯誤の末に世界初のアルコー

ル0%のビール「キリンフリー」の開発に成功し販売したところ，社会現象になるほど大ヒットし，それが評価され，ウーマン・オブ・ザ・イヤーを受賞している。

この話からわかるのは以下の三点だ。まず一点目は，A氏の「飲んでも運転できるビールを作りたい」という画期的なアイデアは，自分のやりたいことでもあるが，社会も「作ってほしい」と願っており，自分の夢と社会の夢が一致し，イコールになっている点だ。個人の意味も，会社の意味も，社会の意味も，すべて内包した思いになっており，主体とも客体とも違う「企画体としての思い（＝夢）」になっている。これが社会的意味を生成するアサーションの第一条件だろう。

二点目は，この「飲んでも運転できるビールを作りたい」には，「商品開発ができる」という彼女の「スキル・専門性」，「日本から優れた商品を世界に発信したい」という彼女の「情熱」，そして世界ナンバーワンのビール会社に勤めておりその会社のリソースを使えるという「会社リソースの活用」，それによって飲酒運転という社会の問題が解消するという「社会問題の解消」，この4つが上手に内包されているということだ。一つ欠けても実現しなかったはずだ。

三点目は，企画体になるまでの「順番」である。受賞者は「商品開発を学びたいと思って……」「住宅設計を学びたくて……」などスキルや専門性を身につけたいという話からスタートするケースが多かった。企画体としてのキャリアのスタートは「学びたい」であった。それが「スキルや専門性を身につけたので，それを何かに活かしたいと思った」というストーリーにつながっていく。この情熱の獲得場面が企画体キャリアの第二ステージであった。A氏の「日本から世界に商品を発信したい」がそれに当たる。そして，自身が所属する会社のリソースを活用するという会社リソースの活用という第三のステージがあり，最終的に社会の問題を解消するという第四のステージに到達する。

「スキル・専門性の獲得→情熱の獲得→会社リソースの活用→社会問題の解消」というプロセスから社会的意味を生成する企画体キャリアは形成されていた。

心情変化やコミュニケーションという視点で見れば，まず「学びたい」から始まり，「このスキルを何かに活かしたい」と思うようになる。そして「飲んでも運転できるビール」というアイデアは「自分たちならできるが，まだ誰もやっていない」ことへの「気づき」であろう。そして「誰もやらないなら自分たちがやるしかない」という「使命感」という段階に行き着く。受賞者には共通してこのような意識の段階が見られた。アサーションという意味では，「学びたい」というのは「私」の問題であり「I am OK」であろう。その学んだことを活かしたいというのもまだ「I am OK」であろう。しかしより進化した第二段階の，他者志向になる前の段階の「I am OK」であろう。そして会社のリソースと社会の問題から，のちの受賞につながるような第三の思いが生まれ，商品化に向かうが，これは自分のアイデアが会社内での共通のアイデアとして認められたという意味で，自分もOK，会社もOKの「I am OK」「We are OK」の状態と言えるかもしれない。そして商品として社会に出て，人々に支持された時，はじめて自分もOK，会社もOK，社会もOKの「I am OK」「We are OK」「They are OK」が成立する。この関係を意味マップに描いたのが図2である。

これは自分の夢（my dream）が会社の夢（our dream）になり，最終的に社会の夢（their dream）と一致していく過程とも言える。個人の意味（my meaning）がやがて社会の意味（their meaning）になる過程と言ってもよい。今回は企画体としてのキャリアを歩むためのアサーションを考えてきたが，まずは自分がしたいことをする「主体」の段階から，自分がしたいことと会社がしてほしいことが一致する「主体＝客体」となり，やがて社会にとって不可欠

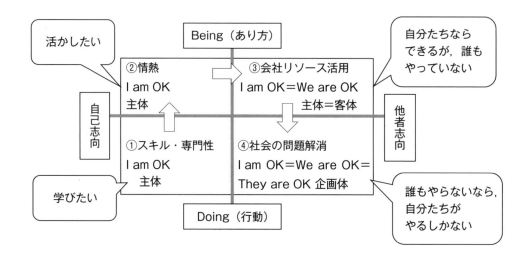

図2　社会の意味を生成するアサーションプロセス（神戸，2021）

のパーツを構成する「企画体」になるプロセスとも言える。このマップを使うことで，自己志向から他者志向に移行していくメカニズムがよくわかる。

　賞の受賞というとハードルが高いが，もっと身近な例で言えば，たとえばジーンズの街，岡山県の児島を救いたいと岡山の大学生が新しいジーンズブランドを起業して話題となっている。児島が消滅の危機だと知り，児島をなくしてはいけないという一心で起業したという。デービット・ベーカンは「代理人（エージェント）」と「共同体（コミューニオン）」という人間存在の二重性という概念を提唱している。端的に言えば「自分のため」ではなく，「共同体」の「代理人」として行動した時，キャリアは成功するというものだ。この岡山の大学生の話では児島という「共同体」の「代理人」として行動したから，成功したのだろう。自分のために，金もうけしてやろうと思って始めたなら，誰も協力してくれず成功していなかったかもしれない。自分の夢でもあり，共同体の夢でもあるという，いわば「自分の夢」ではなく「自分たちの夢」なら成功しやすい。自分のふるさとを救いたい，同じ病の人を助けたいなど「共同体の

代理人」として行動した時，社会的意味が生成するアサーション，企画体としてのキャリアになりやすい。

　失敗例も一つあげておくと，大阪都構想だろう。大阪府を大阪都にする是非を問う住民投票が，2015年，2020年と2回にもわたって行われたが，いずれも否決された。大阪維新の会の「大阪都にして二重行政の解消を」という夢は，「自分の夢」ではあったが，「大阪市民の夢」ではなかった。自分の夢を大阪市民の夢と一致させる努力を怠ったと言えるかもしれない。ある有権者が「結局私たちにどんなメリットがあるのか，最後までわからなかった」と言っていた。もし，「大阪都にすれば，大阪市民にこんなメリットがある」という主張にしていれば維新の会の夢と市民の夢が一致し，彼らの夢は実現したかもしれない。しかし彼らの主張は最後まで「二重行政の解消」だった。意味マップでいえば，左側の「自己志向」から抜け出せていない。自他尊重の自己表現，社会的意味を生成するアサーションに失敗した例と言えるかもしれない。

　以上，社会的意味生成のアサーション，自分も会社も社会も大切にするようなキャリア行動を議論してきた。これは端的に言えば「エゴ

（ego）からいかに脱却するか」という話だ。「自分さえよければいい」から脱しないと成功はないが，その脱却方法はわかりにくい。今回の事例はその脱却のヒントになる。「自分の夢＝社会の夢」というイコール関係を作り出せば，自分も会社も社会も大切にするような社会的意味を生成するアサーションが可能になる。これは実は自分を救うことにもなる。意味マップはAOM（全米経営学会）という世界最大の経営学会のMSR（Management, Spirituality and Religion）部会から生まれた研究だ。経営学やキャリアの中の「精神性（Spirituality）」を研究する部会だ。自分に生きる意味があるか，という感覚は，欧米では精神性（Spirituality）と呼ばれ，フィジカル（肉体的健康），メンタル（心理的健康），ソーシャル（社会的健康）と並び健康の第四の要素（スピリチュアル，意味的健康）と呼ばれる。この部分が不健康で，自分は生きる意味がないと思ってしまったら，自殺の原因にもなる。社会的意味を生成するアサーション，企画体のキャリアになることは，自分の人生には意味があるという自己の有意味感を形成し，自分を救うことになる。神谷（2004）は『生きがいについて』の中で，「生きがいは，自分がしたいことと義務とが一致したときに生じる」と述べているが，今回の議論で言えば，自分がしたいことと社会があなたにしてほしいこと（義務）が一致するような状況，つまり自分の夢と社会の夢が一致するような状況のことであろう。そのときに抱く深い満足感，自己の有意味感のことを神谷は「生きがい」と呼んでいる。MSR部会でよく使われる言葉が「照らす」という言葉だ。神の視点に「照らして」自分の言動を考えるという意味だが，宗教色をなくして言えば，自分のやりたいことは，社会もやってほしいことなのか，社会の視点に「照らして」考えるということであろう。社会的意味を生成するアサーションとは，社会という視点に「照らして」考えることかもしれない。今回の議論が何らかの役に立ったなら，つまり社会的意味を生成したなら，私にとってもこれ以上の喜びはない。

文　献

平木典子・金井壽宏（2016）ビジネスパーソンのためのアサーション入門．金剛出版．

神谷美恵子（2004）生きがいについて─神谷美恵子コレクション．みすず書房．

神戸康弘（2016）「意味マップ」のキャリア分析─「個人の意味」が「社会の意味」になるメカニズム．白桃書房．

Lips-Wiersma MS（2002）The influence of spiritual "meaning-making" on career behaviour. Journal of Management Development, 21（7）；497-520.

精神療法 増刊第 8 号 2021

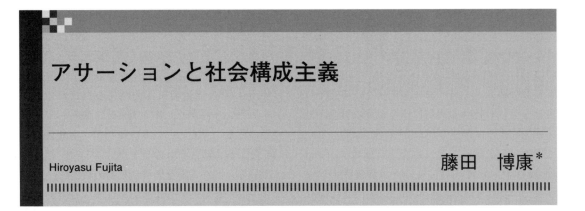

アサーションと社会構成主義

Hiroyasu Fujita

藤田 博康*

I はじめに

本稿では，現代において個人の心理支援はもちろん，コミュニティーや社会のよりよい共存にとっても有用なパラダイムとされるアサーションと社会構成主義の共通項を探る。

II 社会構成主義について

社会構成主義は哲学，社会学，言語学など学際的な影響を受けて生まれたパラダイムであり，その思想的な系譜を一つの源に辿ることはできないが，自明の知識への批判的スタンス，知識の歴史的・文化的特殊性の重視，知識と社会過程の連関性の重視，知識の社会的行為の重視といった共通する特徴があるとされる（Burr, 1995）。そこには，伝統的な客観主義や，世界や人間の内部に普遍的な「真実」の存在を想定する本質主義へのアンチテーゼと，それに代わる徹底した相対主義の姿勢，つまり，あらゆる知識は，異なる歴史や文化のもとでは相対的に変化し，人々の社会生活や交流を通して創出され続けるという基本的な視座がある。

とりわけ，心理学者の Gergen（1994, 1999）は，「言葉は世界をありのままに写しとるものではなく，人々がその言葉を使うことによって，それにふさわしい意味や世界をつくり上げていく」として，人々の対話によって「現実」が生み出されるという観点を重視した。したがって，既存の言説を吟味することはすなわち社会のあり方を吟味することにほかならず，それは客観主義の名のもとで「社会的」に構成された，支配的な「真実」や「専門性」や「権力」への懐疑を導く。

一般的に私たちの社会では，そのような「権力」を有する声が社会を支配し，その陰で抑圧され沈黙してきた人々や集団に苦難をもたらしてきた。しかし，「現実」が人々の言語や対話を通じて生み出されるのであれば，それらは多様であり，人々の生活や社会の変化をもたらす可能性を持つものでもある。その意味で，社会構成主義のスタンスは，多様な人々の多様な声が聴き入れられ共存できる社会および，支配的な権力による抑圧の解放や，人々の基本的人権の回復を目指す立場である。

そのための方法は「対話」である。「対話」により多様な人々が共存できるような社会的関係や「現実」を，人々のあいだで協働で構成していく。それは，常に別の新しい可能性に開かれていることでもあり，異なる考え方や価値基準を持つ人々の間での対話の継続が鍵である。

＊駒澤大学文学部心理学科
〒 154-8525 東京都世田谷区駒沢 1-23-1
駒澤大学駒沢キャンパス

1．社会構成主義に基づく心理支援

この基本的視座のもと，心理療法や対人援助の領域でも，従来の心理学や精神医学における「専門性」への懐疑，権力構造への批判から，ナラティブ・アプローチやオープン・ダイアログなどといった心理支援アプローチが生みだされ，世界各地で実践されている。それらいわば社会構成主義傘下の心理支援は，総じて専門家－非専門家という次元を超え，対等かつ相互尊重的な対話を通じての「語り」の治療的意義を重視し，これまで苦難をもたらしてきた抑圧的で支配的（ドミナント）な言説から，本人の主体性や能力や資源が組み込まれた新たな（オールタナティブな）現実が織りなされることによる，癒しや再生を目指す。

そのために大切なのは，対話において，何らかのつながりや新たな意味が生まれてくる「間」をできるだけ多くつくり出すことであり，何らかの合意や結論に達することではない。例えば，オープン・ダイアログでは，複数の主体の複数の声がポリフォニーを形成し，そのこと自体が回復や癒しの資源となるとされる。つまり，安全な雰囲気の下，異なった意見が表明され，それらが結びつくことでポジティブな変化が生じるというポリフォニーへの徹底した信頼がある。当然，そこでは意見の対立や食い違いも起こるが，そのときに大事なのは，正しいか間違いかをはっきりさせることではなく，すべての声が尊重され，傾聴とやりとりが続けられることであり，そこには同意しない自由もある。にもかかわらず，相互性のあるやりとりが続いている限り，おかしな方向にはいかないだろうという対話への徹底した信頼がある。ただし，そのためには話しかけ傾聴するという能動的なプロセスが欠かせない。そこには強い感情が生じてくる可能性があり，当事者はそれに持ちこたえていく必要がある（斎藤，2015）。

Ⅲ　アサーションについて

アサーションは「自他尊重のコミニケーション」であり，「自分の考えや気持ちを正直に，率直に伝えると同時に，相手の思いも大切にして応答しようとする相互尊重のスタイル」（平木，2015）である。そのための「アサーション・トレーニング」は，相互尊重のコミュニケーションの考え方と進め方を体験しながら，日ごろの人付き合いを見直し，自分らしさ相手らしさを認め合って，親密で豊かな人間関係を結ぶ道を探るものである（日本アサーション協会HPより）。

1．アサーションの歴史

アサーションの考え方と技法は1950年代の米国で行動療法において発明された。当初は対人関係がうまくいかない人や，自己表現が不得手で社会的な場面が苦手な人のためのカウンセリングの一つの手法であった。しかし，1970年代頃から，人種や民族，性差別撤廃や人権回復の機運とともに，アサーションが広く知られるようになった。このような動きの中で，それまで言動を圧迫され差別を受けてきた人々にも言動の範囲が拡大され，平等や人権に対する再認識，再確認や，自分たちの行動様式を見直すためにアサーション・トレーニングが役立った。そこから，アサーションは単にうまくいかない自己表現や対人関係のための個人的な支援法としてだけではなく，広く人間の価値や平等に対する考え方として，また差別などの人権問題への有効な対応法としても認識されていった（平木，2021）。

2．基本的人権とアサーション

アサーションが特に重視する基本的人権はアサーション権と呼ばれる。以下，平木（2015，2021；平木・金井，2016）等を参考に，本稿に関連するアサーション権およびその具体的な考え方を整理する。

1）私たちは誰からも尊重され大切にしてもらう権利がある

人間の尊厳は誰からも害されない。私たちの

気持ち，考え，意見，価値観も尊重されるべきものであり，自分の意見や希望を持ち，それを表現したり依頼する自由がある。ただし，その権利は同じく相手も持っており，そこに葛藤が起こる可能性がある。だからこそ，お互いの考えを述べ合う権利を大切にしながら歩み寄ろうとする覚悟が必要である。

2）私たちは他者と違う考えや感じを持つ権利がある

人は異なった体質や気質，性格を持ち，周囲の人々，環境，文化などが異なるところで成長し，それらに応じて自分の考えやものの見方をつくりあげていく。だから，私たちのものの見方や考え方が一人ひとり違っているのは当然である。違いは「間違い」ではなく，むしろ，それは率直なコミュニケーションの出発点であり，独りよがりかもしれない一つの「真実」にこだわらず，多様なものの見方や可能性に開かれる契機であり，現実的かつ親密な関係の入り口である。

3）私たちは誰もが，他人の期待に応えるかどうかなど，自分の行動を決め，それを表現し，その結果について責任を持つ権利がある

自分が選択し決断し，それにできる限りで責任をとればよい。その際，望んだ結果が得られなくともそれは自分の責任である。それを相手のせいにするのは，自分の決定権や判断権を放棄しており，他者に責任転嫁する操作的で甘えた生き方である。

4）私たちは誰でも過ちをし，それに責任を持つ権利がある

人は失敗の結果を可能な限りで引き受けていけばよい。誰にでもありうるヒューマン・エラーを完璧に償う義務はなく，失敗をしても責任を取ることができると考える。同様に相手の失敗にも償いのチャンスを保障することが大切である。

5）私たちには自己主張をしない権利もある

「アサーションしてよい」ということは，「アサーションしなければならない」ではなく，ア

サーティブにしないことも選べるという意味である。例えば，アサーティブであることが危険であるときとか，時間や労力に見合わない場合などはアサーティブになることをやめてもよい。そして，自分の責任としてその結果を引き受ける。つまり，アサーティブであるということは，自分の責任において，状況に合った現実的で冷静な判断をするということでもあり，アサーションはより根本的な「人間としての構え」あるいは「人となり」ともいえるその人のあり方そのものに関わるものである。

Ⅳ　社会構成主義とアサーションの共通項と差異

以上，両者の基本的な考え方について述べたが，両者には多くの共通項がある。以下，それらを整理するとともに，差異についても触れてみる。

1．社会構成主義とアサーションの共通項

1）人それぞれのありよう，ものの見方，考え方，多様性を尊重するパラダイムである

人はそれぞれ異なった「現実」のもとに生きている。だからこそ，「違い」を否定的にとらえるのではなく，むしろ，そのような多様性，多声性を「豊かな現実」「成熟したコミュニティー」への資源とみなす。

2）基本的人権の重視

社会的に言動を抑圧されたり，差別を被ってきた人々に対するコンシャス・レイジングやエンパワメントに貢献してきており，基本的人権や人間性の回復，さまざまな人々が共存共栄できる社会への変革という志向性を持つ。

3）言語・言葉・対話の重視

その基盤は，人と人との言語・言葉のやりとりである。なぜなら，語ること，対話をすることが「現実」を創り上げ，また，「現実」を改変していくからである。そこには言語や言葉，対話への大きな信頼と期待がある。

4）「語り」「語り合い」による自己再生，自己回復

一人ひとりの個人が自分自身の経験や想いに関する「言葉」や「語り」を持つこと自体に肯定的価値を置いている。加えて、それらが誰かに「聴き入れられる」こと、さらには、相互に語り、聴き入れ合い、互いの存在を受け止め合うような関係を重要視している。その意味で、どちらも心理支援、すなわち心理的苦境下にある人々の自己再生や主体的自己の回復に大きく貢献している。

5）集団コミュニティーのウェルネス志向

その相互尊重による対話と協働の姿勢は、個人の範囲にとどまらず、家族やコミュニテイー、組織や社会のウエルネスを視野に入れている。両者とも、人々の考え方や意見の相違や葛藤を前提としつつも、一人ひとりの声や表現が尊重され傾聴とやりとりが続けられることによって、集団やコミュニティーが健全に発展するという基本的な視座がある。

6）粘り強い対話

どちらも、対人間の葛藤や対立などに伴う感情的負荷のもとにおいても、対話の維持、相手に話しかけ傾聴するという能動的なプロセスを前提としており、それに持ちこたえるためのエネルギーや粘り強さが必要とされる。

２．社会構成主義とアサーションの差異

1）ミクロからマクロへ、マクロからミクロへ

アサーションは、対人関係や自己表現に苦しむ個人への専門的心理支援の一手法から、広く人権回復や社会変革の動きへと発展していった。他方、社会構成主義は、近代客観主義やそれに由来する「専門性」への懐疑を出発点として、人権回復や心理支援などに活用されるに至っている。

2）合意や結論への志向性

社会構成主義の考え方は徹底した相対主義であり、多様な意見の混在と表明、曖昧さも含めてそれらを尊重する姿勢そのものに意義があり、「合意」や「結論」は直接の目的とはされない。一方、アサーションは、「（葛藤が起こったと

き）面倒がらずに互いの意見を出し合って、譲ったり譲られたりしながら、双方にとって納得のいく『結論』を出そうとする」（平木，2021）など、対人関係において「合意」や「結論」に至ることへの志向性が比較的高い。特に課題達成・問題解決のためのアサーションはその傾向が強い。

3）個人の責任や主体性の重視度

アサーションは、非主張的自己表現、攻撃的自己表現など、「不適応的」ともいえるコミュニケーションのありようを想定し、個人の責任や自覚のもと、自分の感情や表現を引き受け、アサーティブなコミュニケーションを目指していくことを問う。そこには自らの責任で行動する自立した個人という前提がある。

他方、社会構成主義のもとでは、非主張的表現も攻撃的表現も、そこに本人の責任を見るのではなく、その人の生きてきた歴史や周囲との関係性、社会のありようによってそうなっている、つまり、個人の責任を超えて社会的に構成されており、まずはそのありようを尊重して、周囲が耳を傾け、対話を続けようという姿勢となるだろう。

4）対話継続のエネルギー、粘り強さをどこに求めるか

アサーションでは、非主張的であったり攻撃的であったりする人たちは、基本的に気持ちが不安定で、不安や緊張、孤独感などにさいなまれていたり、精神的疲労や自己嫌悪や投げやりな気持ちになっている可能性が高いとされる。したがって、まずは自分を見つめ、その状態から抜け出し、自己肯定感を高められるような、専門家によるアサーション・セラピー、アサーション・カウンセリングが必要であり、それらを通じて、アサーティブな自己表現に向かうエネルギーが回復すると考える。

一方、社会構成主義のもとでは、いわば「弱者」本人というよりもむしろ、その周囲の者が粘り強く持ちこたえることによって、「弱者」がそのありようを尊重され、新たな「語り」が

生み出される余地を広げ，回復の道のりに至ると考えるだろう。

5）言葉や対話による現実構成の光と影への意識

対話や表現が「現実」をつくるという発想は共通するが，アサーションは「非主張的」でもなく「攻撃的」でもない「アサーティブ」な自己表現を互いに交わすことを通じての現実構成の「光」の側面に比較的焦点を当てているだろう。一方，社会構成主義は，言葉やナラティブを抑圧されたり，非主張的であったり，攻撃的であったりする人生も，社会的に構成された「現実」であるといった「影」の側面への意識も強い。これは，そもそも個人への心理支援から始まったアサーションと，広く専門性や社会的権力構造へのアンチテーゼから始まった社会構成主義の違いにもよるのでもあろう。

V　おわりに

以上，現代において，個人の心理支援はもちろん健全なコミュニティーや社会の健全さにとっても有用なパラダイムとされる両者の共通項と差異を探ってみた。最後に議論として，両者に共通する「言葉」や「語ること」自体への信頼や楽観性に関して問題提起をしてみたい。

それは，「言葉」で自己を定義し，自己を語り，自分というアイデンティティや「現実世界」を創り上げ，そこにあたかも実体があるかのごとくとらえてしまうこと自体に，人間の苦悩が深く根ざしているという東洋思想，あるいは，「自然の大原則」や「いのち」の本質から切り離され，自由自在性や永続性を身につけた「ことば」や「文字」文化の暴走（神田橋, 2019）という視座からの問題提起である。無常であるこの世での「（言葉によってつくりあ

げられる）自己や現実なるもの」へのこだわりや執着による人間の根源的苦悩という観点に，社会構成主義やアサーションはどうこたえるであろうか。

もちろん以上の論は単なる筆者の一視点からのものである。今後のさらなる議論や対話を待ちたい。

文　献

Burr V（1995）An Introduction to Social Constructionism. Routledge.（田中一彦訳（1997）社会的構築主義への招待—言説分析とは何か. 川島書店）

Gergen KJ（1994）Realities and Relationships: Soundings in social construction. Harvard University Press.（永田素彦・深尾誠訳（2004）社会構成主義の理論と実践—関係性が現実をつくる. ナカニシヤ出版）

Gergen KJ（1999）An Invitation to Social Construction. Sage.（東村知子訳（2004）あなたへの社会構成主義. ナカニシヤ出版）

平木典子（2015）アサーションの心—自分も相手も大切にするコミュニケーション. 朝日新聞出版）

平木典子・金井壽宏（2016）ビジネスパーソンのためのアサーション入門. 金剛出版.

平木典子（2021）三訂版アサーション・トレーニング—さわやかな〈自己表現〉のために. 日本・精神技術研究所.

日本アサーション協会 HP（https://www.japan-assertion.jp/）

神田橋條治（2019）心身養生のコツ. 岩崎学術出版社.

斎藤環訳著（2015）オープンダイアローグとは何か. 医学書院.

隅広静子（2012）社会構成主義によるソーシャルワーク教育. 福井県立大学論集, 39 ; 61-73.

II

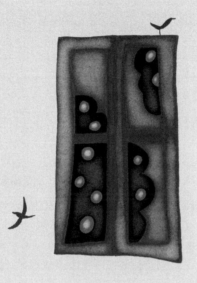

アサーションを身につける：
さまざまな領域でアサーションを活かす

精神療法 増刊第8号 2021

教師のためのアサーション

▶ 教師がアサーションと出会う時

Toshiyuki Sawazaki

沢崎 俊之*

筆者は平成12年（2000年）より毎年（2020年を除く），埼玉大学公開講座「教師のためのアサーション・トレーニング入門」を継続的に企画・運営している。

アサーションが「自律」と「協働」という二つのベクトルを含んでいる点に筆者は魅力を感じている（沢崎，2017）。この一見異なる二つのベクトルを含むがゆえに，アサーションを学んでいると一筋縄ではいかない難しさとともに多くの気づきが生まれると思われる。

「教える」ことと「育てる」ことを職業の中核に置く教師と，「自律」と「協働」という二つのベクトルを持つアサーションとの出会いの諸相を明らかにすることは，教師・アサーション双方にとって豊かな果実をもたらす可能性がある，と考える。

本稿は，平成18年（2006年）度の公開講座参加者に対して，その数カ月後に聞き取り調査をした新井（2008）の研究の一部を紹介することで，教師たちがアサーションと出会う時，アサーションをどのように理解し，日々の実践に生かそうとし，またどのような壁にぶつかったのかの一端を伝えられたらと思う。この新井の試みは，「アサーションと教師の出会い」を包括的にとらえるには，小さな試みではあるが，貴重な資料を提供するものと考え，ここに紹介し，筆者の考えを加えるものである。

I 公開講座の概要と新井（2008）の研究の特徴

まず，埼玉大学公開講座「教師のためのアサーション・トレーニング入門」の概要を説明しよう。例として平成18年度の講座のスケジュールを表1に示す。

「教師のためのアサーション・トレーニング入門」は三日間の基礎講座に3回のフォローアップから構成されている〈平成25年度（2013年）からは基礎講座は二日間としている〉。

その特徴としては，

①対象を幼・小・中・高・特別支援学校の教員（一部相談員）に限っていること

②人数を16人程度に制限していること

③日本・精神技術研究所で実施している，基礎・理論コースの内容をカバーしていること

④平成24年（2012年）度までは「児童・生徒をみる視点の調査（RCRT）を組み込んでいること

⑤基礎講座で終わりではなく，その後3回のフォローアップの機会を設けていること

である。特に①⑤が本講座の際立った特徴と考

＊埼玉大学教育学部
　〒338-8570　埼玉県さいたま市桜区下大久保255

表1　平成18年度「教師のためのアサーション・トレーニング」のスケジュール

平成18年度（2006年度）埼玉大学公開講座			
教師のためのアサーション・トレーニング入門　　トレーナー：沢崎俊之			
2006年	8月　8日（火）	10：00～12：30	開会，アサーションとは
		13：30～17：00	アサーションチェックリスト，RCRT（教師が児童生徒をどうみているかのテスト）
	8月　9日（水）	10：00～12：00	自己信頼とアサーション権
		13：30～17：00	頼む／断る，認知上のアサーション
	8月10日（木）	10：00～12：00	日常会話のアサーション
		13：30～16：30	DESC
		16：30～17：00	アサーション・トレーニングの倫理，まとめとふりかえり，閉会
	10月　7日（土）	14：00～17：00	フォローアップ（1）気づきと実践
	11月25日（土）	14：00～17：00	フォローアップ（2）気づきと実践
2007年	1月13日（土）	14：00～17：00	フォローアップ（3）まとめ　特別講師による講義

えられる。⑤のフォローアップミーティングは基礎講座の受講以降，それぞれの現場に戻っての成果や課題を振り返ることを中心として，それにRCRTの結果のフィードバックやこれまでの講座修了生による講義などで構成している。

次に新井（2008）の研究の方法と特徴を述べよう。

新井（2008）は平成18年度「教師のためのアサーション・トレーニング入門」の受講生19名のうち，（自分と大学院生1名を除いた）17名にインタビューを依頼し，その中から調査に協力してくれた9名に対し，インタビューを行ない，整理したものである。調査協力者は，小・中・高等学校の教諭および養護教諭である。

方法は半構造化面接であり，主な質問項目は「アサーション・トレーニングに参加した動機」「アサーション・トレーニングでどんなことを覚えているか」「トレーニングの後，以前と比べてなにか変化はあったか」「学校場面の中で，ノンアサーティブになってしまう場面や攻撃的になってしまう場面があったら教えてください」である。

面接内容を文字に起こし，調査協力者の言葉のなかで意味のある発言を拾い上げ，それらの発言に見出しをつけ，それらの見出しを「アサーション・トレーニング前の自分の傾向，心構え」「アサーションの意味，アサーション・トレーニングで覚えていること」「アサーション・トレーニング後の変化」「アサーティブになれない部分」の4つに分類して整理した。

それらを一人ひとりの図にしたのち，9人の面接対象者から抽出された見出しを，類似したものをまとめ，小分類・大分類するなどして整理した。「アサーションの意味，アサーション・トレーニングで覚えていること」の整理にあたっては，沢崎（2002）の"アサーション理解の7つの視点"を下敷きとした。

新井（2008）の研究の特徴（特色でもあるし，制約でもある）は，①聞き取り調査者自身が，教員であり，当該講座の受講生である点，さらに②研究の指導教員が，当該講座のトレーナーでもある筆者である，という点である。①②ともに調査者が中立的ではない，という点でバイアスがかかっているが，①については，調査者が自分自身の講座体験からの思いや考察を相手に投影してしまうという危険に十分注意を払えば，体験の共有や同じ職業を持つことが，インタビューを促進する可能性も十分考えられる。②については，調査者と指導教員の関係性から，

トレーニングについての否定的な言明が抑制される傾向が指摘されよう。

また，調査時点が，基礎講座終了からおおむね半年から 1 年後の調査であることも，押さえておく必要があろう。フォローアップミーティング終了時点（平成 19 年 1 月）で，講座参加者に体験レポートを書いていただき，「体験報告集」としてまとめてある〈埼玉大学教育学部教育心理カウンセリング講座（2006）〉が，その内容とは当然異なった内容が語られている。アサーション・トレーニング後の変化については，基礎講座終了後おおむね 1 年以内の変化が語られていることになる。

このような特徴と制約を持ったものとして，以下の資料を受け止めていただければ，と考える。

Ⅱ　新井（2008）の調査結果から

この節では，新井（2008）の研究のうち，「アサーションの意味」「アサーション・トレーニング以降の変化」「その後にぶつかった壁」についてまとめた箇所の一部を紹介しよう。

1．受講者にとってのアサーションの意味

受講者にとってのアサーションの意味を新井が整理したものを一部改変・抜粋したものが表 3 である。ここでは沢崎（2002）の"アサーション理解の 7 つの視点"（表 2）を下敷きにして，アサーションの意味を整理している。

その結果，沢崎の"アサーション理解の 7 つの視点"のうち，「自己受容」を除いた 6 つの視点への言及が見られた。たとえば，「自己理解・自己把握」については，「自分の思いに素直になることと，怒ってはいけないこと」の両者を今までは強く結びついたものとしてとらえられていたのが，それらが違うことであるということが語られ，「自己開示」については，教師として自分の「気持ちを伝えること」の重要性や，「気持ちを出す権利」があることへの気づきが語られている。

「解決スキル」については，「DESC」への言

表 2　アサーション理解の 7 つの視点
沢崎（2002）より引用

1　自己把握・自己理解
（1）感情の理解
（2）価値観の理解
2　自己開示
3　他者への志向性
4　自己の個別性
5　人権・エンパワメント
6　自己受容
7　葛藤の解決スキル

及が多数見られ，「客観的に状況を伝えられる」有用性が語られている。

7 つの視点に収まりきらなかったものとしては，「言動に注意して，自分の自信を回復したり不安を低下させることが目的」であると，「言動」に注目した理解の仕方が語られた。

また，「講師の存在からアサーティブを学ぶ」「講師の姿からアサーティブであることを背中でみせられた」など，トレーナーの受け答えやその場の判断の様子などから，アサーションを理解するという語りも重要である。

2．受講者にとってのアサーション・トレーニング後の変化

次に，受講者にとってのアサーション・トレーニング後の変化を新井（2008）が整理したものを一部改変・抜粋したものが表 4 である。

新井（2008）は変化を整理するにあたり「自分を見よう」「相手を見よう」という変化の方向と行動・内面の変化という二つの軸を用いている。

一見して注目されるのが，【自然に感じたり言ったりしていいという変化】と【思いつきで言わなくなった変化】があげられている点である。

一方では「自然に言葉を発するようになった」「自然のまま言っていいし，感じていいと思えるようになった」「ただ黙って聴いているだけじゃなくてよいことが分かった」等，自分自身の感情を信頼し，表現してよいと思える変化の語りもあれば，他方では，「アサーティブになるために，間をおいたり，一呼吸おきたい

表3　アサーションの意味のまとめ
新井（2008）から引用（一部改変，抜粋）

```
自己把握・自己理解
　【思いを素直に正直に】
　・自分の思いに素直になることと，怒っ
　　てはいけないことは違う。
自己開示
　【Ｉメッセージ】
　・教師の命令ではなく，気持ちを伝える
　　ことが大事。
　【気持ちを表す】
　・○○事故で工事関係者や市長がお詫び
　　する権利はある。気持ちをきちんと出
　　す権利はある。
他者への志向性
　【違いを認め合う】
　・少人数に分かれて，いろんな先生方と
　　考え方や意見を出し合って共有した時
　　間を持てた。
自己の個別性
　【決裂してもいい】
　・相手がうまく応じてくれなかったら決
　　裂してもいい。人として離れたわけで
　　はなくて，その問題においての決裂だ
　　から。
人権・エンパワメント
　【アサーション権】
　・アサーション権。
解決スキル
　【DESC】
　・物事を組み立てていくと，客観的に状
　　況を伝えられる。
　・感情任せでなく，事実を伝えることで
　　相手を気づかせる。
その他
　【言動】
　・言動に注意して，自分の自信を回復し
　　たり不安を低下させることが目的。
　【講師の姿】
　・講師の存在からアサーティブを学ぶ。
　　（否定するわけでなく認めてくれなが
　　らも自分の気持ちを言ったり主張した
　　りする）
　・講師の姿からアサーティブであること
　　を背中で見せられた。
```

表4　アサーション・トレーニング後の変化のまとめ
新井（2008）より引用（一部改変，抜粋）

```
自分を見よう・行動の変化
　【自然に感じたり言ったりしていいという変化】
　・自然に言葉を発するようになった。
　・自然のまま言っていいし，感じていいと思えるようになった
自分を見よう・内面の変化
　【気持ちが楽になった変化】
　・自分が開放された。
　【自己の個別化を大事にする変化】
　・無理に仲良くせず，どこかで線を引いて，付き合うことも
　　大事だと考える。
　【自分を理解したり受容したりしようとする変化】
　・自分で自分を認めている。自分をほめる。
　【黙って聴いているだけでなくてよいと思える変化】
　・ただ黙って聴いているだけじゃなくてよいことがわかった。
相手を見よう・行動の変化
　【相手を見るという変化】
　・相手とのやりとり状況を共有することができるようになった。
　【アグレッシブな感情が出なくなった変化】
　・「なんでできないんだ」から「なんかあった」と聞けるよ
　　うになった。アグレッシブな表現から，聞く姿勢に変化が
　　あった。
　【合わない人に対して近づく変化】
　・気になる相手に対してでも，仕事上の会話はできるように
　　なった。
　・いやな人を避けるのではなく，意識して意思疎通を図ろう
　　とする。
相手を見よう・内面の変化
　【思いつきで言わなくなった変化】
　・アサーティブになるために，間をおいたり，一呼吸おきた
　　いと思うようになった。
　・思いつきではなく，ちょっと巡らせてから指導できる。
どちらでもない・行動の変化
　【生徒へ還元しようとする変化】
　・生徒にアサーティブの良さを伝えている。
　・生徒の持つとらわれを一緒に解きほぐすことを続けていく。
どちらでもない・内面の変化
　【アサーションを普段から意識する変化】
　・アサーション権を日常の中でも意識するようになった。
　【対子どもの変化】
　・子どもの人権をより強く意識した。
　【対自分の変化（内面）】
　・カウンセリング的な要素を身につけたい。
```

と思うようになった」「思いつきではなく，ち
ょっと巡らせてから指導できる」など，相手を
みて，間合いを取る変化も語られている。考え
てみれば，どちらも，自分の気持ちに正直であ
ろう，ということであろうが，それぞれ重視す
る局面が異なっていて，興味深い。

　また，【自分を理解したり受容したりしよう
とする変化】として，「自分で自分を認めてい
る。自分をほめる」が語られている。これは，
1．の「アサーションの意味」では語られなか
った「自己受容」の視点についての変化と考え
られる。基礎講座直後の気づきではなく，その

表 5　阻害要因のまとめ（外的）
新井（2008）より引用（一部改変，抜粋）

教師の多忙さ
　【教師の多忙さ】
　・大きく生徒を動かすような場面（大掃除，修学旅行，文化祭など）では，平常心でいられない。攻撃的になってしまう閾値に最初から余裕がない。

相手による阻害要因
　【攻撃を受けた時】
　・「○○は知ってると思いますが」のような隠れた攻撃を受けたら，アサーティブでいられない。
　・強すぎる意見に対してはアサーティブになれない。少し引いてしまう。
　【自信家，聞く耳を持たない相手】
　・自信を持っている人には言いにくい。

自分と相手による阻害要因
　【普段の人間関係が少ない】
　・普段の人間関係が希薄な場合アサーティブになれない。
　【甘えられる相手】
　・家族，特に配偶者には甘えたり，気を遣ったりで，アグレッシブやノンアサーティブになりやすい。
　・私的なところ（家族など）には，望むものも高く冷静にはなれない。

表 6　阻害要因のまとめ（内的）
新井（2008）より引用（一部改変，抜粋）

今までと同様・アグレッシブ
　【自分の中の攻撃性】
　・怒鳴るように感情が出すぎると，客観性がなくなり，アサーティブになりづらい。
　【自分のビリーフに関わる時（アグレッシブ）】
　・○○会で，自分が正しいと思ったことに対して，自分の意見を強く通そうとする。

今までと同様・ノンアサーティブ
　【察して欲しいという気持ち（ノンアサーティブ）】
　・察してという自分の期待が強い時，アサーティブになれない。
　【あきらめ】
　・多勢に無勢。
　【遠慮・我慢】
　・職員間でも遠慮がちに言ってしまい，伝わりきらない。

今までと違う・アグレッシブ
　【アサーティブになろうとしたときのアグレッシブ】
　・言い方には気を付けていても，内面のアグレッシブな部分がある。

今までと違う・ノンアサーティブ
　【うまくいっている時の 1 ランク上の提案】
　・それぞれの先生が自分なりに，一生懸命やっていて，割とうまくいっている。そのことに関して違う意見を持っていることを伝えることの難しさ。

後の実践を踏まえての変化と考えられ，注目に値する。

　さらに，「どちらでもない」の中で，【生徒へ還元しようとする変化】や【対子どもの変化】も重要な変化である。「生徒にアサーティブの良さを伝えている」「生徒の持つとらわれを一緒に解きほぐす」「子どもの人権をより強く意識した」という変化が語られている。自分の得たものを，対児童・生徒にどのように還元するか，にそれぞれの先生方の歩みの方向性がみてとれる。

3．受講生がその後どのような壁にぶつかったか

　受講者にとってその後どのような壁にぶつかったのかを新井（2008）が整理したものを一部改変・抜粋したものが表 5〈阻害要因のまとめ（外的）〉，表 6〈阻害要因のまとめ（内的）〉である。

　外的な阻害要因に関しては，新井（2008）は「教師の多忙さ」「相手による阻害要因」「自分と相手との関係による阻害要因」に大きく分類して整理している。

　【教師の多忙さ】では，「大きく生徒を動かすような場面では，平常心ではいられない。攻撃的になってしまう閾値に最初から余裕がない」と語り，教員が抱えるストレスフルな状況要因を指摘している。また，【攻撃を受けた時】【自信家，聞く耳を持たない相手】に対応するときの困難さや【普段の人間関係が少ない】ときの難しさも課題としてあげられている。

　さらに「自分と相手との関係による阻害要因」の中で【甘えられる相手】が語られている点は興味深い。「家族，特に配偶者には甘えたり，気を遣ったりで，アグレッシブやノンアサーティブになりやすい」「私的なところ（家族など）には，望むものも高く冷静にはなれない」などで語られているように「親密な関係」

の中でのコミュニケーションには，より「甘えたり，甘えられたり，相手に高く望んだり」といった要素が入り込みがちで，難しさを感じている。この点は，本入門講座の続編として実施している「実習編」で，「家族間のコミュニケーション」にチャレンジする先生方もいることとも符合する。

　内的な阻害要因について，新井（2008）は「今までと同様」か「今までと違う」か，という軸と「アグレッシブ」か「ノンアサーティブ」か，という軸で整理している。

　「今までと同様」の部分では，講座を受講したからと言って，なんでもうまくいくわけではなく，変わらない部分も残っていることが語られている。「〇〇会で，自分が正しいと思ったことに対して，自分の意見を強く通そうと」したり，「察してと自分の期待が強い時，アサーティブになれな」かったり，「多勢に無勢」で【あきらめ】てしまったりすることは，引き続き起こっている。

　それに対して，「今までと違う」対応を心がけようとしてそうはいかない状況も語られている。【アサーティブになろうとした時のアグレッシブ】で，「言い方には気を付けていても，内面のアグレッシブな部分がある」は重要な語りで，「言い方」が本質的な問題ではない場合があることの自覚が語られている。また【うまくいっている時の1ランク上の提案】の「それぞれの先生が自分なりに一生懸命やっていて，割とうまくいっている。そのことに関して違う意見を持っていることを伝えることの難しさ」の語りは，「アサーションを学んだからこそ，

新たに気づく課題」といえると考えられる。

III　まとめ

　以上，新井（2008）に沿って，教師にとってのアサーションの意味やその後の変化，アサーティブであることを阻む壁，について検討してきた。それぞれ教師が「教える」と「育てる」のバランスの中で，あるいは現実の教員生活の中で，アサーションの考え方や技法をどのように生かしうるかを真摯に問い続けてきた軌跡として受け止めていただければ幸いである。

　また本論文ではまったく触れる余裕がなかったが，昨年中止した公開講座は今年度再開予定である。今回の「危機」の中で私たちがさらに学んだことも生かした講座を先生方とともに創造していきたいと考えている。

文　献

新井章弘（2008）教師がアサーティブになることを阻害する要因に関する研究―アサーション・トレーニング受講者に行った半構造化面接により導かれた知見．埼玉大学教育学研究科　修士論文．

埼玉大学教育学部教育心理カウンセリング講座（2006）平成18年度埼玉大学公開講座「教師のためのアサーション・トレーニング入門体験報告集」．埼玉大学教育学部．

沢崎俊之（2002）教育現場の特徴とアサーションの必要性．（園田雅代・中釜洋子・沢崎俊之編著）教師のためのアサーション．金子書房．

沢崎俊之編著（2017）教職員のための“アサーション”実践50例―会話で学ぶ豊かなコミュニケーション．第一法規．

学校現場でのアサーション

▶ 小学校の実践から

Norio Suzuki

鈴木 教夫*

筆者は，30 年以上小学校の現場で教師をし，20 年以上小学校でアサーション・トレーニングを実践してきた。本稿ではその概要を解説し，学校現場におけるアサーションの考え方や有効性について触れたい。

I アサーションの教育的解釈

アサーションとは，自分の意見，考え，気持ちを正直に，率直にその場にふさわしい方法で表現すると同時に，相手が表現することを待ち，聴いたり理解しようとしたりすることも忘れない態度である。相互の関係性を大切にした自他尊重のコミュニケーションである，と言える。これを学校現場の視点から考えると，児童・生徒が自分の意見や考えを聴く人の立場になってわかりやすくはっきりと伝えると同時に，話す人の立場になって相手の話を最後まできちんと聴き，理解しようとする態度を育てることである。

このような態度を育てるためには，アサーション権の指導やアサーティブな考え方の指導が大切である。アサーションは自己表現のスキルというより人間教育である。アサーションを学校に取り入れることは，人権意識に基づいた言語環境や教室環境を整え，学校教育全体の質の

＊文教大学
〒 343-8511　埼玉県越谷市南荻島 3337
　　　　　　　文教大学越谷キャンパス

向上にも配慮した取り組みがなされなければならないことを意味すると考える。

II アサーション・トレーニングの変遷

筆者のアサーション・トレーニングは，大きく分けると次の 4 つの時期がある。

1.「ドラえもん」の時期（1997 年〜 2003 年）

筆者が最初にアサーション・トレーニングを行ったのが小学校 3 学年のクラスである。自己表現の三つのタイプを分かりやすく教えようと思い，藤子・F・不二雄のアニメ「ドラえもん」のキャラクターを使うことを考案した。攻撃的な自己表現のモデルとしての「ジャイアン」，非主張的な自己表現のモデルとしての「のび太」，アサーティブな自己表現のモデルとしての「しずかちゃん」である。このキャラクターを用いることで，三つの自己表現の違いを容易に区別することができるようになった。

この方法で行う時には「しずかちゃん」の言葉遣いのよさや「しずかちゃん」の言葉の秘密をさがそうという課題を設定し，「しずかちゃん」の言葉遣いの特徴に注目させることが重要である。攻撃的な自己表現や非主張的な自己表現は好ましくない程度に押さえ深入りはしない。ここではアサーティブな自己表現を中心に考えさせる。「しずかちゃん」の言葉は①「優しい

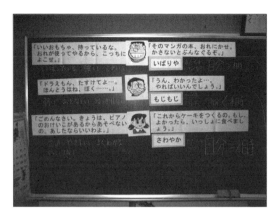

図1

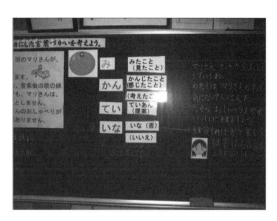

図2

言い方」で②「呼び捨てをしていない」，③「『もし，よかったら』〜して」というように相手を気遣っているの3点を押さえる。そして，自分の考えや気持ちをはっきり言えることを確認する。最後に，「しずかちゃんの言葉の秘密」は自分も相手も大切にした自己表現であることを強調するという流れで行う。

応用編として「しずかちゃんになろう」という課題で「しずかちゃんごっこ」をしてその表現を深める。

この方法を行っているうちに課題が二つ見えてきた。その一つは，キャラクターのイメージが強すぎるため，「ジャイアン」はいつも攻撃的な自己表現，「のび太」はいつも非主張的な自己表現，「しずかちゃん」はアサーティブな自己表現というイメージが固定化され，「今の言い方は『ジャイアン』だぞ」という声が教室の中で聞かれるようになった。アニメのジャイアンはいつも悪者ではなく，時には勇敢なリーダーになることもある。そこで，いつまでもキャラクターに頼るのはよくないと考え，2001年からは最初の1時間はキャラクターを用いるが，まとめの際に「ここの『ジャイアン』のような言い方を『攻撃的な自己表現』と言います。『のび太』くんのような言い方を『非主張的な自己表現』と言います。『しずかちゃん』のような言い方を『アサーティブな自己表現』と言

います」というように押さえることにした。

二つめの課題は，ロールプレイをしている時に気がついたのであるが，言葉がすぐに出てこない児童が意外と多いことである。ロールをしている時，どのように言えばよいか迷ってしまい，単語だけの表現になるか黙ってしまうのである。自分の気持ちを素直に表現する方法はないかと考えるきっかけとなった。

2．「みかんていいな」の時期
（2004年〜2010年）

自分の気持ちを素直に表現する方法はないかと考えて生まれたのが「みかんていいな」である。これはデスク法（DESC法）と呼ばれるアサーションのセリフ作りの公式のようなものを小学生にもわかるようにアレンジしたもので，2004年8月に筆者が考案した。

デスク法では，次のような流れで表現を考える。D（describe：描写する），E（express, explain, empathize：表現する，説明する，共感する），S（specify：特定の提案をする），C（choose：選択する）という過程をたどってセリフを作る方法である。筆者は，このデスク法を小学生にもわかるように「み」（見たこと・事実の確認），「かん」（感じたこと・思ったこと），「て」（提案・お願い），「い」（いいですと肯定的な返事に対する言葉），「いな」（否定さ

れた場合や提案を受け入れてもらえない場合を予想しての二案）という具合に表現を考えた。具体的には次のように指導する。

まず，ある問題場面を想定し，問題解決のために自分ならどのように表現するかを考える。次に，「み・かん・て・い・いな」によるセリフ作りの方法を教師が教える。「み」（見たこと・事実の確認），「かん」（感じたこと・思ったこと），「て」（提案・お願い），「い」（いいですと肯定的な返事に対する言葉），「いな」（否定された場合や提案を受け入れてもらえない場合を予想しての二案）という順番で言葉を考えていくことを伝える。

そして，問題場面の表現を「み・かん・て・い・いな」にそって改めて考え，はじめに考えた表現と比較する。最後に振り返りをして，学習のまとめをする。

中学年の場合は，「み」「かん」「て」「い」「いな」の順に教師が主導で進めるのもよい。高学年では，ロールプレイをすると表現の違いをいっそうよく感じられ，効果的である。繰り返し行っていると，「み・かん」の部分だけで，その後の言葉を想像できるようになる。この方法は，相手に対してどのように言ったらよいのかがわからない場合や言い方が思いつかない場合に有効な手段である。

3．「翻訳的な聴き方」の時期
（2011 年〜 2015 年）

アサーション・トレーニングをはじめた当初は，自己表現の指導が中心であった。しかし，アサーションは，相手の話を聴くことも重要である。

聴くためには，思考力や想像力が大切である。論理的に思考する力や豊かに想像する力である。思考力や想像力などは認識力や判断力などと密接にかかわりながら，新たな発想や思考を創造する原動力となる。思考力や想像力をはたらかせ，聴く力を育てるために考案したのが「翻訳的な聴き方」である。

翻訳的な聴き方とは，その表現を直接的な理解にとどめず，イメージを膨らませてより深く理解することである。話し手は，必ずしも聴き手の立場を考えた表現をしているとは限らない。そこで，聴き手が，話し手の表情や言葉遣いから想像を膨らませ，理解を広め深め，今まで気がつかなかった言葉の意味や表現を肯定的に解釈し理解することである。聴き手から自分の言葉をより肯定的に理解された話し手は，自分の表現をより適切にしようと思うようになり，人間関係の改善につながる。

翻訳的な聴き方は，国語の文学教材の読み取りに似ているので，文学教材の指導の中にアサーションの意義や価値が含まれていることを自覚するだけで授業の価値が深まる。登場人物の心情を考えながら読むという学習をしているが，それを聴き方に応用したのである。

4．日常生活や教科指導の中に織り込む時期
（2016 年〜）

社会的スキル学習として特別活動の時間などに実施することがあったが，学校現場ではそのほかにも指導する事項がたくさんあり，アサーション・トレーニングに特化した指導のために時間を費やすことは現実的でない。それより，毎日の生活指導や教科指導の中にアサーション・トレーニングの意味や価値があると考え，方向転換した。たとえば，授業のはじめと終わりに日直が号令をかける。その時「起立，礼，着席」ではなく，その時間の学習のめあてと振り返りを表現するように指導する。具体的には「これから算数の学習をはじめます。今日は平行四辺形の面積の求め方をいろいろ考えたいと思います。礼」「平行四辺形の面積は長方形に直して求めることがわかりました。だから『底辺×高さ』で求められることもわかりました。これで算数の学習を終わりにします。礼」というように日直が自分で考えて言うのである。授業は毎日 5 時間から 6 時間あるので，日直は毎時間違った表現をする機会がある。また，日直

は毎日変わるので、すべての児童が1年間に何回も経験できる。この毎日の繰り返しがトレーニングになり、児童の表現力は向上する。また、授業のはじめに日直の児童が述べためあてを授業の目標に取り上げることもできる。これを実施したところ、私語もなく授業に集中して取り組めるようになった。話し合い活動でも「わたしは、○○だと思います」「わたしは、○○さんの考え方に賛成です。なぜなら、○○だと考えるからです」とはっきり言えるようになった。学習態度の向上が言語の向上にもなり、こうした経験が自尊感情を育てると考える。

Ⅲ　人権教育としてのアサーション

アサーションは、アサーション権に支えられている。アサーション権は、自分も相手も大切にという自他尊重の精神がある。その主なものを筆者は次のように指導をしている。

「わたしたちはだれもが、生まれつき、自分の意見や考え、気持ちなどを表現してよい権利があります。ですから自分がその権利を使いたい時は、使ってよいのです。ただし、相手のにも同じように自分の意見や考え、気持ちなどを表現してよい権利があるので、それをさまたげてはいけません。たとえば、人はみんな違っているので違った感じや考えを持ってよいのです。人より優れていてもよいし、失敗してもよいし、間違ってもよいのです。誘われても断れるのです。自分の意見や考えを後になって変えてもい

いのです」と。そして、基本的な表現を考えさせたり教えたりする。意見や考えや感想を述べる時には「わたしは」を主語にした表現、「もしよかったら〜」という誘いの表現、「ごめんなさい。今日は○○があるのでできません。○○ならば大丈夫です」という断りの表現、「困っています。手伝って欲しいのです。もしできるなら助けてください」という依頼の表現などである。こうした指導を通して、「友だちから学ぼう。自分の考えを広め、深めよう！」という人権が守られ安心して学び合える学級をつくるのである。

アサーション・トレーニングは、学級の言語環境を整え、教師と児童、児童相互の信頼関係を築いたり深めたりして、安心で安全な居場所と学びの場を学校にもたらしている。

文　献

平木典子（2009）改訂版アサーション・トレーニング―さわやかな〈自己表現〉のために. 日本・精神技術研究所.

諸富祥彦・鈴木教夫（2000）学級再生のコツ. 学習研究社.

園田雅代・中釜洋子・沢崎俊之（2002）教師のためのアサーション. 金子書房.

鈴木教夫（2014）気持ちが伝わるコミュニケーション　アサーション・トレーニング　1学校編. 汐文社.

鈴木教夫（2014）気持ちが伝わるコミュニケーション　アサーション・トレーニング　2友だち編. 汐文社.

精神療法　増刊第 8 号 2021

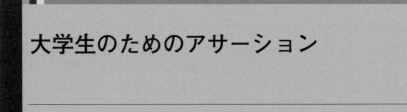

大学生のためのアサーション

Yuko Shibahashi

柴橋　祐子*

I　はじめに

　「自分も相手も大切にした自己表現」を指すアサーションは，考え方，人権，スキルなどいくつもの側面を統合して初めてその全体像が見えてくる。そのため，人によってその捉え方はさまざまあるが，筆者にとってアサーションは，人と人が対等な人間として関係を築く道を探るためのシンプルな枠組みであり，「自分の思いを持っていい」「いろいろな人と話し合い，その中で自分の意見を出してみたらいい」と背中をそっと押してくれる拠り所となっている。

　アサーションは自他尊重の対人関係というシンプルな枠組みゆえに，自分なりのアサーションを探していくことができる。その余地があることがアサーションの魅力であり，多くの国で人々に長く受け入れられてきた理由なのではないだろうか。

　アサーションでは，人はそれぞれ異なる考え，価値観を持つ存在であることを前提とし，互いの違いを認め，折り合う可能性を繰り返し探す態度が推奨される。それでも，現実にはたとえ親密な相手であっても（親密であるからこそとも言えるが）どうしても譲れない部分もある。アサーションの視点から見ると，その時どのよ

＊千葉工業大学情報科学部情報ネットワーク学科
　〒 275-0016　千葉県習志野市津田沼 2-17-1

うに折り合いをつけていくことができるのか，この点について，中釜（2008）は次のように述べている。

　「できるのはただ，話し合うことであり，自分の意見を自分のものとして伝えること，頼むこと，希望し願うことである。（中略）諦めず依頼や希望，お願いを繰り返すことでわずかに折り合う点が見いだされることがある。わずかな折り合いをきっかけに，相手に譲れる部分，譲れない部分が区別されてゆくことがある。岩のように大きな問題と思われていたことが少しずつ砕かれ，削られ，二人の関係に収められる大きさのものに縮小される可能性がある」。

　これは，親密な関係に限らず，広くアサーションの本質をついた印象深い文章といえる。相互理解に至る確実な方法というものはなく，アサーションで言えるのは，相互理解に至る「可能性がある」ということだけである。その可能性を信じて一歩を踏み出すには，理論でもよいし，体験でもよいが，その人を支える自己肯定感のような「お守り」が必要である。アサーションを知ることはそのお守りを自分の中に持つことであると言えるだろう。

II　大学生にとってアサーションが持つ意味

　アサーションを学ぶ中で得られるものは，年齢や性別，文化によっても異なる部分があると

言える。本稿では大学生の年代を対象にアサーションの持つ意味について考えてみたい。

1. より広い人間関係の中での自己表現のために

　大学の授業で，学生に「これまでの経験の中で自己表現が難しかった場面」をあげてもらうと友人や家族，恋人との関係に関する記述とともに，アルバイト先での上司や同僚との関係に関する記述が多く見られる。多くの学生にとってアルバイトは，社会に出て，役割や年代が異なる人々と初めて関わる場であり，その中で関係を作り，状況に対処することが求められる。それは，クラスの友人や家族，部活動など，身近な人との関わりが主であった高校生までとは大きく異なり，新たな関係における自己表現を経験することになる。さらに，大学生にとってとても大きなウエイトを占める就職活動においても自己表現は避けて通れず，初めて出会う相手との関係の中で，自己表現する力が問われる場面が増えてくる。そのような状況に直面する大学生にとって，アサーションという視点から自分の対人関係を見直し，よりよい関係を築くヒントを知ることは大きな意味があると思われる。また，社会人になれば，提案や交渉をするスキルが必要になるため，学生時代にその基本的なスキルを事前に学んでおくことも大いに役立つといえる。

2. 自己肯定感を高めるために

　さらに，アサーションを学ぶことは，自己表現の能力だけでなく，その波及的効果として自己受容や自尊心，自己肯定感の向上が期待される（堀田，2013）。

　筆者は日々学生に接する中で，「自分に自信がない」「自分は能力がない」といった言葉を耳にすることがよくある。また，国際比較調査の結果からは，日本の若者の自己肯定感が他の国に比べて低いことが指摘されている（内閣府，2019）。SNS上においても，「自己肯定感を高めるには？」といった投稿が数多く見られ，Twitterのトレンドワードに「自己肯定感」が入るなど，自信や自己肯定感を高めることについて日本の若者の関心が高いことが伺われる。こうした中で，大学生にとって自己肯定感が持てるようになることは重要な課題の一つと考えられる。

　自己肯定感は，セルフ・エスティーム（自尊心）や自己受容をはじめ，幅広い概念を含み，さまざまな定義が見られるが，大きく次の二つに分けることができる（高垣，2004）。一つは，他者に比べて自分には能力があるという，他者より優れているからということによってもたらされるセルフ・エスティームの側面と，「自分が自分であって大丈夫」という，自分の存在そのものを受容する側面である。セルフ・エスティームの低さについては，さまざまな指摘があり，たとえばテクノロジーの急速な発達による万能感や効率重視の風潮の中で，できないことを人々に過剰に意識させ，自分はダメだと感じさせている社会状況が関係している可能性があげられる。しかし，この能力の側面以上に今，問題なのは，「自分が自分であって大丈夫」という自己肯定感の希薄化で，「たとえ至らぬことがあっても，冷たく批判するわけでもなく，温かく許し合うような関係が失われつつあることが危惧される」（高垣，2004）状況であろう。

　他者とのつながりの希薄さは，若者を取り巻く孤立や孤独感，引きこもりや依存症などの問題と深くつながっている。能力が高くても自分は自分であって大丈夫と思えない人もいる。まず大切なのは「自分が自分であって大丈夫」ということを実感できることであり，アサーションがもたらす重要な波及的効果はその点にあると思われる。人間は失敗することも，至らぬ面もある存在であることを認め，それでも「温かく許し合うような関係」を経験する機会として，アサーションの学びが生かされることが期待される。

　平木（2008）は，組織の中でメンタルヘルス

の問題が噴出する背景に，課題達成のアサーションに偏りすぎ，関係維持のアサーションとのバランスが崩れていることをあげている。ともすれば何か自分の能力を主張できることがアサーションのように受け取られがちであるが，関係を作り，他者とのつながりを大切にすることがアサーションの基本にあることを忘れてはならないであろう。

Ⅲ　あるアサーションの授業における波及的効果の検討

　では，実際に大学生がアサーションという言葉を知り，その考えや技法を学ぶことは，上述した自己肯定感に関わる側面にどの程度関与できているのであろうか。

　これまでアサーションの波及的効果（自己表現のスキル以外の要因）に関する研究は数多く見られるが，結果は必ずしも一致していない。その背景には，対象者の年代や性別，個人特性の違いなどの個人的要因，あるいはそのプログラムの構成内容，実施期間，所要時間数，参加者数，参加動機（自主的，あるいは授業や研修の一環でなど），さらに実施する側の経験や能力を含む実施形態上の外的要因が関わり，それらの変数が各実践で異なることがあげられる。これらの変数を統計的に統制できる大規模なアサーションの効果研究が今後期待されることは言うまでもない。その一方で，大規模でなくとも，実施状況を明示した上で実施したアサーションの研修や授業ごとにどの程度の対象者にどのような変化が見られたのか，その結果を実践者が共有できれば，実践上役立つ知見が得られると言えよう。

　その試みとして，以下では筆者が大学の心理学の授業を使って過去に実施したアサーションの授業の波及的効果に関する調査結果（の一部）について述べる。

1．授業の構成
　心理学の講義の履修者を対象に，毎週 1 時間

表 1　ワークブックの内容

第 1 章	さわやかな印象を与える自己表現
第 2 章	心の葛藤に気づき「ノー」と言える勇気を持つ
第 3 章	考え方の癖を知る
第 4 章	さわやかな自己表現をするためのトレーニング
第 5 章	言葉以外のさわやかな自己表現とは
第 6 章	怒りをどうコントロールし表現するのか

半の授業の中で，アサーションの授業を 30 分間ずつ実施した。実施回数は 14 回で実施期間は約 3 カ月であった。アサーションを学ぶための記入式のワークブック（宮崎・柴橋，2018）を用い，ワークブックへの記入は各自のペースで行えるよう，次回までの課題とする形で進めた。ワークブックの構成は表 1 の通りである。

2．調査内容
　波及的効果を検討するため，アサーションの授業の実施前と実施後にオンラインによるアンケート調査を実施した。質問紙の内容は，「自分が自分であると全体的に感じている感覚」を測定する「本来感尺度」（伊藤・児玉，2005）の 7 項目（5 件法），心理的 Well-Being（西田，2000）の下位尺度の中から，自律性〈「自分の生き方を考える時，人の意見に左右されやすい」（逆転項目）など〉，自己受容〈「些細なことに思い煩う」（逆転項目）など〉，積極的な他者関係〈「温かく信頼できる友人関係を築いている」など〉の各 3 項目計 9 項目（6 件法）であった。なお，授業を対象とした調査であったため，調査への協力は任意であること，授業評価とは無関係であることを説明した上で調査を実施した。最終的に，履修者 82 名のうち，実施前後の 2 回の調査にともに回答が得られた 35 名を対象に分析した。

3．分析結果と今後の課題
　まず，効果研究で一般的に行われているように，全体を対象に実施前後の各尺度の得点の差を検討した（表 2）。その結果，「自律性」にお

表2　対象者全体を対象とした各尺度の実施前後の得点の比較

(n=35)	本来感	自律性	自己受容	積極的他者関係
実施前	2.97　(0.71)	3.12　(0.67)	2.78　(0.70)	4.00　(0.78)
実施後	3.03　(0.76)	3.54　(0.52)	2.78　(0.90)	3.95　(0.95)
検定結果	ns.	t　(34)　=3.16**	ns.	ns.
効果量 r		0.48		

**p<.01

表3　各尺度の得点変化上位3分の1を対象とした実施前後の得点の比較

	本来感 (n=11)	自律性 (n=11)	自己受容 (n=10)	積極的他者関係 (n=14)
実施前	2.83　(0.53)	2.50　(0.55)	2.17　(0.67)	3.93　(0.67)
実施後	3.42　(0.48)	4.00　(0.55)	3.38　(0.98)	4.52　(0.69)
検定結果	t　(10)　=6.88**	t　(10)　=14.40**	t　(9)　=4.66**	t　(13)　=7.49**
効果量 r	0.91	0.98	0.84	0.90

**p<.01

いてのみ有意差が見られ，実施前に比べて実施後の自律性が高かった。「本来感」や「自己受容」，「他者への積極的な関心」については差が見られなかった。しかし，全体平均では変化がなかったものの，その中には元々その特性が高く変化しようがない場合や変化そのものがない場合，また変化があった者が混在している。そこで，次に，どの程度の割合で，これらの特性に変化が見られたのか，個人に着目し分析した。はじめに，各対象者の実施前後の4つの下位尺度の得点変化をそれぞれ算出し，得点変化が全体の中でパーセンタイル66％以上（上位3分の1）に属する対象者を得点変化上位群として抽出した。変化上位群は全体の中での変化が多めであったものの，統計的に有意な差があるかどうかは不明である。そこで，t検定により実施前後の下位尺度得点を比較した結果（表3），「自律性」のほかにも「本来感」「自己受容」「積極的な他者関係」のすべてで，得点変化上位群では実施前後で有意差が見られた。これより，下位尺度ごとに，少なくとも上位3分の1の対象者では，得点が上昇していたことがわかった。さらに，対象者のうちで，どの程度の対象者で下位尺度のいずれかに得点の向上が見られたのかを検討するため，各下位尺度の中で得点変化上位群に含まれる場合をポイント1とし，全体の対象者（35名）のポイント数（0～4）を算出した。その結果，4つの下位尺度の中の三つで上位群であったポイント3の対象者が5名（31.4％），同じく二つで上位群のポイント2が8名（22％），一つで上位群のポイント1が12名（34％），すべて上位群ではなかったポイント0が10名（29％）であった。ポイント1から3までに対象者の7割が含まれ，これらの対象者では少なくとも一つ以上の下位尺度で有意な変化が見られた。また，残り3割の対象者では今回取り上げた4つの下位尺度において変化は見られず，波及的効果が示されなかった。

　以上，個人の変化の割合に着目して検討することで，全体では見られなかった波及的効果がどの程度の対象者に見られるのかを把握することができた。ただし，本調査の限界として，2回ともに回答が得られた対象者が少なかったこと，統制群を設けていなかったことがあげられる。この点に留意して効果研究を重ねるとともに，変化の見られなかった対象者にも目を向け，

アサーションの授業がどのような学生に，どのような効果をもたらすのかを明らかにすることが今後の課題である。

Ⅳ　おわりに

　今回のコロナ禍で，間違った情報や差別を増長するような情報が流れた。専門家でさえもよくわからないという不安のためか，一つの考えに飛びついてしまうような状況を目の当たりにした。情報をもとに自分で考え，行動を選択すること，そして困難な状況にある他者に関心を向けることの大切さが改めて感じられる中で，アサーションをどのように伝えていけばその力になれるのかが改めて問われた 1 年であった。

　現代を生きる人々の孤独や孤立の問題の背景に，一人安心できる孤独の部屋を持ちつつも，他者へ関心を向け，困ったときは支援を求め，困った人がいれば支援をそっと差し出すようなつながりを失いつつあることが危惧されている（東畑，2021）。社会人となる大学生に向けたアサーションでは，自己表現する自分に目を向けるだけでなく，その向こうにいる「他者への関心」をより育み，豊かなものにするようなプログラムの充実が期待される。

文　献

平木典子（2008）職場の人間関係とメンタルヘルスのためのアサーション．（平木典子編）アサーション・トレーニング―自分も相手も大切にする自己表現．pp.103-112，至文堂．

堀田美保（2013）アサーティブネス・トレーニング効果研究における問題点．教育心理学研究，61；412-424．

伊藤正哉・児玉正博（2005）自分らしくある感覚（本来感）と自尊過剰が well-being に及ぼす影響の検討．教育心理学研究，53；74-85．

宮崎圭子・柴橋祐子（2018）対人関係のスキルを学ぶワークブック（平木典子監修）．培風館．

西田裕紀子（2000）成人女性の多様なライフスタイルと心理的 well-being に関する研究．教育心理学研究，48，433-443.

内閣府（2019）令和元年版子ども・若者白書　特集 1　日本の若者意識の現状―国際比較からみえてくるもの．（https://www8.cao.go.jp/youth/whitepaper/r01gaiyou/s0_1.html）（2021 年 4 月 5 日取得）

中釜洋子（2008）親密な関係を築きそれを維持する．（平木典子編）アサーション・トレーニング―自分も相手も大切にする自己表現．pp.185-194，至文堂．

高垣忠一郎（2004）生きることと自己肯定感．新日本出版社．

東畑開人（2021）連鎖する孤独　支援も連鎖しながらつながろう．朝日新聞，社会季評（朝日新聞朝刊 2021 年 3 月 18 日付）

看護師のためのアサーション

▶ 多職種協働や意思決定支援の観点から

Kumiko Yanaba

築場　久美子＊

I　看護にアサーションを取り入れる意義

　看護におけるアサーションの重要性は20年以上前から指摘されており，看護師を対象としたアサーション・トレーニングの効果や課題について多くの検討が行われている。

　本稿では，看護にアサーションを取り入れる意義について，これまでにも報告されてきた看護師自身の職場ストレスの軽減やバーンアウトの予防の観点に加えて，医療において近年重視されている多職種協働や意思決定支援の観点から論述する。

II　看護師の精神的健康のためのアサーション

1．看護師にとってのコミュニケーション

　一般的に，看護師などの対人援助職は，人の役に立ちたいという気持ちの強さから，自分を抑えて相手を優先しがちであり，時にそうした我慢が高じて強い怒りを示すなど，葛藤場面や問題解決のコミュニケーションが苦手な傾向にあるといわれている（平木，2009）。職場での対人関係やコミュニケーションは，看護師にとって主要なストレス要因であることが指摘されており（Ohue et al., 2011），職場でのストレスによって引き起こされる看護師のバーンアウト

は長年の課題となっている。

2．看護師のバーンアウト

　わが国において看護師を対象とした調査では，55.8％が高いバーンアウト状態にあることが報告されており，同じ質問紙を用いて調査を行なったアメリカ（43.2％），イングランド（36.2％），カナダ（36.0％），スコットランド（29.1％），ドイツ（15.2％）に比べて非常に高いことがわかっている（伊豆上，2007）。バーンアウトが引き起こされ，抑うつ状態に陥ると，他者への共感性や細やかな配慮が損なわれかねない状況に陥り，意欲や熱意が喪失し，離職に結びつく可能性があると指摘されている（佐野，2009など）。

3．看護におけるアサーション・トレーニング

　職場での対人関係やコミュニケーションに関連したストレスの低減や，バーンアウトを防ぐことを目的として，看護師を対象としたアサーション・トレーニングの実施やトレーニング・プログラムの評価がこれまで行われてきており，その必要性は広く認識されている（野末・野末，2013など）。

　また，看護師の自己表現への職場風土の影響も指摘されており，職場風土が緊張拘束的であるほどスタッフは非主張的に自己表現し，尊重

＊千葉大学医学部附属病院緩和ケアセンター
　〒260-8677　千葉県千葉市中央区亥鼻1-8-1

公平的な職場風土がアサーティブな自己表現を高めることがわかっている（藪谷，2018）。そのため，看護管理者がアサーティブな自己表現の促進に取り組み，アサーティブな組織風土を醸成することの重要性も指摘されている（Garon, 2012）。

Ⅲ　多職種協働のためのアサーション

1．チーム医療と多職種協働

　近年，医療技術の急速な進歩と発展に伴い，医療が高度に専門・分化される中で，医療者には高度な知識と技術，そして連携・協働が期待されている。チーム医療の推進に伴い，医師の指示の下で診療を行う従来の医師・疾患中心の医療提供のあり方ではなく，患者・問題を中心として最良な医療サービスを提供するために，医療に携わる多職種がそれぞれの専門性を最大限に発揮して連携・協働することが求められている。

　チーム医療と似た概念に，インタープロフェッショナル・ワーク（Inter-professional Work : IPW）があり，「二つ以上の異なる専門職が患者・クライエントとその家族とともにチームとして，彼らのニーズやゴールに向かって協働すること」と定義される（田村，2012）。わが国では，IPWを実践する保健医療福祉ならび関連職種の連携教育（Inter-professional Education : IPE）の考え方があり，看護教育においても，チーム医療の推進に資するため，看護師の専門的な臨床実践能力の強化が求められている（細田，2012）

2．多職種協働における看護師の役割とアサーション

　多職種協働が求められる中，看護師には，専門知識と技術を活かした援助だけでなく，チーム医療における連携・協働のキーパーソンとしての役割を担うことが期待されており（吾妻他，2013），適切な表現を用いてコミュニケーションを行うこと，すなわちアサーションが求めら

れている。

　看護師は，同僚や先輩，あるいは医師などの他職種に対して，明確に意見を述べずに我慢するといった非主張的な自己表現をとる傾向があるといわれる（鈴木他，2003）。また，看護師は，患者との人間対人間の相互関係を大切にし，信頼してもらえる存在であるよう努め，関係性を築くことを重視しているが，医療現場では患者・家族や他職種との丁寧なコミュニケーションの時間の確保が難しいことも多く，看護師がコミュニケーションに不全感や葛藤を抱えることも少なくない。

　アサーションには，タスク（課題達成）機能と，メンテナンス（関係維持）機能の両方が含まれる。そして，タスクの土台となるメンテナンスのためのアサーションの重要性が指摘されている（平木，2015）。アサーションというと，自分の気持ちや考えを伝える点が注目されがちであるが，チーム医療の推進を背景として職種間の対等な立場が強調される中，対等に主張するという側面が主に注目され，相手の言い分にも耳を傾けたうえで折り合いをつけるという側面が忘れられがちでもある。アサーションの「伝える」の土台には「聴く」があり，医療における協働や問題解決においても，自分の意見を相手に「伝える」アサーションのみで自分の意見を相手にのませようとするのではなく，「聴く」アサーションも効果的に用いることが重要となる。

　アサーションは「権利」という概念をその中核に置くものであり，異なる社会・文化的背景の人々との相互作用が必要となる多元的・多文化的な現代社会で役立つスキルとして位置づけられる（Alberti et al., 1970/2008）。医療における多職種協働も，異なる背景や文化をもつ多職種が一緒に働くことであり，アサーションのもつ多元的・多文化的理解という考え方が役立つと考えられる。そのような場で看護師がキーパーソンとして機能するためには，他職種にもアサーションの権利が与えられていることに意

識的であることや，異なる背景や文化をもつ職種との心理的・社会的相互作用による相互理解や関係性の形成のプロセスという視点をもつことが重要となるだろう。そして，他職種の立場や視点への共感的態度や，方針ではなく理解を話し合うことで共通の理解に基づいた患者・家族の援助を目指す姿勢，すなわち協働的課題達成という視点をもつことが重要となるだろう。

Ⅳ　意思決定支援のためのアサーション

1．医療における意思決定支援

　意思決定における患者の意思の尊重は，米国からのインフォームド・コンセント（Informed Consent : IC）の概念の導入によってわが国においても一般化し，現代ではさらに進み，患者側と医療者側の共同意思決定（Shared Decision Making : SDM）へと至っている。患者は自身の価値観を医療者に伝え，その価値に基づく治療の選択肢の検討や目標設定を，医療者側と患者側の共同で行う。そこで重要となるのが，コミュニケーションである（Roter, 2000）。

　近年，諸外国で普及しつつあるアドバンス・ケア・プランニング（Advance Care Planning : ACP）は，患者が医療者，家族とともに将来の医療・ケアについてあらかじめ話し合うプロセスである（Singer et al., 1996）。ACP には，患者本人の気がかりや意向，患者の価値観や目標，病状や予後の理解，治療や療養に関する意向や選好とその提供体制が含まれる。ACP は，それらについての話し合いを繰り返し行うプロセスである点が強調されており，そのプロセスにおいては高度のコミュニケーションスキルを要する（田中他，2015）。

2．意思決定支援における看護師の役割とアサーション

　看護師のもつ背景として「人の役に立ちたいという思いの強さ，患者の権利を重視するという意識の高さ，共感的なやさしいナースであらねばならないという気持ちの強さ」等があり，

患者に対して怒りなどの否定的感情をもつことはよくないと考え，看護師自身のそうした感情を認めることなく抑圧するということが起こりやすいとされる（平木他，2002）。アサーションは，自分の考え，感情，気持ちに正直であることを前提とし，肯定的感情も否定的感情もすべて平等に感じてよいものであるという考え方に基づく。医療における意思決定場面において，患者−医療者間の仲介役や調整役を担うことも多い看護師が，自分の感情や欲求を大切にしてよいという考えをもち，自分の心の動きに敏感で大切にしている態度，すなわちアサーティブな態度を示すことは，患者・家族や他職種のアサーションを促進する効果をもたらすであろう。

　また，背景や文化の異なる立場にある人との協働や共同意思決定には，その前提として自己理解が重要となる。自分がどのような価値観や信念，それらに基づく考えをもっているか，自分がいちばん大切にしている点は何かを意識し，自身の役割や特徴を把握したうえで，それを適切な形で表現することが必要となる。自己理解が十分でないと，相手の価値観や考えに納得できないままに従ってしまうことや，反対に，相手の価値観を尊重できずに自分の職業的な信念や価値観に沿った方向性へと意思決定を誘導してしまうこととなり，相手との間での選択肢の共生成や相互尊重を難しくしてしまう可能性がある。

　医療における意思決定場面では，特定の医療者の価値観や考えに沿って方針が決定され，立場の弱い人や発言力の弱い人の考えや気持ちが置き去りにされてしまうことも起こりやすい。看護師には，自身の価値観や考えの把握や表出とともに，その場面で何が起こっているかというプロセスにも目を向け，患者・家族の考えや気持ち，そして他職種のそれらがきちんと扱われるよう気を配ることが求められる。このような視点が不十分であると，意思決定の場での建設的な話し合いができず，患者・家族と医療者との関係性や職種間の関係性に悪影響を及ぼし，

結果的に治療にも悪影響を及ぼしたり，医療者の士気も低下したりする可能性がある。意思決定における考え方や気持ちの違いを互いに理解し，「意味」をわかち合って共生成することがアサーションであり，看護師がその視点をもって意思決定支援に携わることが期待される。

V　おわりに

本稿では，看護にアサーションを取り入れる意義について，多職種協働や意思決定支援に焦点を当てて論じた。

看護師が多職種協働や意思決定の場にアサーションの視点を取り入れることで，多職種および患者・家族で共通の目的をもち，成果を共有し，互いに主体的・専門的働きかけ合いをする協働的課題達成がしやすくなり，また，各職種の専門性の発揮にも相乗効果をもたらす効果が期待される。さらに，患者・家族や他職種の価値観を尊重しながらも自身の価値観や信念との間での相互尊重や，違いを大事にしたうえでの相互理解や関係性の形成のプロセスをはぐくむことが可能となる。

以上のような，協働的課題達成や心理的・社会的相互作用による関係性の形成を進めるためには，看護師だけではなく，他職種によるサポートも重要な意味合いをもつと思われる。その意味では，私たち心理職が，アサーションの視点から看護をサポートすることに貢献できるとよいのではないかと考える。

文　献

吾妻知美・神谷美紀子・岡崎美晴，他（2013）チーム医療を実践している看護師が感じる連携・協働の困難．甲南女子大学研究紀要，7；23-33.

Alberti RE & Emmons ML（1970/2008）Your Perfect Right : Assertiveness and equality in your life and relationships（9th ed.）. Impact Publishers.

Garon M（2012）Speaking up, being heard : Registered nurses' perceptions of workplace communication. Journal of Nursing Management, 20；361-371.

平木典子（2009）改訂版アサーショントレーニング─さわやかな〈自己表現〉のために．日本・精神技術研究所.

平木典子（2015）アサーションの心─自分も相手も大切にするコミュニケーション．朝日新聞出版.

平木典子・野末聖香・沢崎達夫（2002）ナースのためのアサーション．金子書房.

細田満和子（2012）「チーム医療」とは何か─医療とケアに生かす社会学からのアプローチ．日本看護協会出版会.

伊豆上智子（2007）病院ケアに関する看護師レポートの 6 カ国比較．看護研究，40（7）；5-16.

野末武義・野末聖香（2013）看護師を対象としたアサーション・トレーニングのプログラム評価．明治学院大学心理学紀要，23；75-96.

Ohue T, Moriyama M & Nakaya T（2011）Examination of a cognitive model of stress, burnout, and intention to resign for Japanese Nurses. Japan Journal of Nursing Science, 8；76-86.

Roter D（2000）The enduring and evolving nature of the patient-physician relationship. Patient Education and Counseling, 39；5-15.

佐野信也（2009）医療従事者のメンタルヘルスケア─医療者の「燃えつき」研究の動向と課題．日本サイコセラピー学会雑誌，10；17-28.

Singer PA, Robertson G & Roy DJ（1996）Bioethics for clinicians : 6. Advance care planning. Canadian Medical Association Journal, 155；1689-1692.

鈴木英子・永津麗華・森田洋一（2003）大学病院に勤務する看護師のバーンアウトとアサーティブな自己表現．日本保健福祉学会誌，9（2）；11-18.

田村由美編著（2012）新しいチーム医療─看護とインタープロフェッショナル・ワーク入門．看護の科学社.

田中祐子・木澤義之・坂下明大（2015）アドバンス・ケア・プランニングと臨床倫理に関する研修会の実施とその評価．Palliative Care Research, 10；310-314.

藪谷彩乃（2018）看護師の自己表現と不合理な信念，職場風土の関連．慶應義塾大学大学院健康マネジメント研究科修士論文.

ジェンダー・ハラスメントとアサーション

Sanae Morikawa

森川　早苗*

I　ジェンダー・ハラスメント

1．ジェンダー・ハラスメントとは

　性別に基づいて社会的に決められた性差が「ジェンダー」であり，性別に関する固定観念や差別意識に基づく言動で，「その人らしさ」が損なわれることをジェンダー・ハラスメントといい，多様性を失う。ジェンダー・ハラスメントは，あまりにも生活に根付いているために気づきにくく，見過ごされやすい。

2．ジェンダー・ハラスメントの現状

　全国の転職希望者300人対象のワークポート（2020，2021）の調査によると，職場が男女平等と感じていない人は約半数で，約30％が「男だから／女だからこうすべき」と言われたり強制された（＝ジェンダー・ハラスメント）と答えた。
　女性に対しては「来客にお茶を出すのは管理職であっても女性がすべき」「会社内の掃除は女性がやるよう強制された」「飲み会でのお酌は女性がやってほしいと頼まれた」「女性だから昇進はないと言われた」「女性だから仕事ができない，上司にしたくないと言われた」「産後復職して時短勤務になった女性は派遣社員にされた」など，女性のキャリアを軽視する言動

＊えな・カウンセリングルーム
　URL：https://ena-support.jp/

が報告されている。男女雇用機会均等法が再改正されて10年以上経ってもこれらが現実にあることがわかる。
　男性は残業や重労働を「男性だから」と課せられていること，「男性だからと強制的に飲み会に連れて行かれて遅くまで拘束された」「育児休暇・時差出勤の不許可」「女性上司が『男のくせになよなよして』と陰口」などの声が上がっている。
　男女とも，日常的にジェンダー・ハラスメントに悩んでいることが明らかになっている。一方，女性の少ない職場では女性活躍推進の取り組みによって「畑違いの分野にも無理強いされ」女性の負担の増加になっているという新たな問題も見られた。

3．ジェンダー・ハラスメントと男女格差

　「自分らしさ」を阻むという点では男女とも同じであり，男性もまた「大黒柱として働く」ことや，「男らしく」「強く，泣かない」存在を期待されることは負荷が大きい。社会的に価値あるとされる「男らしさ」から外れた時のダメージは，男性の方が大きいかもしれない。
　しかし，男女格差を見ると女性には異なった課題があることがわかる。
　政治・経済・教育・健康の4項目で男女格差を測ったジェンダー・ギャップ指数で，日本は2021年，153カ国中120位だった。読み書き

能力，初等教育，出生率の分野では，男女間に不平等は見られないという評価で昨年同様 1 位となっている。一方，中等教育，高等教育，労働所得，政治家・経営管理職，教授・専門職，国会議員数などでは，いずれも 100 位以下で，国会議員数では 140 位，その他の項目でも 50 位以内に入った項目はゼロとなっている。経済分野では，賃金格差が 83 位，労働力参加 68 位，所得 101 位といずれもかなり低い。

初等教育では男女平等なのに，中等・高等教育になるにつれて男女格差が生じ，さらに社会に出てから格差が広がっている。つまり，日本はまだまだ女性に不平等な社会である。このことをジェンダー・ハラスメントの問題と関連させて，取り組むことが急務である。

この結果を治部（2020）は「多くの人が『男女格差が大きい』と実感せずに暮らしている」ので，「目の前にある問題を問題として捉えて」いないからだとしている。

4．セクシャル・ハラスメントとの違い

セクシャル・ハラスメントはすでにかなり認知されており，性的な言動による精神的・身体的苦痛や嫌がらせのことを言う。厚生労働省の指針では「職場において労働者の意に反して性的な言動が行われ，それを拒否したり抵抗することによって解雇・降格などの不利益を受けること（対価型）や，性的な言動が行われることで職場の環境が不快なものとなったため，労働者の労力の発揮に重大な悪影響が生じること（環境型）」としている。

ジェンダー・ハラスメントは，これらの背景として働き，主には環境型と見られ，むしろもっとマイルドな見えにくいものも含まれると言えるだろう。つまり，はっきりと不利益を被ったとまでは言えない程度のことも含まれる。

また，セクシャル・ハラスメントが主に異性間で行われるのに対し，ジェンダー・ハラスメントは，同性間でも日常的に行われており，見えにくいものである。だからこそ，誰でもが加害者にも被害者にもなりうる。

II　ジェンダー・ハラスメントと表現

1．これまでの対応

1）波風を立てない対応

2014 年東京都議会で女性議員が晩婚化政策について質問した際に，「早く結婚した方がいい」「自分が産んでから」などと男性議員が野次を飛ばしたが，彼女は抗議せず苦笑した場面をニュースで見た。英語のニュースでは She smiled weakly と表現された。この女性議員の対応は，日本社会でこのような被害にあった女性がよくとる反応である。むしろ，やんわりと聞き流すことが「正しい」対処法と考えられてきたし，「やめてください！」と声高にきつい言い方をすると，「大人気ない」と非難されることもあった。

アサーションの観点から言えば，彼女の対応はノン・アサーティブであり，声高に相手を非難すれば攻撃的になるのだろう。笑わずに「やめてください」とはっきり言えば，アサーティブだったかもしれない。

2）「わきまえない女」と「小賢しい女」

委員会の女性理事の比率を 40％ にと目指していた中で，五輪組織委の森喜朗氏が「女性がたくさん入っている理事会の会議は時間がかかります」「組織委員会に女性は 7 人くらいおりますが，みなさん，わきまえておられて」と発言した。これに対して「私はわきまえない女なので」と Twitter のハッシュタグ「#わきまえない女」はトレンド入りした。「わきまえていらっしゃる」と持ち上げられて黙ってしまうのではなく，あえて「私，わきまえない女なので」と意見を言うのは，新しい対応の仕方であった。

「逃げるは恥だが役に立つ」という人気ドラマの中で，自分の意見を言うと恋人から「小賢しい」と言われたエピソードがあった。「小賢しい」も「わきまえない」も上から目線で，男性主導の暗黙の場の空気を読まない時に使われる言葉である。自分の発言がこういった反応を

もたらした時，どう対応したらいいのだろう。私たちは，こういう場面で，どうしたら良いのか習ってきていない。むしろ，こういう事態を招かないために，大勢の人の前で意見を言うことを躊躇う女性がいるのだろう。

3）小手先で対応される

朝の情報番組の「妻がイラっとする夫の言葉」という特集で「何食べたい？」に対して「カレーでいいよ」，掃除機をかけている妻に対して「手伝おうか」などの場面をとりあげ，夫はどう言えばいいかを紹介していた。これらの発言がなぜ妻をイラッとさせるかわからない男性もおり，「カレーだって作るのは大変なのよ」とか「手伝うって何？　人ごと？」といった妻の気持ちが解説された。

恋愛ガイドの男性執筆者による応答例として「カレーでいいよ」ではなく「カレーが食べたいな」，「手伝おうか？」ではなく「手伝うことがあったら何でも言って」が示されると，「なんで妻が作ることになっているの？　『カレー食べたいから自分で作る』でいいじゃない」，「『掃除は僕がするよ』でいい」と女性のコメンテーターから反論が出た。正解（？）例は，「妻が家のことをするのが当然」というジェンダーの問題をそのままに，どう言えば妻が気持ちよくやってくれるかという小手先の表現に陥っていた。つまり「家事・育児は妻がやる」「夫は手伝う」まま，「シェアする」ことに思い至らないので表面的な問題解決の試みと言えるだろう。

Ⅲ　ジェンダー・ハラスメントにアサーティブに対応する

1．自分の感じていることに気づく

「みんなは気にしていないから」とか「それは普通のことだから」と，自分のほんのちょっとした違和感や居心地の悪さに蓋をしたり，無視したりしないで，しっかり気づいて大事にすることが第一歩となる。実は「あれ？　なんか変」とか「ちょっと違う」といった些細な感情

は「穏やかな怒り」である。それらを溜めていくとイラッとしたり，ムカっとする「中程度」へと変わり，さらに溜めるとカッとする，「殴りたい」といった「強度の怒り」へと変わると考えられる。つい流してしまいがちな穏やかな怒りの段階で気づいて表現しておけば，怒りを爆発することは避けられるだろう。

Aさんは男性だらけの中一人だけの女性の専門職であるが，自分の提案を説明するたびに，何度も周りの男性たちから「わからない」と遮られるので，混乱し自信を失い，黙ってしまった。後で同じ提案を外部の男性講師の研修で聞いてきた同僚が感激して話すことが何度かあり，もやもやとして気分が落ち込み体調を崩した。Aさんの本音は「私も同じことを提案したのに聞いてくれなかったじゃないか」という怒りがあったけれど，「感情的になったらまた『女だから』と思われる」ことを恐れて，怒りに気づくことも表現することもできなかった。

2．構造を理解する

なぜこんな事態が起こるのかをジェンダー・ハラスメントとして，仕組みを理解すると少し楽になる。場の空気を読むこと，協調性は日本社会では大切にされているが，それが行き過ぎると，「忖度」になり，「みんな一緒」の圧力となる。みんなが話している前提や決めようとしている流れに納得がいかない時もある。しかし何も言わないと，自分も賛成したことになったり，「何も考えていない」と評価されたりする。そこで女性が発言した場合，言い方がどうであっても「わきまえない女」と見られる可能性もある。どちらにしても否定的に扱われることがあると知れば，黙ることと発言すること，どちらが自分にとってしたいことか，後悔が少ない方を選べるかもしれない。

Aさんは「結論を先に」という男性たちのやり方ではなく，プロセスを丁寧に話すというズレが起きていたことと，女性に負けたくないという男性たちの団結を薄々感じながら，そう

いう構造の中に自分がいるとはっきり認識できていなかった。自分の位置がこの仕組みの中でどうなっているかを明確にすることにより，彼らから「わからない」と言われても傷つくことが減った。

３．自分で決めることができる

自分が置かれている状況に，自分はどうしたいのか，何を得たいのかを考えてみよう。周りからどう見られるかの方が気になり，人と違うことを言うのが怖い人もいるだろう。目立たないように黙って我慢する道もある。なんと思われようと，男女平等の正論で正面突破したい人もいる。この二者択一以外にも道はあり，どこまで伝えるか，どのように伝えるかを自分で選ぶことができる。もちろん，誰かに助けを求めることもできる。

Ａさんは，自分の身を守るためにも，できることはしっかりアピールし，発言することを前より怖がらなくなった。できないことや不必要に回される雑用も「忙しいのに察してくれない」と腹を立てながらやってしまうのではなく，自分から断ることができるようになった。

４．表現する

明らかに不利益を被る時は，何とかして表現できる可能性は高いし，ハラスメント相談を利用して解決に向かうこともできる。しかし，ジェンダー・ハラスメントの多くは「当たり前」の日常の中に潜んでいるので，何がどうなっているかがはっきりしない時もある。ただ「変だな」と感じただけでも，表現することができるし，表現する意味がある。

例えば，「何がどう気になるのか，まだはっきり説明できないのですが，引っかかります」とか「あまり気持ち良くありません」といった程度でも良い。相手が聴いてくれれば，あれこれ話し合ってもっと明確になるかもしれないし，

他の人も同じように感じていると声を上げてくれることがある。それをきっかけに，問題解決に向かうこともある。

５．DESC を使ってアサーティブに

アサーション・トレーニングでは，問題解決の話し合いとして，DESC 法を紹介している。

森川（2010）は「『問題は何か』，『何を言うか』，『どう言うか』の三つのステップを踏まえて」台詞を作る DESC 法を紹介し，自分の言いたいことがまとまらない時，問題解決の予測ができるとしている。

この方法には，共通認識を作るために，事実と主観を分ける，私メッセージを使う，具体的な提案をする，NO の場合を考えておくなど，いくつかのポイントがある。言いたいことを明確にし，話し合いのテーブルに着くための準備として，役立つ方法である。

Ⅳ　まとめ

ジェンダー・ハラスメントは，さまざまなハラスメントの背景として，私たちの家庭や学校，マスメディア，社会生活の中に存在し，「普通」「当たり前」「常識」として受け入れられてきた。「女だから／男だからこうするのが普通」「こうあって当たり前」に対して，ジェンダー・センシティブになろう。自分が被害者になった時は気づいても，他の人に対しては無意識に加害者になってしまうことがあることを認識しておこう。アサーティブになれば，加害者・被害者どちらになっても，お互い理解し合えるし，状況を少しでも変えられるかもしれない。

文　献

治部れんげ（2020）「男女格差後進国」の衝撃―無意識のジェンダー・バイアスを克服する．小学館新書．

森川早苗（2010）アサーション・トレーニング―深く聴くための本．金子書房．

アサーションからみた介護者支援

Yuko Hara
Ryo Fukatsu

原 祐子*，深津 亮*

I　はじめに

　我が国における高齢化率は2019年10月時点において28.4％に達している。高齢になれば誰しも，加齢による影響に加えて，何らかの疾病に罹患する蓋然性は高く，介護を受けながら生活する人が増えることも想像に難くない。2020年3月，埼玉県は全国に先駆けて「ケアラー支援条例」を公布，施行した。条例ではケアラーを「高齢，身体上又は精神上の障害又は疾病等により援助を必要とする親族，友人その他の身近な人に対して，無償で介護，看護，日常生活上の世話その他の援助を提供する者」と定義し，18歳未満のヤングケアラー支援の必要性にも言及している。介護の主力となる家族介護者は，望むと望まざるとにかかわらず介護を担わざるを得ない状況にあり，種々の介護負担に加え，葛藤の多い状況下で難しいコミュニケーションを求められる場面も少なくない。

　本稿では主に家族介護者を想定し，介護者が直面する諸問題について概観した後，介護者支援におけるアサーションの意義と役割について検討する。

II　介護者になぜアサーションが必要か

1．介護者が直面するさまざまな介護負担

　介護者は各々にさまざまな事情を抱えていることに加え，被介護者との関係性や被介護者の病状も多様であるため，介護者の支援ニーズは個別に大きく異なる。図1に示す通り，介護者の支援ニーズアセスメントにあたっては身体面，心理面，社会面，スピリチュアリティに関する視点が重要である。ここでアサーションの評価も欠かすことはできない。森本ら（2016）は，介護者のアサーティブネスと介護負担感には負の相関が認められることを指摘している。評価尺度を用いることは必須ではないものの，鈴木ら（2004）の作成した日本語版 Rathus Assertiveness Schedule（J-RAS）は参考になる。

　介護者の支援ニーズを検討するうえで欠かすことのできないジェンダーおよび世代に関連する課題について，次項以降で概説する。

2．介護者のジェンダー課題

　介護者がもつジェンダー規範が，介護に対する基本的姿勢にさまざまな影響を与えていることは，無藤（2008a）が詳細なる検討を加えている通りである。

　近年，男性介護者は増加傾向にあり，2019年時点で介護者の三人に一人が男性介護者であ

＊西熊谷病院 埼玉県認知症疾患医療センター
　〒360-0816　埼玉県熊谷市石原572

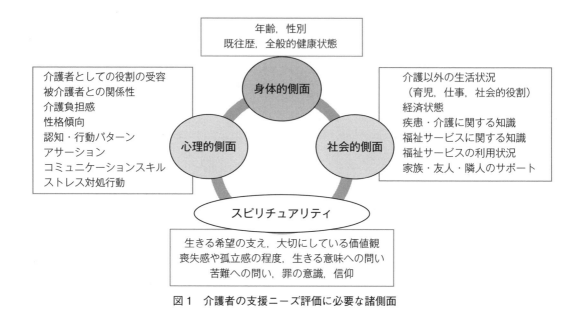

年齢，性別
既往歴，全般的健康状態

介護者としての役割の受容
被介護者との関係性
介護負担感
性格傾向
認知・行動パターン
アサーション
コミュニケーションスキル
ストレス対処行動

身体的側面

心理的側面

社会的側面

介護以外の生活状況
　（育児，仕事，社会的役割）
経済状態
疾患・介護に関する知識
福祉サービスに関する知識
福祉サービスの利用状況
家族・友人・隣人のサポート

スピリチュアリティ

生きる希望の支え，大切にしている価値観
喪失感や孤立感の程度，生きる意味への問い
苦難への問い，罪の意識，信仰

図 1　介護者の支援ニーズ評価に必要な諸側面

る（35.0％）。筆者の実感では，男性介護者が介護者カウンセリングや介護者講座を利用するケースは一定数あるものの，利用者は女性が圧倒的に多く，男性介護者がこうした支援に十分にアクセスできているとは言い難い。高齢者虐待に関する調査（厚生労働省，2019）において，男性介護者による虐待が全体の 6 割以上（息子39.9％，夫 21.6％）を占めていることからも支援が行き届いていない現状が窺える。一般に男性介護者は，地域コミュニティとの交流に疎遠であり，とりわけ既存の "男らしい" と言われるジェンダー規範を取り入れている場合には，難しい問題に直面した際にも他人に助けを求めにくく，一人で抱えこみやすい。結果として孤立を深め，疲弊する悪循環に陥ることになる。男性介護者がカウンセリングやピアサポートの場につながると，介護には多様なスタイルがあることや良い意味での手の抜き方を知り，愚痴をこぼすことがあっても良いのだと実感する機会になり，徐々に介護に対する姿勢が現実的に変化する契機となる場合がある。

　一方，女性介護者に多くの労苦を強いられてきた歴史は周知の通りである。西所（1997）は，

1970 〜 90 年代にかけて介護嫁表彰制度を設ける自治体が複数存在したことを報告し，自己犠牲的に介護に身を捧げる女性の姿を模範的とする歴史に警鐘を鳴らしている。男女共同参画が謳われる現代においても，こうした価値観の影響は根強く，介護者は女性に多く，介護・看護により離職する人も女性に多い。すなわち，多くの女性が社会からの無言の圧力により介護を担うことを余儀なくされ，ライフコースを変更せざるを得ない現実がある。女性が社会文化的影響を帯びたジェンダー規範から解放され，主体的に生き方を選択できるよう支援する姿勢が求められる。

3．介護者の世代別課題

　支援者は各世代に特有の課題についても看過することなく十分に理解し，その影響の可能性について心得ておくことが大切である。

1）思春期・青年期におけるヤングケアラー

　国の調査（内閣府，2020）において，中学生の約 5.7％，全日制高校生の約 4.1％，通信制高校生の約 11.0％がケアラーの役割を担っていることが明らかにされた。ヤングケアラーは周囲

から気づかれにくく，また本人にもその自覚が
ない場合が少なくない。この調査で〈ケアの悩
みを相談しなかった〉と回答した者は，「相談
しても状況が変わるとは思えない」「家族に対
して偏見を持たれたくない」等の理由を挙げて
いる。すなわち，現状に対する無力感や家族へ
の気遣い，周囲の無理解への恐れなどからノン
アサーティブに陥っている状況が窺える。ヤン
グケアラーは，同年齢の仲間と過ごす時間を奪
われ，本来享受すべき発達課題に取り組みにく
く，学業に影響を来たすなどして，進学や就職
において本人の希望を叶える機会を逸すること
が危惧される。ヤングケアラーが率直に介護負
担の苦労や自分の希望する進路について相談で
きる場の確保と学校および地域社会の醸成が求
められる。

2）中年期におけるダブルケア

　中年期においては介護と育児を担うダブルケ
アの課題がある。ダブルケアによって就労形態
の変更や離職を余儀なくされる人は少なくなく，
介護者の経済面あるいはライフコースへの影響
が懸念される。介護者が仕事と介護・育児の両
立を実現させるには，家族間ないしは職場との
話し合いが重要な意味を持つ。ここでもアサー
ションの考え方や技法は介護者の大きな支えと
なり得る。

3）老年期における老々介護

　国民生活基礎調査（厚生労働省，2020）によ
れば，70歳以上の高齢介護者は介護者全体の
42.7％を占める。介護は重労働であり，特に排
泄や入浴などのケアが伴うと負担が一層大きく
なる。さらに感情労働という側面も相まって心
身への負担は計り知れない。こうした負担の大
きい介護を当然のように家庭内で行おうとする
高齢介護者も少なくない。介護者の言葉からは
「介護は家庭でやるもの」「他人に頼るべきでは
ない」といった世代特有の価値観の影響も感じ
られる。高齢介護者が，心身の負担を率直に感
じ表明することや，サービスを活用して介護者
が休息を確保すること（レスパイト）も大切な

ことと認識できるよう支援していく姿勢が不可
欠である。

４．介護者のアサーションが役立つ場面

　介護者はさまざまな社会文化的価値観からの
影響を少なからず受け，本来の自分の思いや希
望を確認したり主張したりする間もなく介護者
としての役割に邁進している。自他尊重の精神
に支えられるアサーションは介護負担軽減に重
要な役割を果たすため，介護者のアサーション
が役立つ場面を要約的に表1に示す。

Ⅲ　介護者支援において
アサーションが果たす役割とその意義

１．介護者における非主張的な自己表現

　周囲に気遣うあまり，非主張的な自己表現に
陥っている介護者は少なくない。人間関係上の
軋轢を回避するために，介護の負担を抱えこん
でしまうケースや，周囲から良い介護者と評さ
れることで，自分の本音を表明しづらくなるケー
スもある。結果として，ストレス過剰になり疲
労困憊となってうつ状態に陥ったり，自分の苦
労や気持ちを誰も理解してくれないとの思いが
募り，突然の怒りとして表現されることもある。

２．介護者における攻撃的な自己表現

　介護にあたっては，家族間ないしは介護事業
者等との交渉機会が多い。こうした交渉に不慣
れな介護者は，相手への影響や反応を予想でき
ず無視するか，大きな声で怒鳴ったり威圧した
りするなど，一方的な主張や攻撃的な表現をと
る場合がある。他方，相手に自分の気持ちを分
かってもらえないという虚しさや苛立ちから，
攻撃的な言動に至ってしまう場合もある。いず
れにせよ結果として，介護者が伝えたいことは
十分に伝わらないどころか周囲から敬遠され，
　層孤立を強めることになる。

３．介護者におけるアサーションの実際

　介護者にとって有用な支援とはどのようなも

表1　介護者のアサーションが役立つ場面

対象者	アサーションが役立つ場面の例
被介護者	して欲しいことを伝える：医療機関の受診，デイサービスの利用 しないで欲しいことを伝える：自動車運転，飲酒，喫煙，大声で怒鳴ること 意思決定：治療法の選択，暮らし方の選択，終末期医療の選択（水分・栄養補給，呼吸管理等）
家族・親族	介護分担：費用分担，家事分担，付き添いや見守り，同居または入所の判断，急変時の対応 方針の決定：受診先・介護サービス・施設の選択，治療および介護や終末期医療に関する方針 心情の理解：主介護者の苦労を理解して欲しい，介護のやり方を責めないで欲しい
医療・介護専門職	医療・介護情報：診断・病気の進行・治療法について／各種制度（社会資源）について知りたい 医療・介護サービスの内容：治療や介護，終末期医療に関する具体的な要望を伝える 心情の理解：介護にまつわる不安や戸惑いを理解して欲しい
職場の上司・同僚	緊急対応があり得ることも含めて，介護している事情を理解して欲しい 勤務形態や業務内容の希望を伝える
学校の教師・友人 （ヤングケアラー）	介護している事情を伝え，遅刻，早退，欠席があることを理解して欲しい 学習面でのサポートを得たい
近隣住民	自治会活動に関する理解 （回覧板，掃除当番，ゴミ出しなどが以前のようにはできない可能性があること） 介護サービスの車が自宅前に定期的に駐車することや複数の人が出入りすることへの理解

のか，アサーションの視点から考えてみたい。

1）介護者のアサーション——自己尊重とは

　介護は心身に過酷な負担をもたらし，長期化する場合も少なくない。このため，日々のセルフケアの実践とともに，介護者の人生を尊重する姿勢は極めて大切である。しかしながら多くの介護者は，介護を優先するあまり自分にとって大切な活動（仕事，サークル活動，スポーツ，友人との交流など）に対して罪悪感を抱きやすく，「そんなことをしている場合ではない」といった考えが生じ，ますます介護に没頭していく。ここで，自分も相手も大切にするアサーションが重要な役割を果たす。介護者は主に被介護者や周囲の支援者を優先して自己犠牲的になっている場合が多いことから，介護者支援では，自分を大切にすることの重要性を伝える機会が多い。具体的な一例としては，介護者に〈ほっとできる時間や場所〉について確認すると，自分のための活動を維持できている介護者は，介護の話題から一旦離れ，自分の大切な時間や場所について生き生きと語り，その重要性を再確認する。一方，自分のための活動から離れている介護者は，自分の時間を持つことと介護との両立の可能性について気づき，セルフケアの方策を検討する契機となる。

2）介護者の感情の受容——自己肯定とは

　介護者は，被介護者から理不尽な要求を繰り返され，攻撃的な言動を向けられることがある。これは疾患による影響が少なくないとはいえ，日々繰り返されるこうした現実に，介護者が怒りや苛立ち，疲労感を覚えるのはごく自然な心の動きと言える。しかしながら，介護者はこうした感情を表現すると，後に強い罪悪感に苛まれる。それどころか，怒りや苛立ちを感じることにすら罪悪感を抱く介護者もいる。これには専門職による啓発や助言が少なからず影響しているように思われる。介護者は専門職から「（被介護者の言動は）病気のせいなんだから，怒らずに優しく接しましょう」と助言されるという話をよく聞く。こうした助言は介護者の傷ついた感情や苛立ちが好ましくないものとして否定することになり，介護者の気持ちは抑圧されていくしかない。支援者は，介護者の傷つきや悲しみに寄り添い，その感情の表明を受けとめる姿勢を忘れてはならない。加えて，介護者自身がアサーションを理解し，傷つきや戸惑い，怒りなどの感情を率直に感じ，表出してよいのだと実感できるようになることが重要な意味を持つ。こうした過程の後に，介護者が自分の感情をどのように表現していくのか，すなわち葛藤

に満ちた感情を直接的に被介護者に向ける以外の方法でいかに軽減していくのかについて，具体的な方策を検討していくことが可能となる。この際，アイメッセージやDESC法の活用により段階的に自分の気持ちを表現していくことが役立つと思われる。介護者に対するアサーション・トレーニングの試案については，無藤（2008b）に詳しいので参照されたい。

Ⅳ おわりにかえて
──介護者のアサーション構築に向けて

アサーションは，介護者，被介護者双方を尊重する極めて実践的な概念および技法であり，介護者が主体的に介護と自分の生活のバランスを築いていくうえで非常に重要な役割を果たす。介護者支援の実践場面において介護者のアサーションを構築するためには，以下の視点が重要であると考える。

1．介護者カウンセリング

集団場面では話しにくい話題も含め，じっくりと介護者の話を聴き，対応について考えていくには，個別のカウンセリングが有用である。ただし，介護者が相談できる場は限られており，自治体が主催する無料の介護者相談のように多くの人がアクセスしやすい支援の拡充が必要である。カウンセリングでは，介護者の苦悩に耳を傾けつつ，アサーションをはじめ介護者のニーズに即した心理教育も取り入れながら，ストレス場面での対処法のレパートリーを増やしていく視点が大切と思われる。

2．介護者講座

介護者講座では，参加者のニーズに応じた講座を展開することが求められるが，主たる内容は（1）疾患に関する知識，（2）介護者のストレス，（3）認知行動療法（行動活性化，認知再構成），（4）患者とのコミュニケーション（応用行動分析，アサーション），（5）社会資源の活用である。Livingstonら（2013）が開発した

START（STrAtegies for RelaTives）は，家族介護者に対する介入プログラムであり，ランダム化比較試験でその効果が検証されている。このプログラムにはアサーションの項目も含まれており参考になる。日本では，田島ら（2016），樫村と野村（2017）がSTARTを翻訳し，実践を重ねている。

3．介護者のつどい

介護者のつどいでは，ピアサポートの効果が大きい。場の安全感が保証され，自分の気持ちを率直に表現し，他の参加者に受け入れられる経験を通じて安堵感が得られ，気持ちのゆとりを取り戻すことが可能となる。また，他の参加者の発言から新たな情報が得られたり，他の参加者のアサーティブな言動を見聞きすることがモデリングの機会となり，自己効力感の高まりやアサーションの実践へとつながることが期待できる。

文　献

樫村正美・野村俊明（2017）介護家族および介護準備家族を対象とした集団版認知行動的プログラムの試み．家族療法研究，34（3）；57-66．

厚生労働省（2019）平成30年度「高齢者虐待の防止，高齢者の養護者に対する支援等に関する法律」に基づく対応状況等に関する調査結果．（https://www.mhlw.go.jp/content/12304250/000584234.pdf）

厚生労働省（2020）2019年国民生活基礎調査の概況．（https://www.mhlw.go.jp/toukei/saikin/hw/k-tyosa/k-tyosa19/dl/14.pdf）

Livingston G, Barber J & Rapaport P et al（2013）Clinical effectiveness of a manual based coping strategy programme（START, STrAtegies for RelaTives）in promoting the mental health of carers of family members with dementia: Pragmatic randomized controlled trial. British Medical Journal, 347 ; f6276.

三菱UFJリサーチ＆コンサルティング株式会社（2020）令和2年度子ども・子育て支援推進調査研究事業「ヤングケアラーの実態に関する調査研究報告書」．（https://www.murc.jp/wp-content/uploads/2021/04/koukai_210412_7.pdf）

森本雪子・土肥眞奈・青木律子，他（2016）在宅で高齢者を介護する家族のアサーティブネスと介護負担感の関連．日本健康医療学会雑誌，25（1）；52-57.

無藤清子（2008a）介護とジェンダー——高齢者介護を担う男性と女性の問題．（柏木惠子・高橋惠子編）日本の男性の心理学——もう 1 つのジェンダー問題．有斐閣.

無藤清子（2008b）家族介護者支援とアサーション・トレーニング．（平木典子編）アサーション・トレーニング——自分も相手も大切にする自己表現．至文堂.

内閣府（2020）令和 2 年版高齢社会白書．（https://www8.cao.go.jp/kourei/whitepaper/w-2020/zenbun/02pdf_index.html）

西所正道（1997）「介護嫁」表彰制度の光と影．婦人公論，82（6）；108-113.

鈴木英子・叶谷由佳・石田貞代，他（2004）日本語版 Rathus assertiveness schedule 開発に関する研究．日本保健福祉学会誌，10（2）；19-29.

田島美幸・横井優磨・蟹江絢子，他（2016）認知症の地域ケアに対する認知行動療法の応用．精神科治療学，31（2）；185-190.

クライエントのパーソナリティにアサーションを適応する

▶ 内的アサーション概念をふまえた試論

Seiichi Harada

原田　誠一*

Ⅰ　はじめに

　筆者は診療場面でアサーションに言及する機会がしばしばあり，この概念の必要性と有用性（平木，2009, 2012）を実感し高く評価している。そうした中，クライエントがアサーションを適切に実践するためには，（少なくとも一部の当事者では）本人のパーソナリティにアサーションを適応する試みを併用することが（本稿では「内的アサーション」と呼ぶ），役に立つ場合があるのではないかと考えるようになった（原田，2020, 2021）。本稿では，こうした筆者の私見を紹介させていただく。

　論の流れは，①通常のアサーション（本稿では「外的アサーション」と呼ぶ）を直ちに実現するのが難しい症例が少なからず存在することを指摘して，②その特徴の一つに"自分の本音やからだの感覚"に関する本人の自覚が乏しく，背景に厳しい成育・生活歴がある場合が多い事実に触れ（典型的には複雑性 PTSD），③こうした症例で内的アサーションが有効性を発揮しうることを述べる，という順をとる。

＊原田メンタルクリニック・東京認知行動療法研究所
　〒 102-0072　東京都千代田区飯田橋 1-5-8
　　　　　　　アクサンビル 4 階

Ⅱ　アサーション・トレーニングが奏功しにくい症例の特徴──元来「自分の本音やからだの感覚」の自覚が乏しい

　通常のアサーション（外的アサーション）を通して「適切な自己表現」をスムーズに実施するためには，本人が「自分の気持ちや意見」をしっかり把握していることが前提条件となるだろう。加えて，その外的アサーションが当人の真の利益に資するためには，その時に自覚されている「自分の気持ちや意見」が，本人のいのちやからだのニーズに沿う内容であることが望ましい。

　しかるに臨床現場では，次のような例と接する機会が稀ならずある。

・残業続きで疲れ切っているところに，上司がさらに仕事を振ってくる状況。本人は，"断りたいのが本音だが，ここはもう一頑張りするしかない"という「自分の気持ちや意見」になる。（パターン 1）

・バイトで稼いだお金である習い事をしたいが，「将来の役に立たない」ことを理由に親が反対している場面。当人は，"元来興味があるし，お試しレッスンを受けた際に楽しく過ごせたので残念至極だが，親がいい顔をしないので諦めるしかないか"という「自分の気持ちや意見」を抱いている。（パターン 2）

改めて述べるまでもなく，このようなパターンが長期間にわたって同じように繰り返されてしまうと心身の状態の悪化につながりがちである。こうした状況は，アサーション・トレーニングの良い適応例と言えるだろう。

ところでここで着目し留意すべきは，上記の二つの例で「残業続きで疲れ切っている」「断りたいのが本音」（パターン 1），「元来興味があるし，お試しレッスンを受けた際に楽しく過ごせたので残念至極」（パターン 2）という表現が見られ，どちらの場面においても本人が「自分の本音やからだの感覚」を十分意識している点である。このように，当人が「自分の本音やからだの感覚」を自覚した上で葛藤状況を体験できている場合には，アサーション・トレーニングがスムーズに進展して効果が上がりやすい。

以上見てきた内容は，土居（1985）が「建前と本音の二本立てはすぐれて平衡感覚的であり，精神のバランスを保つ効果がある」と述べる一方で（＝パターン 1，2 で，建前と本音の双方を自覚できていることの肯定的評価），「建前と本音の二本立てを駆使することは必ずしも容易ではない」と指摘したことと通底する面があるだろう（＝パターン 1，2 が同じように続くと，心身の状態の悪化につながりうる点の否定的評価）。

しかるに実際には，「自分の本音やからだの感覚」をあまり意識することなく生活している当事者がかなりの割合で存在する。こうしたクライエントでは，幼少時から「自分の本音やからだの感覚」が判然としない状態が続いており，半ば常態化していることが少なくない。そして，そのまま「自分の本音やからだの感覚」〜「自分の気持ちや意見」が曖昧な状態が続いていると，アサーション・トレーニングが奏功しにくくなりがちだ。

この内容と関連がある事柄について，土居（1985）は次のように述べている。

「建前と本音の区別がわからぬまま大きくなった者の場合は，ちょっとした挫折でも精神的に参ってしまうので，まことに扱いにくいと云わねばならぬ。実はわれわれ精神科医のお世話する病人の中にはこの種の人々が数多く含まれているのである」

このタイプのクライエントは，厳しい環境で多大な苦労を体験してきた場合が多く，その典型は複雑性 PTSD を持つ当事者である。この事情を，次節で眺めていこう。

Ⅲ　「自分の本音やからだの感覚」の自覚が乏しい当事者①：さまざまな背景事情

前節で，「自分の本音やからだの感覚」の自覚が乏しい当事者が少なくない事実を紹介した。ここでは「自分の本音やからだの感覚」の例として「『気持ちがいい』という感じ」を取り上げ，「『気持ちがいい』という感じ」の自覚が乏しいクライエントの実態を見てみよう。

神田橋（2019）は「養生のコツの中でいちばん大切な，基本となる助言」として，「日々の生活の中で，自分なりに『あぁ，気持ちがいい』あるいは『気分がいいなあ』と感じる瞬間を探す」ことをあげている。その際に神田橋は，「『気持ちがいい』という感じをつかむのに慣れていない人がとても多い」と指摘した。

実際のところ，多くのクライエントは「気持ちがいい」という感じを把握して味わい楽しむことへの馴染みが薄く，「気持ちがいい」感覚を生み出す手持ちのレパートリーが少ない。その背景事情はさまざまだが，次のような例がよく見られる（原田，2020）。

①そもそも，成育史の中で「気持ちがいい」という体験を味わう機会が少なかった。

②過酷な生活状況の中，「気持ちがいい」という感覚を味わうゆとりがない。

③何らかの理由で，周囲が「気持ちがいい」体験を持つことを禁じている。

④何らかの負い目〜周囲への気兼ねが原因とな

り，「気持ちがいい」経験をするのを自ら禁じている。

⑤重篤な症状が邪魔をして，「気持ちがいい」体験をするのが難しい。

これらの記載からも分かるように，「自分の本音やからだの感覚」の自覚が乏しく「『気持ちがいい』という感じ」をつかむのに慣れていない人は，背景に過酷な成育・生活歴があることが多い（典型的には複雑性 PTSD）。こうした背景事情を持つクライエントに「気持ちがいい」体験を味わってもらうことの難しさと重要性を，筆者も日々実感しているところだ。

ここでは，上記「②過酷な生活状況の中，『気持ちがいい』という感覚を味わうゆとりがない」「⑤重篤な症状が邪魔をして，『気持ちがいい』体験をするのが難しい」事態が，複雑性 PTSD のある当事者でどのような内実を呈するかを，次節でさらに検討してみることにする。

Ⅳ 「自分の本音やからだの感覚」の自覚が乏しい当事者②：複雑性 PTSD における成立過程

複雑性 PTSD のあるクライエントで「②過酷な生活状況の中，『気持ちがいい』という感覚を味わうゆとりがない」「⑤重篤な症状が邪魔をして，『気持ちがいい』体験をするのが難しい」事態が多く見られ，当人が「自分の本音やからだの感覚」を十分把握できないことが少なくない背景には，次のような状況が存在することが多い。

自分に激しい攻撃をしてくる危険な人物が存在する状況での当事者の切実な最重要課題は，攻撃のリスクを減らして安心・安全を確保し，何とかサバイバルを目指すことである。そしてその実現のために役立つのは，周囲をよく観察し，特に危険な人物の様子や意向をふまえつつ慎重に行動することとなる。当事者が「自分の本音やからだの感覚」を鋭敏にキャッチしてそれを重視し，その内容をもとに行動すると攻撃のリスクが格段に高まりすこぶる危険だ。

加えて，特に身体的な激しい暴力被害（例：身体的虐待，性的虐待）を受けた経験のある複雑性 PTSD の当事者は，何らかの身体感覚を意識する経験を介して外傷記憶が活性化してしまうことがあり，身体感覚を遮断して意識化しないでいる場合が多い。

さらには，自分の外傷体験のもとになった人物（例：親，教師）への恐怖・忌避・反発から，その人物と関連があり相手を強く連想させる「気持ちがいい」状況（例：調理・食事，音楽，読書，性関連の事柄）で楽しむのを避けていることもある。

こうした事情が相まって，複雑性 PTSD の当事者は「『気持ちがいい』という感じをつかむのに慣れていない」人が多い。以上と重なる内容を，Kolk（2014）は次のように記している。

「……数人の患者が，体との極端な隔絶について最初に私に教えてくれた。……私は，私の患者のうちに，体のあちこち広い範囲で何も感じられないという人がどれほど多いかに気づいて愕然となった」

「……トラウマを負った子供や大人の多くは，感じていることをまったく表現できない。自分の身体的感覚が何を意味するか，突き止められないからだ。……彼らは体の内部で起こっていることを認識できないので，自分の欲求を把握できず，適切な時間に適切な量を食べたり，必要とする睡眠をとったりするなど，自身の面倒を見るのに苦労する。……トラウマを負った人は，自分の体の中で何が起こっているかを感知するのが苦手な場合が多いので，欲求不満に対して適切な反応ができない。……自己忘却への階段をもう一段下がったところにあるのが離人症で，自己の感覚の喪失だ」

最後に出てくる「離人症」と関連の深い「解離」について，宮地（2020）は次のように記す。

表　外的なアサーションと内的なアサーションの対比（原田，2020）

外的なアサーション	内的なアサーション
①他者からのメッセージを傾聴する	①感じて（「センサーとしてのからだ」の反応を感じる）
②適切な自己表現を行う（自分を大切にしながら，同時に相手のことも配慮する対応）	②動きが発動する（個体が反応をしっかり捉えて，適切に対応する）
③違いを認めた働きかけ合いにより，豊かな人間関係が生まれる	③それを感じる（動きに伴う変化を感じる）

（＊）外的なアサーションと内的なアサーションは相補的な関係にあり，相互間のフィードバックも存在する

「実際の体験にせよ，トラウマの再体験症状にせよ，視覚や聴覚なら目を閉じ，耳をふさぐことがまだできる。……けれども触覚から逃れるには，どんな方法があるだろう。……アブジェクトなもの，アンカニーなものから離れるには，自分が皮膚の輪郭から離れるしかない。つまり，解離しかないのではないか。もしくは，自傷か」

V　「自分の本音やからだの感覚」の自覚を高める練習
——内的アサーションの概要と留意点

これから“「自分の本音やからだの感覚」の自覚を高める方法＝内的アサーションの概要”を見ていくが，ここでは再度神田橋による“当時者向けの心身養生のコツ”（神田橋，2019）の記載を素材に用いて説明を進めることにする。神田橋は「『不二の心身』すなわち『いのち』の『養生』の物語」において，次のように記している。

「養生の活動では，自己の『いのち』と置かれている状況との調和の具合，を感じることがすべての出発点です。……まず，養生のコツの中でいちばん大切な，基本となる助言から始めます。『気持ちがいい・悪い』という感じをつかんで，その感じですべてを判定すること。……いつもいつも『気持ちがいい・悪い』という感じをつかんで，それを羅針盤にして進んでください。つまり，この感覚は，野生の感覚の核心なのです。この練習は最終的には『センサーとしてのからだ』

『不二のいのち』として完成します」

筆者は，①ある状況における「センサーとしてのからだ」の反応（例：気持ちがいい・悪い）を，その個体がしっかり捉えて適切に対応することを「内的アサーション」，②「センサーとしてのからだ」の反応に対する個体の捉え方・対応が不適切である場合を「内的な不適切な自己表現」と表現してみた（原田，2020）。そして神田橋の“心身養生のコツ”の基盤を成す重要な部分の一つが，「センサーとしてのからだ」の反応によって活性化するフィードバック・システム（感じて⇒動きが発動する⇒それを感じる）が，適切な形で円滑に発動することの援助に収斂すると考えている（内的アサーションの実現）。

神田橋の“からだに訊くダイエット”（神田橋，2019）を例に挙げると，そこでは次のような内的アサーションが実現している。感じて（ある食品を見て，頭が“美味しそうだ・食べたいなあ”と感じる）⇒動きが発動する（食べ物を腹部に近づけて“センサーとしてのからだ”の反応を見る）⇒それを感じる（“センサーとしてのからだ”が「気持ち悪い」と反応し，その瞬間に“美味しそうだ・食べたいなあ”という欲求の強さが激減する）。表に，外的アサーションと内的アサーションのフィードバック・システムを対比して示す。

さらに神田橋は，“養生の基本構造”に関連して次のように記している（神田橋，2019）。

「（養生の）『方法』の多くは，個体の内側

での『折り合いをつける』作業か，個体と環境との『折り合いをつける』作業か，のいずれかに限られています。……今行っている『折り合いをつける』作業が，他方にも影響するものであり，内と外との互いの間にもフィードバックが行き交うのが養生だと思ってください。『心ならずも』『頑張る』『過労死』『引きこもり』『前向き』などは内と外とのフィードバックがうまく働いていないしるしです。それらがテーマになっている当事者には『内・外・内外』の『折り合いをつける』を心がけるように勧めるのがコツです」

　ここでは，①「内的アサーション～内的な不適切な自己表現」と「外的アサーション～外的な不適切な自己表現」の双方の現状をしっかり評価して，②内的～外的アサーションがうまく実現するように配慮・工夫しながら，③両者の相互作用にも関心を寄せる必要性が述べられている，とまとめることが可能だろう。

　本節の最後に，複雑性 PTSD のある当事者に内的アサーション・トレーニングを行う際の留意点に触れる。既に述べたように，複雑性 PTSD を有する多くのクライエントが「自分の本音やからだの感覚」の自覚に乏しいことには，さまざまな背景事情や成立過程がある。その中には，身体的な激しい暴力被害（例：身体的虐待，性的虐待）を受けた経験のある複雑性 PTSD の当事者が身体感覚を意識すると，外傷記憶が活性化してしまうことがあるという深刻な理由も含まれている。

　このようなクライエントに対して，性急に内的アサーション・トレーニングに誘うのは危険が大きいため避ける必要がある。治療者は内的アサーションを行う危険性を十分ふまえて，少しずつ慎重に行っていくべく当事者と話し合うことになる。こうした際に比較的安全に行えるやり方は，クライエントの話を聴取する中で「この場面では，相手が『気持ちがいい』と体験できたようだ」と治療者が感じた際に，その

旨を指摘して事後的に話し合い共通認識にしていく方法である。

　また統合失調症の治療に関して，星野（2002）が記している次の方針も参考になると思う。

　　「私は身体からアプローチを始める——体重や血圧を測り，爪のカット，爪白癬，耳垢，足踵の角化など身近なところから治療をする。ほぐれてくると肥満気味の患者は体重が減少に傾き，やせている患者は太り始めるのが一般的である。身体を治療関係の媒体にするのはサリヴァンの言う『身体の辺縁的感覚を意識に上せる』ためである。一般に，身体のほぐれはこころをほぐす。逆も同じである」

Ⅵ　内的アサーションと外的アサーションが相乗効果を発揮して，うまく機能する例

　複雑性 PTSD のある当事者で，内的アサーションと外的アサーションが相乗効果を発揮してうまく機能した例をいくつか紹介する。

　まず内的アサーションによって，「気持ちがいい・悪い」などをしっかり把握し，適切に対応できるようになった例から。

・今まで心地良いと感じる時間が少なかったが，今は随分増えた。例えば，「アロマオイル」「森林浴」「神社仏閣巡り」を楽しめるようになった。自由に生きているという感覚を，生れて初めて味わっている。

・これまでは疲れや眠気を感じても，「でも，とにかく頑張らなきゃいけない」「弱音を吐いてはいけない」と思って疲れや眠気を否定して，カフェインを沢山飲んだりしていた。今では疲れや眠気を受け入れて許すことができるので，とても楽。

・今まで食事に興味がなかったが，たまたま入ったファミレスで食べたステーキの味にビビッときた。食事の魅力に開眼して，少しずつ好物が増えている。

・従来はスピード感重視で仕事に邁進して，ずっと無理をしていた。今は余裕やゆとりを重

視するようになり，「ゆっくりでもいいよ」と考えワークライフバランスに目を向けるようになった。

・これまでは「面倒くさい」「何もしたくない」というからだからのサインを認められず，「つぶれても仕方ない。突っ走るしかない」とひたすら頑張ってきた。今では「面倒くさい」「何もしたくない」気持ちを受け入れて，「どうしたら『面倒くさいので，何もしたくない』気持ちを実現できそうか」を考え，工夫できるようになった。

こうした内的アサーションの実践に伴い，次のように外的アサーションを上手にできるようになる場合がある。

・今までは上司から頼まれると何でも引き受けてきたが，難しい場合には断ったり交渉できるようになった。

・モラハラ的な配偶者の言い分を真に受けて自分を責め続けてきたが，今では「貴方はそう思うんですね，でも私はこう思います」と言えるようになった。夫も一応自分の言い分に耳を傾けるようになり，被曝が随分減った。

・今まで親の丸投げの依頼をすべて受け入れてきたが，「無理なものは無理」としっかり言えるようになった。

・これまでは，人が勧めることを鵜呑みにしてそのままやるばかりで，それが自分に本当に合っているかどうか，自分で判断していなかった。今は人が勧めてきても言いなりにはならず，試行錯誤しながら自分に適したものを自分で選べるようになった。今の方が，自分の人生を生きていると感じられる。

Ⅶ　おわりに

本稿では，クライエントのパーソナリティにアサーションを適応する試み（内的アサーション）を紹介し，内的アサーションが必要とされる背景事情，概要と成果の例，実施する際の留意点について私見を記した。小論の中に，諸兄姉がアサーションについて考え実践する際に，ご参考になる点があれば幸いである。

文　献

土居健郎（1985）表と裏．弘文堂．

原田誠一（2020）アサーションの観点からみた複雑性PTSDの病態理解と治療――一次・二次被害〜内的・外的なアサーション〜治療構造をふまえた試論．精神療法，46（3）；348-359.

原田誠一編（2021）複雑性PTSDの臨床――"心的外傷〜トラウマ"の診断力と対応力を高めよう．金剛出版．

平木典子（2009）改訂版　アサーション・トレーニング――さわやかな〈自己表現〉のために．日本・精神技術研究所．

平木典子（2012）よくわかるアサーション――自分の気持ちの伝え方．主婦の友社．

星野弘（2002）精神病を耕す―心病む人への治療の歩み．星和書店．

神田橋條治（2019）心身養生のコツ．岩崎学術出版社．

宮地尚子（2020）トラウマにふれる―心的外傷の身体論的転回．金剛出版．

van der Kolk B（2014）The Body Keeps the Score : Brain, mind, and body in the healing of trauma. Penguin Books.（柴田裕之訳（2016）身体はトラウマを記録する―脳・心・体のつながりと回復のための手法．紀伊國屋書店）

カップル・セラピーにおけるアサーション

▶ カップルの対話を促進し，アサーティブな関係を構築する支援

Takeyoshi Nozue

野末　武義*

Ⅰ　カップル・セラピーとアサーション

　カップルがセラピーに持ち込む問題は，さまざまである。浮気，セックスレス，子育ての仕方や家事分担をめぐる衝突，金銭的問題，暴力，実家との関係，一方もしくは双方のうつなどの症状をめぐる問題，離婚するか関係を修復するかの意見の相違，結婚するかどうかの迷い等，多岐にわたる。そうした問題をどのように理解し援助するかについては，認知行動的カップル・セラピー，対象関係論的カップル・セラピー，感情焦点化カップル・セラピー，ゴットマン・カップル・セラピー，統合的カップル・セラピーなど，さまざまなアプローチがある（野末，2018）。

　Weeks と Fife（2014）は，さまざまなカップル・セラピーの共通要因として，認知的側面に焦点を当てること，感情体験に焦点を当てること，関係の問題をシステミックに理解し概念化すること，相互作用のパターンと非機能的なプロセスを明らかにすること，等を挙げている。また，アプローチの違いはあれ，カップル・セラピーはカップルが抱えている問題を解決していくプロセスを通して，カップルがお互いを理解し合い，より親密な関係を構築することを援助する方法であるともいえる。本稿では，こうしたカップル・セラピーによる支援について，アサーションの視点から捉え直して解説を試みたい。

Ⅱ　カップルを二人の異なる個人として理解し介入する

1．カップルの認知的側面への介入──非合理的思い込みの理解と変容

　カップルが直面している葛藤や問題の根底にある要因の一つとして，カップルの認知的側面が挙げられる。とりわけ，パートナーや結婚生活に対する期待や価値観の問題があり，アサーションでいう非合理的思い込みとなっている場合である。一例として，「パートナーが自分のことを本当に愛しているのであれば，自分の気持ちや考えや欲求を言わなくても察してくれるはずだ」（野末，2015）が挙げられる。言わなくても察して欲しいというパートナーに対する期待は，程度の差はあれ多くの人が抱いている夫婦関係やパートナーに対する期待であろう。しかし，現実的にはいくら愛し合っているカップルであっても，相手の気持ちや考えや欲求を察するのには限界がある。そして，こうした非現実的な期待を抱き続けていると，パートナーが自分の気持ちや考えや欲求を察してくれなかったと感じるような体験をすると，失望・落胆

＊明治学院大学心理学部心理学科
　〒108-8636　東京都港区白金台 1-2-37

して抑うつ的になりパートナーと心理的に距離を取ろうとするか，反対に怒りを感じて自分の気持ちを理解させようとして，パートナーを責めたくなるかのどちらかになってしまいがちである。

　セラピーの中でこうした非合理的思い込みの問題が明らかになった場合，セラピストは初めから問題として提示するのではなく，本人がそうした過剰な期待を抱くことをまず受容し共感的に受け止める。そして，時に「そうした期待は多くの人が抱くものである」とノーマライズすることもある。その上で，長年うまくいっているカップルであっても，相手の気持ちや考えや欲求を察することには限界があること，そのためそれらをきちんと言語化する責任はお互いにあること，二人の葛藤を解決し関係を良好に保つためには，アイメッセージで相手に表現する必要があることを伝える。

2．カップルの感情体験の理解と介入

　カップルが，さまざまな感情をお互いに表現し，また相手の感情を共感的に受け止め共有することは，決して容易なことではない。喜びや楽しさといった肯定的な感情はお互いに表現して共有することのできるカップルであっても，寂しさ，悲しさ，傷つき，怒りといった否定的な感情は，適切に表現することは誰にとっても容易ではないし，言われた方も防衛的にならずに共感的に理解し受け止めることは非常に難しい。

　感情の中でも，カップルが自分たちで適切に対処するのが最も難しいのは怒りであろう。話し合おうとすると喧嘩になってしまう，パートナーに分かってほしいと思っているのに責めてしまうといったことはしばしば見られ，カップル・セラピーを受ける大きな動機となっていることがある。そのようなとき，表面的に表現され問題になっているのは怒りであるが，実際には寂しさや傷つきがその根底にあることは珍しくない。しかし，怒りを表現している本人は，

そのことに気づいていないことがほとんどである。したがって，セラピストが怒りの根底にある寂しさや傷つきを共感的に理解して伝えることで，カップルの相互理解が進み感情を共有しやすくなる。

　また，パートナーに対する不満をセラピストが言葉通りに共感的に受け止めているだけでは，不満を強化するだけになってしまう可能性がある。実は不満の根底には，パートナーに対する期待，親密になりたい欲求等，パートナーを求める気持ちや，見えにくい肯定的な感情が隠れていることがあり，リフレーミングが有効になることがある。例えば，「～してくれない」「～してくれなかった」という不満は，「～して欲しい」「～して欲しかった」ということでもあり，パートナーに「頼りたい」「支えて欲しい」「助けて欲しい」「分かって欲しい」ということを暗に訴えているともいえる。セラピストがそのように否定的に表現されている感情を肯定的な意味にリフレーミングすることによって，二人の関係の否定的側面だけでなく肯定的側面を顕在化することができ，パートナーに対する怒りも低減される。

　また，ふだん家庭ではお互いを思い遣る言葉や感謝の言葉を表現していないカップルであっても，セラピーの場ではポツリと表現することがある。そのようなときにセラピストは，ただうなずいたり，「そうなんですね」と曖昧に応答するのではなく，「ご主人はそのことに関して，本当は奥さんに感謝していたんですね」と明確に伝える。時には，「どんなふうに感謝を感じているのか，もう少し詳しく教えていただけますか？」と尋ね，より詳細に語ってもらう。それはセラピストに向かって説明を求めているようでありながら，実はとなりにいるパートナーに聴かせているという意味がある。それをきっかけに，肯定的な推理が生まれる。個人面接では生じない，合同面接の大きなメリットである。

Ⅲ　カップルをお互いに影響を与え合う相互作用システムとして理解し介入する

1．非主張的・攻撃的自己表現からアサーティブな自己表現へ

　葛藤状態にあるカップルは，いつも同じようなコミュニケーションのパターンに陥り，非機能的なプロセスから抜け出せずに苦しんでいる。これをアサーションの三つのタイプの自己表現に即してまとめると，①一方が非主張的で他方が攻撃的，②双方が攻撃的，③双方が非主張的の３タイプに分けられる。もちろん，ふだんは非主張的な人が時に攻撃的になることもあるので，実際にはこれほど単純ではない。いずれにせよ，人はパートナーとの関係の中で，自分自身の非主張的あるいは攻撃的な自己表現の仕方を変え，それによって相互作用のパターンを変えるのは容易ではない。そのため，セッションの中でセラピストが，双方の自己表現の仕方に介入し，よりアサーティブな自己表現ができるように促進することで，非機能的なプロセスから抜け出せるように援助する必要がある。

　非主張的なパートナーは，自分の気持ちや欲求を明確につかめておらず，考えもまとまらないということが珍しくない。そのためセラピストは，「それはこういう気持ちだったんでしょうか？」「パートナーに伝えたいことは，こういうことでしょうか？」と察して訊くことで，自分の気持ちや考えや欲求を確認し表現することを援助する。また，非主張的な人は，自ら気持ちや考えや欲求を積極的に語らなかったり，遠慮がちに語ったり間接的に語ったりしがちであり，そのためにパートナーは何を言われているのかよく分からないということが起こりがちである。そのためセラピストは，「それはこういう意味でしょうか？」「～さんとしては，～なんですね？」と明確化したり，「どう思いますか？」「どんなお気持ちでしたか？」「ふだんはなかなか言えないことで，パートナーに理解して欲しいことはどんなことですか？」といっ

た開かれた質問によって，自己表現を促進しよりアサーティブに自己表現ができるように援助していく必要がある。

　一方，攻撃的な自己表現をしがちなパートナーは，本人としては自己主張しているつもりであっても，それが一方的でパートナーの話を聴いて理解しようとする姿勢に欠けていたり，パートナーにとっては攻撃的・威圧的に感じられ，自己表現が阻害されていることがある。そのようなときセラピストは，本人としてはパートナーを攻撃・威圧しようと思って言っているわけではないことは理解していることをまず伝える。そして，言われたパートナーにとっては攻撃・威圧と感じられてしまうので，表現の仕方を工夫する必要があることを伝えるかもしれない。また，攻撃的な自己表現をしがちな人は，セッションの中でパートナーの発言を遮って自分が話したいことを話そうとすることがよく起こる。そのようなときセラピストは，ストップをかけてパートナーの話を最後まで聴くように促すなどして，“一方的に話す－諦めて黙る”というコミュニケーションのパターンを変えるように働きかけるだろう。さらに，攻撃的な自己表現をしがちな人は，根底に不安，傷つき，無力感，困惑，孤立感等を抱えていることが珍しくない。そして，本人はそれに気づいていなかったり，気づいてはいても恥の感覚が強くて自ら言語化せず，防衛的に怒りとして表出していることがある。セラピストは，そうした根底にある弱い感情に言及して共感的に受け止めることで，怒りを中心としたコミュニケーションのパターンから脱却し，カップルの建設的な対話を促進することができるであろう。

2．自分もパートナーも大切にする関係　　　　──Give & Take のバランスと公平性

　多世代家族療法の一つである文脈療法（contextual therapy）では，家族メンバー間のGive & Take のバランスとそれによってもたらされる公平性（fairness）が重視される

（Boszormenyi-Nagy & Krasner, 1986）。カップル関係においては，お互いに自分がパートナーのためにしていること，努力していること，我慢していること（すなわち Give）が，パートナーによって認識され，正当に評価され，感謝され，ねぎらわれること（すなわち Take）によって，Give & Take のバランスが取れることが重要である。これは，アサーションが目指す「自分も相手も大切にする」関係に通じるものである。しかし，多くのカップルでこうした Give & Take のバランスは一時的あるいは長期間にわたって崩れており，お互いを大切にすることが難しくなり，一方あるいは双方が不公平感を感じ，時には離婚を考えるような深刻な葛藤にまで発展する。

　例えば，共働き夫婦の妻がワンオペ育児によって心身共にストレスを感じ，夫に強い不満を抱いていたとしよう。カップル・セラピーでは，妻が実際に子どもや夫にどのようなことをしているのか（Give），どれだけ大変な思いをしてストレスを感じているのかを具体的に明らかにし，それに対して夫はどのように認識して正当に評価しているか，妻をねぎらったり感謝しているのかそうでないのか（Take），そして妻の不満とどのようにつながっているのかを明らかにする。そして，妻が夫に比べて過重な負担を強いられているだけでなく，夫がそのような状況を過小評価し，妻に対する情緒的サポートが十分でないことが浮き彫りになれば，現状に対する夫の認識の変化と妻に対するサポーティブな関わりが模索されるであろう。セラピストはまず，一時的に妻の方により多く肩入れし，妻の努力や犠牲を具体的に聴くことで，同席している夫ともそれを共有する。そして，まずはセラピストが妻を情緒的にサポートすることで，その後夫が妻を情緒的にサポートできる下地を作る。

　一方，夫が妻の過重な負担を正当に認識できずサポートできないのは，夫自身が職場の中で抱えているさまざまなストレスによるものかもしれない。夫が必死に仕事を頑張っている（Give）にもかかわらず，それが職場や上司からきちんと認められない（Take）という Give & Take のアンバランスがあり，そのことは妻とは共有されていないかもしれない。そのような場合セラピストは，夫の職場における Give & Take のアンバランスの問題を理解し受け止めることで夫を情緒的にサポートする。それによって，夫が自分の努力や苦しみを理解してもらえたと感じられると，妻を理解しサポートするゆとりが生まれる。

Ⅳ　セラピストがアサーティブであること

　カップル・セラピーは，基本的には二人同席の合同面接の形態で行われる。時に二人はセラピストの前でお互いを責めたり，自分の正当性を主張してセラピストを味方につけようとしたりする。そのため，セラピストが受容的共感的に二人の話を聴いているだけでは，効果的にセッションを進めていくことができない。二人の異なる言い分の両方を受容し共感的に理解しつつ，適宜質問をしたり，話をストップしたり，話題を変えたり，セラピストの理解を伝えたりといった能動的な関わりも求められる。つまり，セラピストにはカップル双方を大切にしつつ，セッションを展開する責任を持った自分自身をも大切にする，アサーティブな姿勢が求められる。

文　献

Boszormenyi-Nagy I & Krasner BR（1986）Between Give & Take : A clinical guide to contextual therapy. Brunner/Mazel.

野末武義（2015）夫婦・カップルのためのアサーション―自分もパートナーも大切にする自己表現. 金子書房.

野末武義（2018）カップル・セラピー概論. 家族療法研究, 35（1）; 11-16.

Weeks GR & Fife ST（2014）Couples in Treatment : Techniques and approaches for effective practice. Third Edition. Routledge.

地域医療におけるアサーション支援

Toshiho Iida

飯田　俊穂*

I　はじめに

現代社会は，近代化，都市化，超高齢化，ネット社会，IT 化など大きくそして急激に変わってきている。その変化は，人と人とのコミュニケーションにも大きく影響を与えている。元来日本の文化は，グループや集団の価値を尊重する和の文化であった。ところが，ここ十数年の間に急速に自立や個人を尊重する個の文化に変わってきている。大人にとっては合理化され，便利な社会となってきているが，成長・発達期の子どもたちや高齢者にとってはさまざまな問題が噴出している。人と人とのコミュニケーションの問題は，都市部で以前から深刻さが言われていたが，最近では地域でもその深刻さが浮き彫りになってきている。国勢調査の動向を見ても，多世代同居が減り，核家族世帯，単独世帯が増えてきている。さらに子どもを持たない夫婦や高齢の夫婦の増加，単身赴任や離婚の増加，単身高齢者の増加，そして若者たちの意識として結婚しない傾向や個人志向などが広がってきている。

地域医療の現場でも少なからず上記の影響が如実に表れている。今回は，特に子どもから青年期までを中心に地域の医療現場とかかわりの

＊安曇野内科ストレスケアクリニック
〒 399-8301　長野県安曇野市穂高有明 9982-7

あるコミュニティ場面を含めたアサーティブ支援について考察する。

II　都市部と地域との違い

都市部は人口も多く，人の流れや活動も盛んで 24 時間の眠らない町などと言われ，さまざまな職業や会社が数多く集中している。都市周辺にはベッドタウンとしての団地やマンションなどが広がっている。隣人とのコミュニケーションは，昔ながらの下町での交流と新しく流入した人たちとの交流や隣人同士の交流など，なかなかうまくいかない場面が出てきている。それとは逆に地域には昔ながらのコミュニティがあり，人と人との交流もしっかりしているとのイメージがあった。しかし，筆者が都市部の大学病院から地域の基幹病院に赴任した時に感じたのは，地域においてもコミュニケーションの状況は急速に変化してきているということだ。例えば，昔から本家から分かれて分家ができて世帯をつくるが交流が減ることはなかった。ここ十数年の様子を見るとどんどん多世代同居が減り，核家族世帯，単独世帯が急増しそれとともに交流の場面も減少している。農家も農業だけでは経済的に厳しくなり，兼業や転業する人が増え，それに加えて，農業の機械化が進むことでどんどん交流の場が減ってきている。昭和の 30 ～ 40 年代ごろにはまだ家族や親せき，さ

らに地域の人たちみんなで協力して田植えや稲刈りに精を出していた。地域の子どもたちは地域の人たちみんなでお世話をする，面倒もしっかり見るという状況であった。子どもたち同士の遊びや地域の役割もあり，地域活動（運動会，お祭り，イベントなど）が活発であった。平成を経て令和の現在，子どもたちの交流の場や機会が減り，地域活動も大きく変化してきている。地域によっては，過疎化が進むだけでなく，孤立・孤独も問題となり都市部よりも深刻な状況が出てきている。子育てにおいても子どもにかかわる大人の絶対数の減少に伴い孤立が深刻化し，待機児童の問題も地域によっては深刻なものとなっている。

Ⅲ　日本文化の変化による影響

　以前からの日本文化は，グループや集団の価値を尊重する文化であった。おせっかいやおもてなしの文化とも言っていいだろうか。例えば，江戸時代などは個人よりも国や家を大切にして，しきたりや家訓など集団の価値，すなわち社会的規範をしっかり認識する社会があった。戦後の日本は，欧米化が進み個人・自立が社会的規範となり個人の価値を尊重する文化に急速に変わってきている。この急激な環境の変化が，成長発達期の子どもたちに大きく影響を与えてきている。不登校生の増加および多様化，情緒不安定や感情のコントロールができない，自尊感情・自己肯定感・自己有用感の低下，頭痛・腹痛などの心身症やうつや不安などこころへの影響，さらに自殺・自死の増加，ニート現象など社会の役割を担うことへの抵抗感が増してきている。

Ⅳ　地域医療における苦悩

　筆者は，都市部の大学病院から地域の基幹病院を経て地域医療（長野県）の最前線である個人のクリニックを 2009 年（平成 21 年）6 月に開設し，内科・心療内科に加え小児科領域（児童精神，思春期など）を標榜した。長野県は南北に長く，山や谷，峠や川などで北信，東信，中信，南信の 4 つの地域に分けられ，当クリニックは中信地域に位置する。周辺は田園風景が広がり，穂高連峰（北アルプス）の山々や上高地が近く，さらに温泉地でもある。上述したような傾向は都市部では経験したが，当地のような地域ではさほど多くないと考えていた。そのため内科系のクリニックであるので慢性疾患や生活習慣病などが中心となることを想定してスタッフ構成（医師 1 名，看護師 1 名，心理士 1 名）や診療内容などを設定した。予約を中心とした診療体制で準備をしたが，圧倒的に問い合わせが多いのがメンタルケアを中心とした心療内科領域から精神科領域の患者さんで，8 ～ 9割を占めた。メンタル面のケアの重要性を感じストレスケアを中心に診療することにした。徐々に若年者も増え小学生の低学年のお子さんの受診も増えて，当初のスタッフでは対応できない状況が出てきた。そこでスタッフの増員を図ろうと思い募集をしてみたが，なかなか即戦力になるメンバーが集まらない。心理系の資格（心理士，カウンセラーなど）を取得していても医療現場の実習や経験がなく，また医療現場で働くための技法やスキルなどの養成プログラムにも乏しいため，お互いの理解が深まりにくい欠点があった。それを乗り越えるべく，さまざまな企画をはじめることになった。

Ⅴ　カウンセラー養成のためのセンターを開設

　カウンセラーや心理士などの心理系の資格を取得している方や，興味がありこれから勉強しようとする方のために実践的に現場で活用できるプログラムと医療およびコミュニティの場面でも役に立つ実習を兼ね備えた研修センターを立ち上げた。プログラムの内容の一部を紹介すると，カウンセリング概論，カウンセリング心理学，発達心理学，社会心理学，心理アセスメント［面接法，心理テスト（質問紙法，投影法，作業検査法）］，カウンセリング演習（ロールプ

レイ，エンカウンターグループなど），カウンセリング実習（医療およびコミュニティ活動など），そして実践の現場で活用する各種心理療法・技法の習得などである。医師および心理士，カウンセラーによる心理療法・技法は，ストレスや疲れを自覚しコントロールや解消することを目的としたもの，さらに人と人とのコミュニケーションの問題を解決するためのものが中心となっている。具体的にはリラクセーション療法（呼吸法，筋弛緩法）自律訓練法，瞑想法，マインドフルネス・ストレス低減法，音楽療法，バイオフィードバック療法（脳波，筋電図，血圧），認知・行動療法，論理療法，精神分析的カウンセリング，森田療法，家族療法，時間制限療法，ブリーフセラピーそして今回のテーマにも関係する**アサーション・トレーニング**などをクライエントの状態に合わせて選択・組み合わせてアプローチする。

Ⅵ　幼少時期からの子どもたちの成長発達，社会的自立が気になる

長野県の基幹病院に勤務していた時に中学生を中心に朝起きられない，昼夜逆転，学校に行けない，クラスに入れない，給食が食べられない，保健室登校，朝頭痛・腹痛がおきる，落ち着かない，感情のコントロールができない，キレる・暴れる，コミュニケーションが苦手などさまざまな訴えや状態を認める児童・生徒が受診するようになった。次第に高校生や小学生も増えていった。原因を調べるが，一向に明確な要因が見当たらないことが多く対応に苦慮していたところ，学校の養護教諭の先生から声がかかった。保健室を訪れる子どもたちがわからない，どのようにかかわっていいか，どうしてあげればいいかわからないというのだ。当初，数人の養護教諭の先生と「子どもの心身症を考える会」（以降「子どもの会」と略す）を発足させ，さまざまな問題や症状，ケースを持ち寄って一緒に考えることを始めた。また，ちょうどこのころ特別支援教育が具体化され各学校で支

表1　中学校に行きたくない理由
（日本財団，2018）

調査項目	調査結果（%）
朝，起きられない	59.5%
疲れる	58.2%
学校に行こうとすると，体調が悪くなる	52.9%
授業がよくわからない・ついていけない	49.9%
学校は居心地が悪い	46.1%
友達とうまくいかない	46.1%
自分でもよくわからない	44.0%
学校に行く意味がわからない	42.9%
先生とうまくいかない／頼れない	38.0%
小学校の時と比べて，良い成績が取れない	33.9%

援学級ができ，発達症（発達障がい）も注目されていた。養護教諭の先生からの呼びかけで自ら学校現場にも赴き学校の様子や子どもたちの様子を観察したり，実際に話を聴いたりした。定期的にスクールカウンセラーとして学校現場にも行くようになり，試行錯誤を繰り返す中で次第に見えてきたものがあった。冒頭でも取り上げた，環境の変化による影響が大きいことが徐々に見えてきた。不登校の児童生徒数を見ても一時期減少傾向を認めたものの，ここ5，6年増加傾向を認め「社会性が未熟で内閉的な不登校」「葛藤が見えない不登校」「発達症（発達障がい）の二次的問題としての不登校」「いじめ・虐待による不登校」など，多様を極めた不登校のタイプが出現してきている。対応をするにはもはや学校現場の問題としてはおさまりきれない状況となり，学校と医療・福祉などの関係機関との連携が不可欠なものとなっている。

日本財団調査（2018年12月，6,500人対象，6,450人有効回答：表1）によると「友達や先生とうまくいかない」「朝，起きられない」「疲れる」「学校に行こうとすると体調が悪くなる」など，学校が何らかのストレス要因となっており，人とのコミュニケーションがその大きな要因の一つであることがわかる。コミュニケーションが苦手な子どもや若者が急増するなか，ど

のように対応すればいいかが課題となった。医療機関を受診する子どもたちの傾向として，自分を抑えて周りに合わせて行動するいわゆる「いい子・やさしい子」が大半を占める。学校の友達や先生だけでなく家族にも気を遣い自分を出すことができないためストレスをため込み，心や体に症状が出て受診する。幼少時期から家庭や地域社会での社会化が乏しくなり，コミュニケーションの体験が少ないことが要因の一つとなってきている。さらに，ゲーム，スマホ，タブレット，パソコンなどネットを通した交流の広がりも拍車をかけている。もちろん診療の場面で投薬中心の治療では解決にならず，心理療法（**アサーション**など）を組み合わせてかかわることが必要であるが，それでも力不足を感じた。地域医療におけるアサーション支援を行うためには，医療機関における心理療法の充実を図り**アサーション・トレーニングやアサーティブ**なかかわりを増やし，地域や社会に働きかけコミュニティ活動を広げることが解決への土台となると考え，「特定非営利活動法人長野県子どもサポートセンター」を 2003 年（平成 15 年）に設立して活動を始めることになる。

Ⅶ　特定非営利活動法人　長野県子どもサポートセンター設立について

　カウンセリングを必要としている多くの人たちに対して，実践的に役立つカウンセリング研修を行い，悩める人たちや子育て中の親たちが自ら悩みを克服し，より健康な生活を送ることができるように支援し，地域福祉や社会に寄与することを目的として設立された。具体的な活動は，①保健，医療または福祉の増進を図る活動，②社会教育の推進を図る活動，③子どもの健全育成を図る活動として，目的を達成するため，特定非営利活動にかかる事業として①カウンセリング研修事業，②臨床心理の立場からの子育て支援事業，③臨床心理に関する教育普及事業を行うこととした。

　地域医療における**アサーション支援**の必要性

を考えていくと地域や社会，すなわちコミュニティ活動の中で**アサーティブ**なかかわりの充実が必要となる。そこで，成長発達のプロセスなどを学ぶ発達心理講座と実際のかかわりの実践的スキルを身につけるためのカウンセリング講座を「子どもの会」の中で系統的に 1 年間一括りとしてプログラムを作成して，月に 1 回 2 時間程度の枠で子育て講座の名称で始めた。その後名称を発達心理・カウンセリング講座として 9 年間続いている。2018 年度から長野県からの委託事業として採用され，「長野県新 5 カ年計画「しあわせ信州創造プラン 2.0」困難を抱える子どもへの動物介在活動による支援事業」の一環として，県内各地で子どもサポートセミナー（発達心理・カウンセリング講座：表 2）および動物ふれあい体験を県内 4 地域，県下 6 ～ 7 カ所で月に 1 回の頻度で年 12 回開催してきている。事業として委託される以前から子どもの成長発達への支援として何かできないかと試行錯誤してきた。長野県動物愛護センターの獣医師の皆さんとの出会いで動物とのふれあいが子どもの成長発達に良好な刺激になること，不登校や発達症（発達障がい）など，コミュニケーションの苦手な子どもたちに大変有効なことが示された。動物とのふれあいを子どもの状態に応じて安心できる居場所（安心・安全基地）からはじめて段階的にステップアップして社会参加までのプログラムを行っている（表 3）。同時開催の講座（表 2）では前半の 1 時間で発達心理の学習，後半の 1 時間では**アサーション**を含むカウンセリング理論や技法などを盛り込んでいる。

Ⅷ　現場でアサーション研修が　どう活かされるか?!

　アサーションを含んだ研修が，親と子ども，子どもと子どもとのコミュニケーションの促進に役に立ってきていることがアンケート調査や相談内容などからうかがえる。具体的に，子どもが不登校など不安定な状態となると親として

表2 「発達心理とカウンセリング講座」

テーマ：子どもとのかかわりのために発達心理を学ぼう		テーマ：子どもの気持ちを受けとめ・寄り添うためのカウンセリングテクニック	
4月	①現代っ子の理解のための"発達心理"最新情報	4月	①心理学は科学！？〜最新の脳科学からわかってきたこと〜
5月	②学校に行くのはストレスになるの？〜現代っ子のストレス事情〜	5月	②話すこと聴くことの意味と効果
6月	③不登校になったらどうすれば？〜子どもにどう向き合うか！〜	6月	③人には自分を守る仕組みがある
7月	④土台の大切さとは！〜愛着との関連〜	7月	④あなたはネガティブ思考？〜バランス思考について〜
8月	⑤不登校と自律神経の発達について〜自律神経って鍛えられるの？〜	8月	⑤セルフモニタリングの仕組みと効能
9月	⑥子どもの成長・発達と動物とのふれあい	9月	⑥マインドフルネス・ストレス低減法とは？
10月	⑦社会学的な視点からみた現代っ子	10月	⑦アサーションのすすめ〜自己表現を進めるために〜
11月	⑧最新の脳科学と発達心理	11月	⑧問題解決に焦点を当てたアプローチ
12月	⑨発達段階をしっかり理解しよう！	12月	⑨家族の仕組みを考える〜家族療法とシステムアプローチ〜
1月	⑩日本の子どもの孤独感！〜自死予防のために〜	1月	⑩とらえ方で人生が変わるの？
2月	⑪気になる子どもの行動〜そのかかわりと対処法〜	2月	⑪コーディネートするカウンセリングとは？
3月	⑫ゲーム・ネット・スマホにのめり込むわけ？	3月	⑫問題・病気は作られるってどういうこと？

表3 不登校傾向の児童・生徒に対するプログラム（飯田・他，2008）

ステージ	テーマ	内容	期待する効果
Ⅰ	そのままの自分で…	家庭内で自分が好きなことを実施する ゲーム，テレビ，マンガ，パソコン，運動 絵を描く，折り紙を作る等	緊張緩和，無条件の受容，癒し，自己肯定感，安心感，満足感
Ⅱ	必要とされている自分	家庭内の仕事を体験する 家事手伝い（掃除，洗濯，食事など） 犬の散歩，買い物の手伝い	充実感，達成感，愛情の受け与え，感情の表出，セルフコントロール，運動不足解消
Ⅲ	自分の役割	家庭内で自分の役割を果たす 特定の仕事をこなす 犬の散歩，買い物等	責任感，周囲への肯定感，現実感，信頼感
Ⅳ	社会参加	一般社会との接点をつくる 地域のイベントへ参加，スポーツクラブ（野球，サッカーなど）への参加	他者とのコミュニケーション

どうかかわっていいかわからなくなってしまうことが多く，その相談が大変多いことがあげられる。現代っ子は，幼少時期からゲームやネットなどからの外部情報過多の状況にあり，親子の関係が相対的に縮小してしまっているのも一つの大きな要因と考えられる。子どもと子どものコミュニケーションについても幼少時期から

遊びの変化に伴い，対面での直接交流が激減してきていることで言語，準言語，非言語の3者を伴った同時交流の減少が，学校などでの友達とのやり取りや先生との交流場面でストレスを感じる要因となってきている。コロナ禍の状況でますます交流場面が制限されてきている。コロナ禍以前までは，学校からの要請もあり学校

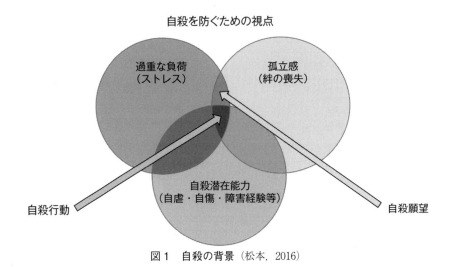

図 1　自殺の背景 (松本, 2016)

の職員や児童・生徒向けのアサーション・トレーニングを行ってきた。

　さらに心配なことは，コロナ禍の状況の中で自殺者が増えてきていることである。自殺予防の観点からも，孤立・孤独予防の目的でアサーション・トレーニングが有効と考えてお勧めしている。孤立・孤独は自殺のリスク要因と考えられている（図 1）。ユニセフの調査からもOECD 諸国における子どもの幸福度調査において，「自分は孤独だ」と感じる 15 歳の子どもの割合は，24 カ国中トップの 29.8%。2 位のアイスランドが 10.3%，3 位のポーランドが 8.4%だったことを考えると，日本の子どもたちは厳しい状況と考えられ，さらにスポーツや教会，地域の文化活動など仕事以外の日常生活において，友人や職場の同僚などの知り合いに会っているかという質問に対して，日本はすべてに対して「めったにない」あるいは「全くない」と答えたのが 15.3% と世界でトップレベルにある（図 2, 3）。

　コミュニケーションの輪が広がり関係づくりの役割を担うアサーションはスタッフやクライエントにとっても重要なツールである。

　また，アサーションの研修を受けたスタッフについては，チーム対応や多職種との協力・協働を求められる場面があり，お互いの意見や主張を尊重するかかわりはさまざまな場面で活かされている。医療の診察やカウンセリングの場面においてもアサーティブなかかわりが患者さんとの場面で関係性や心理療法を促進する要素として機能していると感じる。ここ数年クリニックの待合などにアサーション関連の図書を置いておくだけでも手に取って読んだり，診察やカウンセリングの場面で話題になったりしてきている。

　われわれのコミュニティ活動が家族，さらに地域や社会の中でアサーティブな交流として広がってくれることを願っている。

Ⅸ　おわりに

　地域医療の現場を訪れる子どもたちや若者をどのように理解し，どのようにかかわったらいいか？　また，どう支えたらいいか？　という疑問からスタッフの育成，スキルの充実（**アサーション・トレーニング**など），さらに家族や地域の人たちにもコミュニケーションの輪を広げるために子どもサポートセンターを設立してコミュニティの中に**アサーティブ**なかかわりを広げる活動を続けている。まだまだ不十分だが，将来の日本を担う若者たちのために，できることから一歩一歩活動を広げていきたい。

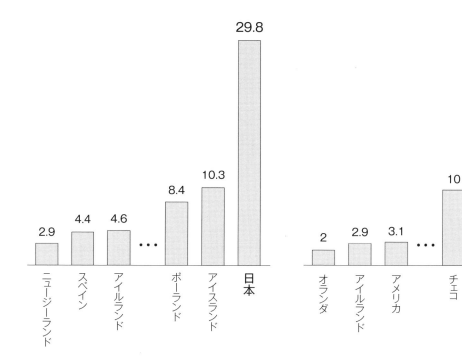

図2 「自分は孤独だ」と感じる割合（%）
（UNICEF Innocenti Research Centre, 2003）

図3 「日常生活での交流がめったに・全くない」割合（%）
（"CO2. SOCIAL ISOLATION", Society at a Glance, 2005, OECD Socia Indicators, 2005）

文　献

飯田俊穂・熊谷一宏・細萱房枝, 他（2008）学校不適応傾向の児童・生徒に対するアニマルセラピーの心理的効果についての分析. 心身医学雑誌, 48；945-954.

松本俊彦（2016）「いじめ」はいつ自殺に転じるのか. 臨床心理学, 16（6）；643-650.

日本財団（2018）不登校傾向にある子どもの実態調査.（https://www.nippon-foundation.or.jp/app/uploads/2019/01/new_inf_201811212_01.pdf）

OECD（2005）Society at a Glance 2005 OECD Social Indicators：OECD Social Indicators.（https://www.oecd-ilibrary.org/social-issues-migration-health/society-at-a-glance-2005_soc_glance-2005-en）

UNICEF（2007）An overview of child well-being in rich countries.（https://www.unicef.or.jp/library/pres_bn2007/pdf/rc7_aw3.pdf）

好評既刊

Ψ金剛出版　〒112-0005　東京都文京区水道1-5-16　Tel. 03-3815-6661　Fax. 03-3818-6848
e-mail eigyo@kongoshuppan.co.jp　URL https://www.kongoshuppan.co.jp/

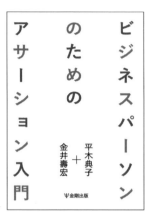

ビジネスパーソンのための
アサーション入門

［著］平木典子　金井壽宏

もし，私用があるのに残業を頼まれたらどうすればいいだろう？　引き受けるか？　断るか？　このようなとき，ひとつの正解があるわけではない。「自分はどうしたいのか？」を自らに問い，自分が思うように動くことができればいいのである。そのためのコミュニケーション術として活用できるのがアサーションである。アサーションの平木典子と経営学組織行動論の金井壽宏のコラボレーションにより，心理学と経営学の架け橋となる1冊がここに完成した。　　　　　　　　　　　　　　　　　　　　定価2,200円

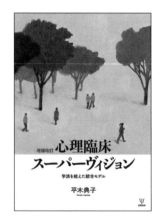

増補改訂 心理臨床スーパーヴィジョン
学派を超えた統合モデル

［著］平木典子

今回の増補改訂は日本における心理支援専門職が国家資格化される運びとなったことを意識しながら行なわれた。これまで，個々の養成基準と方法によって行なわれてきた専門職の教育・訓練は，国家資格の認定規準に沿ったカリキュラムと方法に則って実施されていくだろう。また，これまで各々の組織が随意に任命してきたスーパーヴァイザーは，あらためてその訓練法と資格が問われ，今後は教育・訓練担当者の養成・訓練が緊急の課題となる。そこで，スーパーヴィジョンの統合モデル探索の前史として，筆者の心理臨床の理論・技法の統合モデルの追求のプロセスを追加した。　　定価4,180円

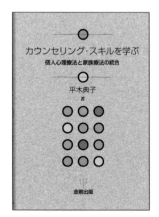

カウンセリング・スキルを学ぶ
個人心理療法と家族療法の統合

［著］平木典子

近年，カウンセリング活動が盛んになってきたことの裏には，心理的支援を必要とする人々が増えたことがあげられる。不登校・ひきこもり・落ち着きのない子の増加，いじめ・非行の凶悪化，青年の無気力化・心理的問題の身体化，離婚・子女虐待・自殺の増加など，社会的・経済的不安をも反映したメンタルヘルスの問題は後を絶たず，さまざまな場でカウンセラーの対応が求められるようになった。本書は豊富な臨床経験を持つ著者が，カウンセリングの基本的考え方から現場での問題解決に有効な技法のエッセンス，プロの心理臨床家としての姿勢までをわかりやすく解説する。　　定価3,850円

価格は10%税込です。

III

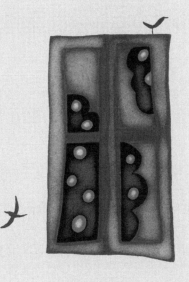

アサーションの臨床的応用:
ケーススタディ

精神療法 増刊第8号 2021

ストレスマネジメントとアサーション

▶私が提供している支援法──CBT──の臨床経験の中から

Yumi Nakano

中野　有美*

I　最初に

　私は精神療法，とくに認知行動療法（Congitive Behavior Therapy : CBT）を専門分野に持つ精神科医である。大学病院の専門外来で抑うつ症状と不安症状を対象にCBTを実践した後，大学院臨床心理士養成コースを持つ心理学部の教員となり，付属の臨床心理相談室に来室する市民に面接しCBTを用いてストレスマネジメントを行っていた。現在は，大学保健センターの相談室で大学生や教職員に対しCBTを活用してストレスマネジメントを行っている。

　今回，ストレスマネジメントの場面でアサーションがどのように応用されているのか，というテーマでの執筆をお引き受けした。CBTはクライエントの認知や行動の変容を促す問題解決型の支援法であり，ストレスマネジメントにも大いに活用できるものである。一方で，CBTを活用して問題を解決していく場合，その解決の手段としてアサーションが重要となることがしばしばある。

　そこで本稿では，ストレスについて振り返り，CBTがストレスマネジメントの手段として活用できることやCBTによる個人面接の様子について触れた後，CBTを活用して自分にとってストレスとなっている問題を解決することとアサーションがどのように関連しているかについて論じてみたい。

II　ストレスとそのマネジメントについて 整理してみる

　ストレスとは，元来，物理学の中で用いられていた用語で，ある物体が外部から刺激を受け変化を迫られたときに生じる緊張状態を指す。人々の生活に転用した場合，“自分”と自分が身を置いた“環境”とのかみ合わせが悪い時，それが“ストレス”と感じられる，と説明することができる。

　ここで述べている“自分”とは，その中に，自身の体力や体質，価値観や考え方，行動パターンが含まれており，“環境”の中には，自身が身を置いている国や地域の気候や風土，文化から始まり，今現在いるまさに“その場所”までが含まれる。今現在いる“その場所”の環境とは，その空間の広さ，温度，明るさ，音，におい，使用している机やいす，電化製品や文房具などの道具と共に，自身を取り巻いている人々が含まれる。ストレスをマネジメントするとは，自分と環境のかみ合わせの悪さを調整するわけであるので，自分側が環境に合わせる工夫や努力をする部分とこれらの環境を調整する側面の

＊南山大学人文学部心理人間学科
　〒466-8673　愛知県名古屋市昭和区山里町 18

両方が，割合の差こそあれ常に存在している。

　ストレスをマネジメントしようとしたとき，まずはそのストレスが発生している"その場所"に目を向けるところから始めるのが無難である。"場所"の中身を"人"と人以外の"物理的環境"に分けてみた場合，何らかの物理的環境がストレスを発生させていることが疑われたならば，まずはその調整を試みることになる。"自分"がその物理的環境と付き合うことができるように体を鍛えたり，使い方を練習したり，物理的環境に手を加えたり，追加の道具を用いたりして，付き合いやすくなるように関係性を変化させる努力をする。調整することに限界があれば，よりストレスが少なくなるように自分がその環境から遠ざかることを考えなければならないかもしれない。いずれにしても，自分からの働きかけにより"物理的環境"そのものが意志を持って反応するというような双方向性については，基本ないものと考えて差し支えない。では，"環境"の中にいる"人々"が自分にストレスを与える場合についてはいかがだろうか。"ある人"がそのストレスの主な原因だと考えられる場合，物理的環境を調整するように，すなわち，椅子を座りやすいものに替えるのと同じように"その人"を変えることはできない。なぜなら，"その人"にはその人の意志，価値観，権利などがあるからだ。では，"自分"に降りかかっているそのストレスを減らすためには，自分がその人がいない環境へ移動するか，もしくは，"自分"がその人に合わせる工夫や努力をし続けるしかないのだろうか。ストレッサーが人である場合，物理的環境と異なる点は双方向性があるということだ。双方向性であるという点を利用して自分の対応を変えることで"その人"の出方を変化させることができる可能性はあるはずだ。ここに有用な方法として登場してくるのがアサーションという概念であり，アサーティブなコミュニケーションであり，つまるところアサーティブな人間関係なのである。

Ⅲ　CBT を用いたストレスマネジメントの手順 ——「自分」と「環境」への働きかけ

　CBT は，現在の自己の状態と周囲を取り巻く状況，その絡み合いについて理解を深め，自分が今，生活しづらいと感じている面について，それが表れている具体的な状況下での自身の認知と行動から"つらさ"を維持していると思われる悪循環を浮き彫りにし，それを緩和する，できれば解消する方向性を作り出していく問題解決型の支援法である。ストレスマネジメントを自分と環境のかみ合わせの悪さを調整する試みである，と定義した場合，CBT を用いた工夫もしくは支援はストレスマネジメントに打ってつけのツールの一つであるといえるだろう。

　自分側への働きかけとしては，1）目の前で繰り広げられているストレスと感じられる状況に対してどんな気分を抱くか，2）その気分と共に自分はその状況をどのように感じて捉えているか，3）さらにはその状況に対し自分がどのように働きかけているか（行動），について浮き彫りにしていく。自身が腑に落ちる形でそれらを取り出すことができたら，次に，それらの捉え方や行動パターンについて，まるで他の人のとらえ方や行動パターンを見るような目で改めて検討してみる，という作業に入る。捉え方については，独りよがりだったり，極論すぎたりしていないか，行動については，その行動をすることでストレスがむしろ維持されるような悪循環が形成されていないか，といった点について改めて見直してみるのである。このように自分の心の中で生じていることと，その結果として現れる行動を取り出すこと，さらにそれらを見つめなおしてみることで，ストレスの感じ方が和らぐことが期待できる。しかし，自分側だけにアプローチすることでストレスがすっかり解消されることはあまりない。環境の中に何らかの問題が存在しているからこそストレスを感じていた，という場合がほとんどだからである。むしろ，自分への作業によって自分の中

で生じていたことが整理されればされるほど，環境の中の問題の輪郭がはっきり見えてくるようになる。自分側への作業として，自分の中にある感情や捉え方，行動パターンを客観視して相対化する作業を通じて，自分にストレスをもたらす環境側の中にある問題をも冷静に見つめることが可能となるのである。環境側の問題点を冷静に取り出すことができると，次には，自分へのストレスをさらに減らすために環境側へどのように働きかけると効果的であるか検討することが可能となる。しばしばなされる手順を簡単に紹介するとこのような様子になる。

・環境側の問題について具体的な内容を箇条書きで書き出してみる。
・次に，その中から解決に着手してみる内容をまず一つ選び，その選んだ項目について，その解決策を可能な限り書き出す。
・書き出した解決策の中から実践可能性と解決可能性を加味して一つ選び，行動計画を立てて実践してみる。

　これらの方法をすでに身につけていて，なおかつ，時間的，体力的に余裕がある場合は，日々，さまざまなストレス状況に対し自分で実践していけばよい。一方で，これらの方法をまだ身につけていなかったり，問題が大きすぎたり，自分に時間面，体力面で余裕がない時などは，カウンセラーなどの臨床専門家と一緒にこの作業を進めていくことになる。

Ⅳ　CBT を用いた個人面接の紹介

　ここで，臨床専門家と共に歩む CBT の個人面接がどのようなものかについて，その特徴をごく簡単にご紹介したい。各面接は，通常の心理面接と同じく 45 〜 50 分が想定されている。

1．一つの面接は構造化されている
　あいさつ，取り組み，まとめ，という流れで行うようにする。
1) あいさつ（最初の 10 分ほど）

前回の面接の復習をし，宿題を確認する，前回の面接から今回の面接日までの様子と本日の体調を確認する，その面接で話し合うテーマを決める（アジェンダ設定）。

2) 取り組み（次の 30 分ほど）
　扱うことに決めた話題について，具体的な日常場面に落とし込むようにして，そこで何が起こったのか，クライエントの感情，捉え方，行動を意識しながらクライエントと一緒に明確化していく。面接者は，その面接で取り上げたクライエントにとってはつらいと感じた状況について，クライエントにとって生活しやすいもの，向き合いやすいものにしていくために何がどのように変化すると良さそうかを考えつつ，クライエントと対話をしながら，いわゆる CBT の技法を活用してクライエントの認知構造に働きかけ，捉え方（認知）や行動の変容をうながしていく。

3) まとめ（最後の 10 分ほど）
　本日の面接についてクライエントと協同的に振り返り，次の面接までに行うこと（宿題）についても協同的に設定して面接を終わる。

2．毎回の面接では，冒頭で扱うテーマを決める（アジェンダ設定）

　通常，面接の冒頭で，クライエントには，前の面接からその日までの間にクライエントが体験した事柄を中心に面接で取り上げてほしいと希望する話題を挙げてもらう。面接者は，その中から，クライエントが問題としているストレスを維持する方向性を作っていると思われる認知や行動が含まれている話題を選ぶようにする。その話題についてはクライエントと話し合いながら協同的に決めていく。

3．概念化
　それでは，クライエントが取り上げてほしいと希望した話題の中から，取り上げると効果的だと思われる考え方や行動を含む話題をどのように選ぶのだろうか。CBT を使って面接を進

めていくにあたり，面接者は，最初の1〜2回の面接を使って情報を収集する。そして，クライエントがつらい，何とかしたい，と思っている事柄について，その事柄が問題化した頃や今現在の周囲の環境，それに対するクライエントの見方や思い（認知，感情），そしてどのように行動しているかについて探索し，それらの事柄が，クライエントにとっての"問題"が維持されてきたこととどのように関わりあっているかについて悪循環の仮説を立てる。その仮説をもとに，その悪循環を緩めたり解除したりするには，どのようなプロセスがあり得るか，CBT技法を念頭に置いてストレスマネジメント計画を立ててみるのである。CBTを効果的に進めるためにクライエントの問題を見立て直すこの作業を"概念化"と呼ぶ。このような見立てをもとに，各回の面接では，クライエントが持ち込んだ話題の中から浮き彫りにしたい認知やそれに伴う行動といった悪循環を含んでいると推察される状況を取り上げるようにしていくのである。ちなみに，悪循環の仮説はあくまでも"仮説"であるので，面接を進めていくうえで新たな情報が入ったり治療者側の見立て違いであることが分かれば，概念化は直ちに加筆・修正されていくものである。

面接では，まず悪循環をあぶりだしてクライエントと共有できるようにしていき，クライエントがその点に腑に落ちる形で気づくように支援していく。この点が達成されたら，次にどうしたらその悪循環を緩められるか，クライエントと一緒に作戦を練っていく。

クライエントは，このような特徴を持つ面接を繰り返し受けながら，自身のものの見方や受け止め方，それに続く行動について自己理解を深めつつ，周囲の環境がどのようになっているかについて，その環境の中にいる人たちへの他者理解を含めて治療者と一緒に探索し，自己と環境の両面から問題解決の糸口を探り当て，解決のための行動を少しずつ起こしていく。この

ようにして得た解決に向けた行動の一つが，いわゆるDESC法を中心としたアサーションである場合がまれならずある。しかし，アサーションの定義を「自分も相手も大切にする自己表現方法」であるとすれば，自己理解と環境の中にいる他者理解を深めたうえで問題解決に臨むというCBTの姿勢そのものが，アサーティブな生活態度の獲得と切っても切れないものである，ということができるのではないだろうか。最後に，これらの点について改めて確認してみたい。

Ⅴ　CBTの中でアサーションがどのように立ち現れてくるか

CBTの概念化の結果自分の気持ちを伝えて提案してみることが目標となった場合について二つのパターンに分けて解説し，さらに，CBTによるストレスマネジメントを行うこととアサーティブな態度との関連についても触れてみた。

1．経験不足，訓練不足

まず，自分の気持を客観視する習慣もなく，その気持ちや提案を相手の立場を配慮したうえで相手に伝えてみる，という方略を発想することもなく，結果として，アサーティブに自分の意見を伝えた経験がない，という段階のクライエントについて考えてみる。このような場合，当然ながら，まず，アサーションという概念を学習すること（心理教育）が有用となる。最近の学校教育の中では，アサーティブに自分の意見を伝えるということを，どこかで一度は学習する機会があるようだ。その後，学校生活の中でアサーティブなやり取りがしばしば体験できるような環境が提供されるのであればアサーティブな行動パターンが徐々に身につくだろう。しかし，多くの場合，授業での学習のみで終わってしまっており，その場合，残念ながら日常生活の中に定着するとは言い難い。例えば，中学校の授業でアサーションについて少しかじっ

た程度の若者が大学生になり現実の生活の中で
ストレスを抱えた時，第三者から見て，そのスト
レスを解消するためにアサーティブなコミュ
ニケーションがそのカギを握ることが推察され
たとしても，その若者自身がそれに気づき，適
切な相手とアサーティブに意見を交わしてその
ストレスを乗り越える，というところまでいく
のは，現実として難しい場合が多いだろう。そ
のような場合，CBT の枠組みを使って，その
若者がアサーティブなコミュニケーションを行
い，そのストレスを乗り越えるところまでを支
援することができる。

　例えば，概念化の結果，DESC 法を使うなど
して相手にあることを提案することを目指すの
がよいのではないかということになった場合，
アサーションや DESC 法とは何かといった概
念や知識を習得することはいうまでもないが，
それと並行して，自己の感情を素直にそのまま
出し切りながら話すのではなく調整したうえで
発言する，といった実技面でのトレーニングが
必要となる。自己の感情を調節するためには，
自分にはどのような感情が湧いているか客観視
できるようになることが前提となる。そして，
その感情と共に自分にはどのような思いが湧い
ているのか，そもそもそのストレスのもとにな
っている問題点がどうなってほしいと自分は思
っているのかを知る。このように，問題となっ
ている状況に対し，自己の感情，認知，行動を
整理して自己理解を深めたうえで，次に自分の
意見を伝えたいと考えている相手の立場や大事
にしていることなどに目を向けていく。最終的
には，自分が抱いている "気持ち" を，"その
ような相手" に "どのような言葉" で伝えると
「自分も相手も大切にする自己表現」になり得
るのか検討しながら DESC を作り上げていく
のである。その若者が以上のプロセスの一つひ
とつを腑に落ちる形で体得し，最終的にしかる
べき相手に自分の意見を伝えるまでを CBT の
面接でバックアップしていく。

2．障壁のためにアサーティブになれない

　次に，知的水準が十分あり，体調が良く落ち
着いていればストレスに対して十分な経験やス
キルを持ち合わせ，人に対して礼節を保ち自分
の意見を提案することができる者であっても，
例えば次のような場合，アサーティブな対応を
とることが困難になる。

A. ストレスのために疲労していたり思考力が
　低下していたりする場合
B. 直面しているストレスに関して情動が過度
　に湧き上がってしまう状態である場合
C. どうしても譲れないものがある場合
D. 慣習や過去にいつの間にかとらわれてしま
　って身動きが取れなくなっている場合

　すなわち，このたび直面しているストレスを
乗り越え問題を解決するには，"ある人" と良
いかかわりを育み自分の意見を伝えるといった
ことが重要だということが頭では理解できても，
A, B, C, D のような事情のために，クライエン
トがそのような解決行動を起こすことができな
い，といった場合である。そのような場合も
CBT の枠組みで支援することで A, B, C, D の
障壁を乗り越えストレスとなっている問題を崩
していくべき糸口を見出すところまで行くこと
ができる。CBT の概念化をする中で，アサー
ションによる問題解決行動を阻む悪循環に注目
して仮説を立ててみるのである。その悪循環は
A 〜 D のうちのどれか一つかもしれないし，
複数が絡んでいるかもしれない。次に，面接者
はそれらの悪循環を緩めたり崩していくような
介入計画を立て，面接の中で実践していく。面
接を重ねこれらの障壁が緩和されてくるに従い，
そのクライエントはしかるべき人に必要に応じ
て気持ちを伝える方向へ，一歩一歩コマを進め
ることができるはずなのである。

　ちなみに，ストレスマネジメントに関する実
際の症例では，〈経験不足，訓練不足〉の側面
と〈障壁のためにアサーティブになれない〉場
合のどちらかである，というよりも，両者がさ
まざまな割合でない交ぜになっている場合がほ

とんどである。

3．CBTによるストレスマネジメントそのものがアサーティブな態度を作る

CBTでは，自分を取り巻く周囲の個々の状況，そこにいる人々の動きを具体的に認識し，その状況に対して自分の中でどのような情動が動き，その情動と共にその状況をどのように捉えているか，について自分に優しい目を向けながら認識し，それらの考えと共にどのように行動しているか振り返る。このような作業を繰り返す中で，自分の思いや好き嫌い，行動パターンを見つめ直し，ストレスを少しでも解消するために，自分自身と周囲の環境に適切に働きかける道を探っていく。このような自分と周囲に対する丁寧で誠実な態度は，その流れの中で「自分と周囲の環境を受け入れ尊重しながら働きかけて問題解決を進めていく態度」を時間をかけて編み出していくことになる。"周囲の環境"の中には「人」がいる。アサーションを「自分も相手も大切にする自己表現法」であると定義するのであれば，CBTを使ったストレスマネジメントを続けていくと，おのずとアサーティブな生活態度が身についていく，ということにもなるといえるであろう。

VI　まとめ

CBTはストレスマネジメントを行うには打ってつけの支援法の一つである。CBTの枠組みでストレスマネジメントをすることとアサーションという概念はかかわりが深い。"ある人"へのアサーションがCBTによるストレスマネジメントの目指すところとなる場合がある一方で，CBTを活用してストレスマネジメントを行っていくと，よりアサーティブな生活態度を身につけるに至る場合がしばしばある。アサーションはCBTによるストレスマネジメントの有用な概念と技法の一つだといえると共に，アサーティブな生き方を身につけるためのプロセスにおいて，CBTは活用できるツールが詰まった道具箱のようなものである，と捉えることもできるかもしれない。

文　献

平木典子（1993）アサーション・トレーニング—さわやか〈自己表現〉のために．日本・精神技術研究所．

平木典子（2012）アサーション入門—自分も相手も大切にする自己表現法．講談社．

Wright JH, Brown GK & Thase ME et al (2017) Learning Cognitive-Behavior Therapy : An illustrated guide. Second Edition. American Psychiatric Association Publishing.（大野裕・奥山真司監訳（2018）認知行動療法トレーニングブック第2版．医学書院）

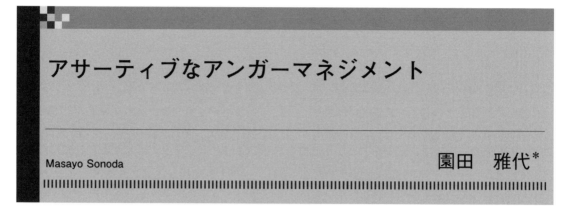

アサーティブなアンガーマネジメント

Masayo Sonoda

園田　雅代*

I　はじめに

　自粛生活が続き，外に出にくい日々がずっと続くという未曽有の状況。これまで行っていたストレス解消法が，人に会っておしゃべりをする，飲み会をする，はたまたウインドウショッピングをする，スポーツ観戦をする，映画や音楽会に行くといった方法である人には，それらが自由に行えないこの 1 年半，しんどい思いになることも多々あったことでしょう。しかも，このコロナウイルスの収束，まだまだ見通しが持てません。しんどいことが続いても，それがいついつまでというはっきりした目安が立つなら，まだしのぎやすいかもしれませんが，そのへんもよくわからないという曖昧な状況。この「曖昧な状況に耐える力」は，一般に，私たちにかなりの負荷をかけるものです。さらに人によっては，経済的な心配に押しつぶされそうになっていたり，すでにお手上げの状態で苦しんでいる状態だったりするかもしれません。また「ステイホーム」と言われても，その家が家族関係，夫婦関係，親子関係，同胞関係，そのほかの人間関係の影響で，余計にストレスであったり，リモートワークに集中できにくかったりということもあります。実際にこの 1 年間，

＊創価大学大学院
　〒192-8577　東京都八王子市丹木町 1 丁目 236

DV や児童虐待の件数が増えた，また女性の自殺が増えているなど，決して看過できない状況も生まれています。

　このような現実のなかで，立場・考え方・おかれている背景の違いなどから，これまで意識していなかった人間関係や自分のライフスタイルなどについて問題が顕在化し，どのような行動をとったらよいか等について悩んでいる方も多いと思います。そして，以前の自分と比べて，最近の自分がイライラしやすくなったと感じ，たとえば怒りの感情にうまく対処できず，時には思いがけない攻撃的な言動をして，後悔にさいなまれたりするような方も多いのでは，と想像します。もしかしたら八つ当たりや弱い者いじめのようなことをしたり，暴言を吐いてしまったりという経験がある人もいるかもしれません。あるいは，「怒りを出してはいけない，イライラしてはいけない。誰もが同じようにしんどい状況なのだから，とにかく我慢しなくては」と自分のイライラする感情をずっと押し殺したままでいて，それで余計に気持ちがささくれだったり，落ち込んだりしている人もいるかもしれません。

　本当にこの状況はしんどいですし，また，「喜怒哀楽」と言われるようにいろいろな感情がある中でも，私たちにとって「怒りの感情」に付き合うのは最も難しいとも言われています。

いわば，「状況：マイナス，感情：マイナス」の掛け算なのですから，算術ならプラスになってくれてもよさそうなものですが，そうはならず，通常は，さらに大きなマイナスになりやすいもの。ですから，もし上記のような心情になっている方がいて，「自分はこの頃，イライラしやすくなっていて，なんとダメ人間なのだろう」とか，「怒りを出したりすることは許されない。どんなに苦しくても我慢しないといけない。そうできなければ自分は器の小さい人間だ」などと思い込んでいるとしたら，まず，「どうぞご自分を過度に責めないでください」「そんなふうに過剰にご自分に負荷をかけないで欲しいです」と申し上げたいです。そのうえでアサーションの視座から，自分の，もしくは他者の怒りの感情をとらえてみること，またその怒りの表現をアサーティブに行うことを——これらを総称して本論では「アサーションによるアンガーマネジメント」，つまり「アサーティブなアンガーマネジメント」以下，本文ではAAMと略します——少しでも体得していただきたいと思います。本文では，そのAAMに関する要点を取り上げ，末尾に簡単なケーススタディを2点，例示します。

Ⅱ　AAM のポイントあれこれ

1．私たち人間が怒りの気持ちをいだくのは，ごく自然であるということ

アサーションでは，怒りの感情を悪しきもの，感じてはいけないもの，そして表現してはまずいもの，とはとらえません。怒りは，自分が何か不安や脅威を感じていたり，あるいは自分の欲求が周りの人にうまく受け取ってもらえないなどの欲求不満になっていたりするときに生まれやすいものです。そう考えるなら，怒りの芽は，もとはごく自然な感情であること，しかも今のこの状況下，怒りは私たちがいだきやすい感情であることもよくわかるはずです。ときには，正当に怒りの感情をいだくことこそ（例ハラスメントに自分や他者が遭い，「そんなこ

とは許されてよいはずがない」と怒るなど），その個人に自尊感情が内在している確かな証拠であったりもします。この点の理解を図ることがAAMの大前提といえます。

2．怒りの感情をいだくとき，それを「攻撃」で表現するのがまずいということ

けれども，怒りの感情や表現については一般に誤解されやすく，「感じたり表現したらいけない」ととらえられがちです。まずいのは，怒りを「攻撃」で表出すること。たとえば「直接的な攻撃」であれば，暴言を吐くとか暴力をふるうとか，あるいは「間接的な攻撃」であれば，陰湿な嫌味を言う，相手を無視する，ネットなどで匿名のまま誰かを徹底的に攻撃するなどです。世の中で怒りを表出する場面の大半がこういった「攻撃」スタイルであるがゆえに，私たちは「怒り＝攻撃」と思い込みやすいのです。でも，これは間違いです。直接的な攻撃も間接的な攻撃も，それを行っている人にとって一時的にはストレス解消になるかもしれませんが，真の満足や充足感，幸福感にはつながりにくい。それゆえ，同様のことが繰り返されたり，あるいは，その攻撃的な言動がどんどんとエスカレートしたりといったことになりやすいのです。

3．怒りの感情をいだくとき，それを「ただ押し殺したり我慢したりする」こともまずいということ

2で述べたように，私たちは世の中全般で，あるいは自分が身を置いてきた家庭や学校，職場などで，怒りの上手な表現の仕方を目の当たりにしたり，それを真似したりできる機会は総じて少ないでしょう。そのために「怒りは出してはいけない」「怒りを出すのはタブー」「そんなことをしたら人間関係が修復不能になってしまう」と思い込みやすいのです。それで，自分が怒りの気持ちをいだいても，とにかく押し殺そうとすることも多々あります。でも，ずっとそのように我慢していると，人によっては意欲

やエネルギーが失われていったり，または体に何らかの不調が出たり，または思いがけないときにキレたように爆発したり，八つ当たりをしたりということも生じがちです。ですので「怒り＝とにかく我慢して一切出さないこと」ではないということ，この理解を図ることも，AAM では非常に重要となります。

4．怒りをアサーションで表現するということ

そこで，「私も OK，あなたも OK」という自他尊重のアサーションに足場を置き，そこから怒りの感情に対応することが必要となります。まずⅡの 1 で述べたように，怒りの気持ちは，その源には，それなりに正当な理由があることも多いのです。なので（ⅰ）「今の自分は〜に不安になっている」「そういうことを言われると怖い（不愉快だ），やめて欲しい」「相手にもっと自分を大切にして欲しいのだけれど」など，自分の気持ちにアンテナを鋭敏に働かせ，〈何を今，自分は感じているか〉，自分の気持ちへの「良き聴き手」になることが求められます。そのためにはあまりにかっかと興奮していると，その余裕も持てなくなりがちですので，まずは「ちょっと落ち着いてみよう」などと自分の良きコーチになるようなつもりで試みてみましょう。もしそれでもとても余裕が持てないようなときには，その場をいっとき離れてみるとか，深呼吸してみるとか，あるいは，これも大切なアサーションですが「今はうまく言葉にできそうにない。もう少し自分の言いたいことをつかめたら言葉にするので，そのときには聞いて欲しい」と相手に言うのも OK です。そして（ⅱ）表現するなら，「私はこう感じている。できたら（あなたに）こうして欲しいのだけれどどうだろうか？」というモードで話すようにします。たとえば「家でいろいろと要求されて，私は（僕は）しんどい。もう少し，こちらのペースを許容してくれないだろうか？」「（あなたも（君も）××をやってくれないか？）」など。この際に「あなたは（君は）文句ばかり言う。そ

っちこそ何かしろ！」などの攻撃ではなく，また「わかって（くれ）よ。こっちだって……（沈黙）」と，忖度を相手に期待するような曖昧模糊とした言い方ではなく，自分の思いや相手への希望をわかりやすくアサーションで伝えることがポイントとなります。まさに「自分の言いたいことをなるべく率直に正直に，かつ自他相互尊重の精神で話そうとする自己表現」のアサーションが有効となります。

私たちは怒りの感情をいだいているとき，「相手のせいで自分は怒ることになった。だから相手が変わるべき」と見なし，それで相手に「変われ！」と命令（もしくは無言の圧迫なども）したり，あるいは「相手のせいなのだから，自分には何もできない。相手が変わってくれるのをただ待つしかない」と相手任せにしたりもしがちです。けれどもアサーションでは，「自分のすべての感情は自分のもの」（きっかけは相手の何らかの言動などにあったかもしれないものの）ととらえ，今，怒りの気持ちをいだいているのはこの自分であり，それをこのままにしておいてよいと思っていないのもこの自分。だから自分のその思いをわかりやすく相手に伝えていこう，と強調します。（ⅲ）さて，そのように伝える際，相手にわかって欲しいと望み，こちらの期待通りの反応が戻ってきて欲しいと願うことはごく自然な感情でしょう。でも，だからといって「当然，相手はイエスと言うべきだ」と思い込まないことも肝要です。アサーションは，「相手も大切に」，つまり，相手もいろいろな意見や考えがあって当たり前ととらえます。それゆえ互いの意見がすぐに一致しないのは自然なことと見なし，そこをどうお互いにやり取りしていけるか，たとえば折り合いをつけていけるかなどが問われます。すぐにその場で結論が出なくても構いません。「あとで落ち着いて話し合おう」でも，お互いに少し譲り合うでもいいし，自分が納得して（最初に述べた）相手へのお願いを取り下げてもいいのです。アサーションは自分の意見を機械的に主張し続け

たり，あるいは言い分を相手に飲ませて「勝った～！」などと満足したりすることではありません。「自分も大切に，相手も大切に」の精神に基づいて，互いにどうコミュニケーションできるかがポイントとなります。そしてそのことは，個人に向けてのオーダーメイドのAAMプログラムでも，標準型のAAMでも，ねらいとしては同じであり，AAMの要諦だと明言できます。

5．怒りを常に表現しなくてもよいということ

　怒りの気持ちに気づいたとき，それを表現しようか，それともこれは表現しなくてもいいと思うか。AAMではそのことも自分で選択するように促し，またそういった選択をできる自分を育てていけるよう心します。「言わない」を選ぶのは，ただ我慢して押し殺すのとはまったく異なります。今，それを言う必要は感じないとか，もっと他の機会のほうがよさそうだと考える，あるいは相手に言うだけのエネルギーや時間をかける意味がない，もしくはそれだけの価値がないと判断するとか，または言うと相手から余計に怖いことをされそうだから，自分を大切に守るために言わないことを選ぶとか，それらもすべてOKなのです。「言わない」の選択は，見た目は「言えない」と似ているかもしれませんが，本人の心持ちはまったく異なりますし，この選択ができる自分になっていく過程は，自尊感情を自分でさらに確かめたり育てていったりすることに直結します（「アンガーマネジメント」という名のもとで，ただ「怒りを相手に伝えよ。こういう言い方をしさえすれば相手にこちらの言い分を飲ませやすい。相手に打ち勝てる」ということを強調しているものをインターネットなどで目にしたことがあります。しかし，それはここで述べているAAMとはまったく別物であることを，この5のおさえを通して，明瞭におわかりいただけるのではないかと思います）。

6．相手の怒りをすぐに引き受けたりしなくてよいということ

　上述5で，「自分のすべての感情は自分のもの」（きっかけは相手の何らかの言動などにあったかもしれないものの）と述べました。6では「相手のすべての感情は相手のもの」（きっかけはこちら側の何らかの言動などにあったかもしれないものの）となります。相手が怒りを表出するとき，AAMで表してくれると何よりですが，その可能性は一般に低いはずです。「お前（あなた）のせいで，イライラさせられた」というような直接的な攻撃が多いでしょう。あるいは，相手がずっと不機嫌でだんまりを決め込むなどの間接的な攻撃も生じやすいものです。そういう場面で，相手の怒りをすぐにこちらが引き受け，またそれに巻き込まれてしまうと，「そんなふうに怒るのはおかしい。そっちこそ～」といった売り言葉に買い言葉の臨戦態勢となりやすい，あるいは納得していなくてもすぐに丸く収めようと「悪かった。悪かった」と謝ることをしがちです。けれども，これは真に悪かったと思ったうえで謝るのとは異なるため，あとで余計に腹が立ったり，いつまでも恨みがましい思いが残ったりしやすいものです。いずれにせよ，これらの言動をとりやすいのは，相手の怒りをすぐに我がものと引き受け，早くそれを変えないと，消さないと，とこちらが余裕を失い，躍起になってしまうからだと言われています。AAMでは相手が何を怒っているのか，まずは落ち着いて確かめてみようと呼びかけます。そのうえで自分に非があると思えば謝るもよし，あるいは納得がいかなければ「何について怒っているのか，もっと話をしてくれないか。こちらも落ち着いて聴いてみたい」「そのためにも怒鳴って話すのでなく，穏やかに話してくれないか」などと頼むもよし，なのです（相手からの暴力・暴言がひどいなど，こちらの安全感が保障されにくい状況では，自分を守るために，話に応じない，その場を離れる，誰かに助けを求める，今は「言わない」を選ぶ

こと（上述 5 参照）なども無論 OK となります）。

Ⅲ　AAM のケーススタディ

次に，AAM のケーススタディを 2 点，簡単に紹介します。なお両者とも筆者が作成した架空のものであり，特定の実例ではありません。

1．ケーススタディ A さん

幼児を育てながら，ある研究職のたまごとしても公私共に日々奮闘している 30 代前半の A さん（女性）。夫もある研究職であり，妻の仕事について「女性も社会で活躍するのが望ましい」などと理解のあるようなことを口にしつつも，夫からは家事や育児を担おうとの行動がほとんど見られないのだそうです。「夫は頭ではわかっているようなことを言うけれど，行動が伴わない似非フェミニストかも」と寂しげに苦笑いする A さん。夫の方が職位や給与が高いこともあり，ずっと我慢して A さんは実質ワンオペの家事や育児を担ってきたとのこと。ですが，最近 A さんの体調がすぐれないときがあり，そのことを職場にいる夫に告げたとき，夫は「わかった。自分は夕飯をこっちで済ますから気にしないでいい」と応答。その言葉に思わずキレた A さんは「一刻も早く帰って，子どもの面倒をみようとか，私の体調を気づかおうとかがないのはどういうこと！？　あなたって最低！」と思わず叫んだのだそうです。それに対し夫は「きみはそこいらの感情的な女性たちと違って，理性的なところがいいと思っていたのに，君もやっぱりヒステリックな女なんだ。がっかりだ」「そんなに感情的になるなら，研究職なんて所詮，無理なんじゃないか」などと口にしたのだそうです。それで自分も感情的になったことが恥ずかしかったこともあり，また何の文句も言わずしばらく我慢を重ねていたところ，我が子のちょっとしたミスなどに必要以上にきつく叱りつけることなどが増え，それで A さんは自己嫌悪に陥っているのだそうです。

以上が，標準型の AAM に参加した動機と

して主に A さんが語ってくれたことでした。その AAM の終了時，「参加して一番良かったのは，「感情的になる」ことと，「感情をわかりやすく伝える」ことの違いがつかめたこと」「夫にもっと○○して，などと頼むことは，夫との間に波風が立って喧嘩になるだろうし，喧嘩したら夫は弁が立つので，どうせ私は言い負かされてしまうと決めつけて，ずっと溜め込んでいた。喧嘩はいけない，怒りは出したらいけないと思い込んでいたけれど，そうでないとわかった気がする。これからは夫ともっとちゃんと向き合えるよう，上手に，アサーティブに喧嘩できるようになりたい」「すぐには無理だとも思うけれど，育児と同じと心得て，自分を折々褒めながら，気長にアサーションを身に付けるようにしていきたい」と口にしていました。そして「夫との練習の機会は，毎日，山のようにありますから，練習のし甲斐，大いにありですよね」とのユーモラスな言葉も印象的でした。

2．ケーススタディ B さん

職場で中間管理職として上司からも部下からもいろいろなことを要求され，しんどくてたまらない。自分のコミュニケーションや対人関係について考えてみたいとの目的で，40 代会社員の B さん（男性）は，一対一でのアサーションカウンセリングに来られました。いろいろと話し合うなかで，B さんは怒りの感情に気付いたりそれを表現したりすることに抵抗感が大きいことがわかってきました。B さんの生育史などからは，彼が思春期くらいの時から，ある家族のケアを担う状態を継続してきたこと，それも一つの要因となって，大学も中退せざるを得なかったこと，けれども，そういう B さんを家族のなかでねぎらったりしてくれることは特になかったのだそうです。しかし，B さん自身，「愚痴を言うのは男としてダメな奴」「自分は文句も言わない，器の大きい人間になる」ことを標榜してこれまでやってきたのだそうです。そういう B さんは仕事でも真面目一筋，「文句

も言わずによく仕事する」と周りから評価され、それが誇りでもあったと言います。けれども、ふと気づくと、本来は上司のすべき面倒な仕事も「君、頼むよ」と簡単に投げられ、それでいて手柄はすべてその上司のものとされていたり、また部下にも細やかに配慮しながら関わっていたら「Bさんはくどい」と言われたとのこと。さらに部下のあいだで「Bさんは頼めば何でもやってくれる。ころがしやすい人だ」と言われていることを最近知り、ひどくショックを受けたと言います。

　一対一のアサーションカウンセリングを重ねるなかで、Bさんは上司や部下に対し感じている自分の本心、ひいては家族への率直な思いなどを探求していきました。ただ、それを「怒り」と表すことには「怒りは人間関係を破壊するだけ」「自分は怒りのない人間であるべき」と主張されることが続きました。結局、Bさんは、上司・部下に対し自分の言いたいことをアサーティブに言うロールプレイなどの練習を積み重ね、そのなかで機が熟したかのようにあるとき、「××なのが自分には不愉快です。考え直してほしい」との言葉が自発的に語られました。そして実際の職場でも、そのようなことを相手に言えるようになり、そのカウンセリングを卒業されていきました。AAM のプログラムの枠組みからは不十分な面も否めないかもしれませんが、Bさんなりの AAM だったと総括してよいと感じる次第です。

Ⅳ　おわりに

　怒りの気持ちをいだいている自分を認めつつ、そのうえで、言うか言わないか、言うとしたらどんなふうにアサーションで言おうか、かつ言ってもすぐに良い反応が相手から得られなくとも、キレない、または「もう何も言えない」とため込むだけにはならない。こういった一連のことが、単に表現の巧拙ではなく、自分の自尊感情（自分について、短所や失敗なども多々あるけれど、基本的に大事な人間であると認める気持ち）を確かめたり、それを育てたりすることに直結するといえます。

　今のこの状況で怒りのアサーションを試みるのは、それなりに高いハードルかもしれませんが、それだけ取り組み甲斐もあります。もしかしたら、怒りのアサーションは、あなたにとって大切な人との、より良い人間関係を育てることにつながるかもしれません。気長に（すぐに無理と決めつけず）、ご自分を少しでも褒めたり認めたりしながら（うまくできない自分はダメなどと即座に否定しないで）試みていただけたらと願っています。

ひきこもりの若者のための段階的精神療法としての
アサーション・トレーニングの活用
▶ 自室から社会へとつなぐ集団精神療法の試み

Keiko Yonekura

米倉　啓子*

Ⅰ　はじめに

　近年，対人コミュニケーションに困難を感じ，不登校やひきもこりとなっている若者が増え，困った親は相談機関を訪れる。筆者は，ひきこもりの若者を社会へとつなぐことを目的に，カウンセリングを受けている若者を集め，集団療法を実施している。本論では，ひきこもりの若者の個人精神療法からアサーション・トレーニングを活用した集団精神療法へ「段階的支援の介入」デザインとその実際と効果について述べる。

Ⅱ　集団精神療法に
アサーション・トレーニングを導入した理由

　平成 19 年度に東京都が実施したひきこもりに関する調査によると，ひきこもりの当事者は，真面目で融通が利かなく，言語表現が苦手で，人付き合いが苦手であると思っていることが明らかになっている。平成 22 年の内閣府のひきこもりに関する実態調査では「我慢することが多かった（55.9％）」とするものが一般群よりはるかに多く，「自分の感情を表に出すのが苦手だ」とするものが「はい」に「どちらかとい

えばはい」を加えると 71.2％にも上っている。蔵本（2008）は，ひきこもり者と一般大学生を比較した結果，ひきこもり者が対人交流，社会的交流に困難を抱えていることを示した。また，高濱と沢崎（2014）は，非主張性の感情面の改善には対人不安の高さに，非主張性の行動の改善にはソーシャルスキルの不足にアプローチすることが有効であることを示唆している。

　このようなことから筆者は，人の表情などから人の気持ちを察しながら生きてきた敏感な若者にとって，相手に配慮しながらも自分の内的な世界を言葉に丁寧に置き換え，率直に話し合える関係作りを学ぶためのアサーション・トレーニングを集団療法に導入することとした。

Ⅲ　ひきこもりの若者に対する
個人精神療法から集団精神療法へ
「段階的支援の介入」デザイン

　斎藤（2011）は，仮説的モデル「ひきこもりシステム」として，個人−家族−社会の関係性における葛藤構造を想定し，その中で個人−家族−社会それぞれのシステム相互のコミュニケーションが断絶した状態を示している。この状態は外部からのシステムの作動そのものを変えるような介入がされない限り，容易に膠着状態に陥り，長期化しやすいと述べている。

　筆者は，この膠着した三つのシステムをつな

＊メンタルサポート研究所
　〒812-0011　福岡県福岡市博多区博多駅前 4-7-1
　　　　　　　山宗ビル 303 号

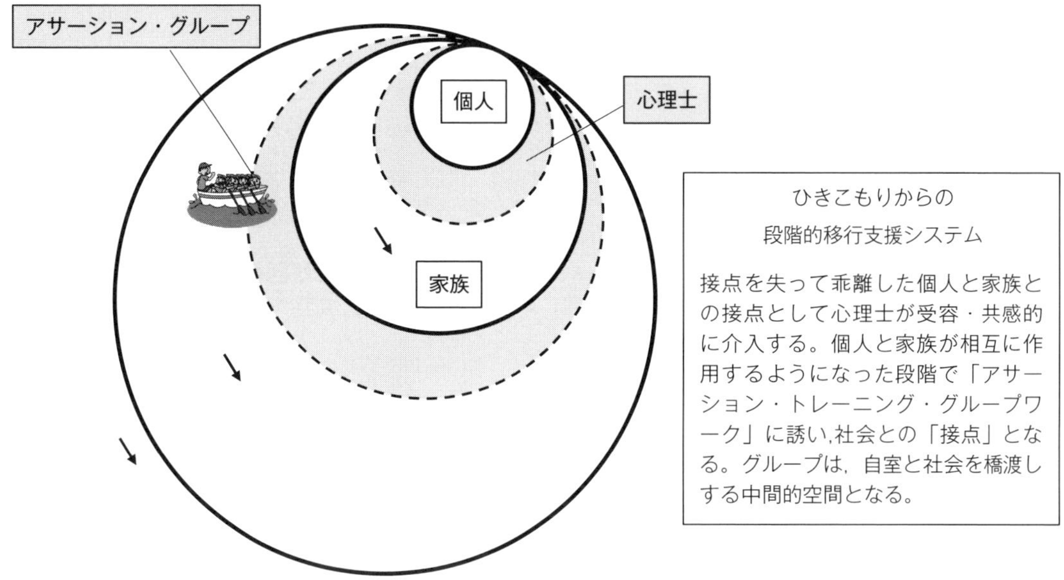

図１　ひきこもりからの段階的移行支援システム模式図
（「ひきこもりシステム模式図」を参考に米倉作成）

ぐ役割として心理士が介入し，自室と現実社会を橋渡しする中間的空間の役割を担う「ひきこもりからの段階的移行支援の介入」をデザインした（図1）。ひきこもりからの段階的移行支援システムでは，接点を失って乖離した個人と家族との接点として心理士が受容・共感的に介入する。個人と家族が相互に作用するようになった段階で「アサーション・トレーニング・グループワーク」に誘い，グループは社会との「接点」となる。図1のグループは，自室と社会を橋渡しする中間的空間となることを模式したものである。

Ⅳ　個人から集団へ段階的精神療法の実際

１．親との面接

親子の関係性の修復，家族のコミュニケーション改善のための支援として，親自身の今までの関係構築の在り方を振り返る。

２．ひきこもりの若者の個人精神療法

1）個人精神療法におけるポイント

受容・共感による関わりを通してラポールを構築する。ありのままの自分が受容された時，自分以上でも自分以下でもない自分を自らも受け入れ自分を大切にしようという気持ちになる（平木，2000）。

次に，自分の感じていること・考えていることを言語化することに寄り添い支援する。その上で，過保護・過干渉な親だった場合には，幼少期から親に合わせてきたこと，親の期待が過剰であった場合には，親に合わせ自分の欲求を我慢してきたことに気づく支援をし，抑えてきた怖れ，怒り，悲しみなどの感情を処理する（倉成，2015）。

３．親との合同面接（親との関係性の修復）をする

心理士に「ありのままの自分」を見せられるようになった段階で，親とも情緒的交流ができるよう支援する。

4．自立に向けた情報提供

アルバイト・仕事等の支援機関の情報提供を行う。

V　個人から集団精神療法への段階的支援の介入デザインの方法と内容

1．方法

集団療法の場所は，参加者が通い慣れたカウンセリングルームとし，一回の参加者は 5 〜 9 名である。期間は 2019 年 5 月〜 2021 年 5 月までに合計 9 回開催した（対面 6 回・新型コロナ対策としてオンライン 3 回）。頻度は約 3 カ月に一度（参加・不参加は，アサーティブに決める）である。

2．内容

1）理論編

講義と小グループによる話し合いを通して，アサーションの基本を理解する。

・アサーションの理論
・ものの見方とアサーション
・人権とアサーション
・言語・非言語レベルのアサーション

2）実習編

日常生活でうまくいかなかった場面を挙げ，他の参加者にもアサーティブな自己表現を一緒に考えてもらい，ロールプレイをする。

3．場作り

小集団の基本ルールとして以下のような 4 つのルールを設定した。

1）思ったことを話してもいいし，話さなくてもいい
2）人の話すことを最後まで聞こう
3）人との違いを認めて，「私は（アイメッセージ）」で話そう
4）人の言動を否定しない

トレーナー（心理士）は，発言やロールプレ

イを無理強いせず，「あるがまま」を受け容れる。さらに，無言の時間を大切にし，非主張的な参加者が「そのままで居ていい雰囲気」を作る。

次頁の表は導入時に，「アサーションする・しない」利点と欠点について，参加者全員で話し合って作成したものである（表1）。

VI　ひきこもり回復段階の評価によるそれぞれの変化

奥平ら（2001）が考案したひきこもりの回復段階を評価する尺度を使用し，参加者のひきこもりの程度の変化を評価した（表2）。ひきこもりの評価段階は，次のように評価した。

第一段階：自室から出ない。家族からも孤立。

第二段階：家から出ない。家族とは交流する。

第三段階：外出，買い物はするが，友人・知人との交流がない。

第四段階：友人，知人との付き合いはあるが，通学，就労ができない。

第五段階：通学，就職，アルバイト，ボランティアをする。

VII　感想（口述）から見る事例ごとの変化

1．ケース 1　25 歳男性 A

グループに参加し，メンバーに自分の素直な気持ちを話せるようになった。アサーションを学んだことで，アグレッシブな言い方をする人が怖くなくなった。「違いは間違いでない」と考えるようになり，自信持って話せるようになった。ひきこもって，友人と複数で交流することがなくなっていたため，定期的に固定されたメンバーと集まることによって，社会生活の交友関係の擬似体験ができた。定期的に開催されていたので，日常生活でもアサーティブな言い方を考えることが習慣化した。ある時，施設を利用した際に支払いに見合ったサービスを受けられなかったが，攻撃的でなく冷静に権利を主張でき自信になった。1 年後，就職し，職場で常にアサーティブな言い方を考えている。コミュニケーションが苦痛でなくなった。相手の話

表1 「アサーションする・しない」利点と欠点について（グループ参加者全員で作成）

アサーションしない利点（プラス面）	アサーションする欠点（マイナス面）
【短期的に】 ・相手が否定的な反応をして，自分が傷つかないで済む ・「なんで今言うの？」と言われる ・「なんで言わないの？」と言われる ・全く知らない人にアサーションすると，どんな人か分からないから逆上されないで済む	【短期的に】 ・自分を奮い立たせるエネルギーを感じる（ストレス） ・アサーションする勇気（パワー）が要る ・緊張するとうまく言葉にすることができない ・「お忙しいところすいません」とワンクッション ・「5分いいですか？」
【長期的に】	【長期的に】 ・無理してやることを続けると，心が急かされる ・疲れ切ってしまう
アサーションしない欠点（マイナス面）	**アサーションする利点（プラス面）**
【短期的に】 ・自分の意見を言うことができず，自分を押し殺して，言わないと傷ついてしまう	【短期的に】 ・自分の考えを素直に伝えられることで，受け入れられなかったとしても，話せたという事実があるから「言えることは言えたな」というちっちゃな達成感 ・「私には関係ない」と思える ・相手の言葉を全部，受け止めることはない
【長期的に】 ・どんどん積み重なって，どこかで攻撃的になる ・沈み込みすぎて，行動ができなくなる	【長期的に】 ・アサーションに慣れてくると，やらなきゃというパワーがそれほど要らなくなって，無理してやる感じが減って，自然にやれるようになって，相手も自分もいいコミュニケーションが取れるようになる ・アサーションに慣れる ・アサーションをすると，周りが「嫌なことは嫌」と言える人という見方に変わったことで，自分がしなくてもいいこと，相手がしたくないことを押し付けられなくなった ・「上司に食らい付いていく」のがかっこいいと言われた ・「私あなたの便利屋さんじゃないです」を理解してもらえる ・「言いたいことがズバズバ言えてすごい」と言われる

を大切に聴くことを実践している。就職して2年目になり，会議でも活発に意見が言えるようになってきた。

2．ケース2 19歳男性B

　17歳でグループに勇気を持って参加して，緊張しながらも初対面の人と話したことが良かった。グループで意見を言う時に，自分から話す練習をしたことが安心になった。以前は父親に言いたいことを言うのが難しく苦しかった。最近は父親にも自分の気持ちを話せるようになり，もう何があっても人丈夫という自信になってきた。自分は，父親との確執やいじめにまつわる嫌な体験をしたことで，この経験を活かせる職業に就く夢を抱くようになり，大学を受験

し合格した。大学に行って初対面で話した時，グループで話すことの練習になっていたと思った。最近，人前で自分の意見を言う時に，人と違う意見をしたことで何か言われるんじゃないかと緊張することがなくなった。他人の目を必要以上に気にせず過ごせ，大学生活が楽しいと感じている。

3．ケース3 33歳男性C

　31歳でグループに参加し，仕事をしている参加者が多く居心地が悪かった。思っていたより，みんな発言するなと思った。頑張って入ろうとした。否定されないというのが安心だった。グループでいろんな意見が聴けたこと，実際に人に自分の気持ちを話せて気が楽になった。否

— 119 —

表2　参加者のひきこもりの程度の変化

	性別	病名	個人精神療法開始年齢	ひきこもり段階	アサーション・グループ参加年齢	ひきこもり段階	現在の年齢	ひきこもり段階	それぞれの変化
A	男	不安障害	20	1	23	3	25	5	人の目が気になって大学に行けなくなり，退学。自室でゲームに逃避していたが，アルバイトを経て就職した。
B	男	適応障害・学習障害	15	2	17	4	19	5	自室でゲームに逃避していたが，家族や友人と情緒的交流ができるようになり大学に進学した。
C	男	過敏性腸症候群	28	1	31	2	33	4	病気が気になるようになり，仕事に行けなくなって，自室でゲームに逃避していた。資格試験合格。サポートステーションに通い始め，職業訓練と就活中。
D	女	発達障害・うつ病	21	2	28	4	30	5	うつ病から回復し，大学を卒業。アルバイトで上司から強く叱責されたことをきっかけに，再び仕事に行けなくなった。就労支援施設へ通っている。
E	女	不安障害・うつ病	19	2	22	4	24	5	人の目が気になって大学に行けなくなり，退学。家族や友人と情緒的交流が出来るようになり，アルバイトをしている。

定されないから話しやすかった。これに慣れていけば，いろんな幅広い年代の人と話す段階を踏むのにいいと思った。1年後，サポートステーションに通い始め，現在は職業訓練と就活中。

4．ケース4　30歳女性D

26歳の時，アルバイト先の上司から強い叱責を受け仕事に行けなくなった。グループに参加して他にも同じような経験をしている人がいることがわかり楽になった。参加メンバーに「上司が怖いし，悔しい」という気持ちを話すことができ，我慢せずに逃げていいと思った。以前は焦って，とにかく早く喋らなきゃいけないと思っていたが，落ち着いて雑談もできるようになった。会話している相手からも，以前は「なんて言ってるかわからない」とか「理解できない」と言われることがあったが，アサーションを学んだことで自分が言いたいことが伝わって相手から笑顔が返ってくることが増えた。グループの他の参加者が質問しているのを見て，

最近は自分も質問できるようになってきた。仕事に行ってる時は，訊きやすい人に質問した。今は週4回，就労支援施設に通うようになり，わからなかったら訊く「相談」ができるようになった。親や精神科医，心理士，支援員，グループ参加者など，自分の気持ちを言葉にする練習の相手と場が増えた。今は，話す・話さないをアサーティブに選択できるようになった。だいぶ重苦しくなくなり，楽に話せている。以前は失敗が積み重なって「やっぱり自分はダメ」だと思っていたが，大事なのは，「結果」ではなく努力している「経過」だと思えるようになった。今は，うまくいかなくても大丈夫と思えるようになって，自信が出てきた。

5．ケース5　24歳女性E

自分が相手の考えに合わせなきゃいけないと思っていたことに気づき，グループの中で自分の考えを肯定してもらえて自分を大事にしてもらえてるんだなと思えた。自分の考えを言って

いいんだなという安心を感じた。自分の気持ちを言えなかった父親にも手紙を書いて伝えることができ、その結果、やっとわかってくれて嬉しかった。再びアルバイトを始め、指示が日によって変わる上司に対して「この前こう言ってましたが、どうしたらいいですか？」と訊けるようになった。以前は、納得がいかなくても、確認することもできなかったので、言われるがまま行動して不満が溜まって行けなくなっていた。自分の苦しい体験を活かしたいと思い、1年前から子どもに関わる仕事をしている。最近は仕事でも、アサーティブになってきて、自分の良いところを発揮できていると思う。

Ⅷ　感想からみたアサーション・トレーニング・グループワークの効果

1．全体の感想からみた変化

　多くの参加者が、「自分の意見を言うのも、人の意見を聴くのも久しぶりだった」「自分の意見を受け入れてもらえないんじゃないかと怯えてアサーションできていなかったが、決めるのは相手だと思うと、言ってもいいのかなと思った」「今日みんなで考えた表現を使ってみようと思う」といった肯定的な感想を述べた。また、「波風を立てたくない」「人に迷惑をかけないように」と思う裏側には「孤立しそう」「嫌われて仲間外れになるかもしれない」「断ること・断られることが拒絶と感じる」という不安があったことに気づいたと述べた参加者もいた。また、「否定されないのが安心だった」「自分の意見を大切にされた」「主張しないでも受け入れられ楽になった」という感想から、グループワークの場が安心を感じられるものであったと思われる。そして、参加者全員にアサーションという自己表現を日常で活かそうとし、自分の自己表現を変化させようとしている姿勢が見られた。参加者が、仲間と協力しながら対人関係や自己表現を見直し、変容させようとしたことが、個々の成長につながったと考える。

2．集団体験の意義について

1）年齢差のある集団

　社会経験のない参加者にとっては社会を知る窓口となった。以下、約2年半不登校であった17歳の参加者の感想である。「家で親としか接しないので、少し年上の人たちと接することはあまりなく、会社での経験などを聞いてアルバイトをしてみたいと思った」

2）自室と現実社会を橋渡しする中間的空間

　社会からいったん退避し距離を置くことで安心感を得ていた参加者が、定期的にカウンセリングに通い、心理士に本音を語り、母親にも少しずつ心の内を言葉にし始める。ついに、家族と本音を語るようになった時、家族の関係性が修復される。自室にこもってきた若者は、次第に家族の中でも安全・安心を感じるようになる。次の段階でグループにおいて、仲間（ピア）と交流し、恐る恐る本音を語り、アサーションを練習する。この場が、自室と現実社会を橋渡しする中間的空間となる。若者は、この経験を自信として現実社会へと進んでいく。

Ⅸ　おわりに

　今回のアプローチでは、グループに参加したメンバー同士は初対面であったとしても参加したメンバーと心理士との間に信頼関係があり、その関係があったことで、参加者をグループにつなぐことができたと考える。また、アサーションしない権利を保障することが、「非主張的」な参加者の安心して居られる場所となったと考える。さらに、「違いは間違いでない」というアサーションの考え方が、参加者の自己否定を和らげ、素直な気持ちを表現する勇気となったと思われる。

　また、トレーナーは、参加者の性格を熟知しているため、それを踏まえた上で介入できたことで、参加者が主体的に取り組む支援ができた。さらに、ひきこもりの若者を対象とし、参加者の性格に「非主張的」という類似点があったこと、継続的に実施したことも、好ましい効果をもたらしたと考える。

文　献

平木典子（2000）自己カウンセリングとアサーションのすすめ．金子書房．

蔵本信比古（2008）社会的ひきこもりに関与する心理的特性の検討．心理臨床学研究，26；314-324.

倉成宣佳（2015）交流分析にもとづくカウンセリング．ミネルヴァ書房．

内閣府（2010）若者の意識に関する調査．ひきこもりに関する実態調査．（https://www8.cao.go.jp/youth/kenkyu/hikikomori/handbook/pdf/3.pdf）

奥平謙一・鳥海薫・中島克己（2001）ひきこもりグループ活動参加者とひきこもりからの回復．日社精医誌，10；141-147.

斎藤環（2011）内閣府ひきこもり支援者読本．ひきこもりの心理状態への理解と対応．（https://www8.cao.go.jp/youth/kenkyu/hikikomori/handbook/pdf/1-1.pdf）

高濱怜美・沢崎達夫（2014）大学生の非主張性とその規定因との関連．目白大学心理学研究，9；65-75.

東京都青少年・治安対策本部青少年課（2008）平成 19 年度若年者自立支援調査研究報告書．

コンパッションとアサーション

▶ 臨床的応用：ケーススタディ

Masami Kashimura

樫村　正美*

I　コンパッション[注] とはなにか

コンパッション（compassion；日本語では慈悲，慈しみ，思いやりなどと訳される）とは，「自他の苦しみに対する敏感さ」と「それを和らげ，防ごうとするコミットメント」という二つの側面を持つものとして定義されている（Gilbert, 2014, 2020）。さらに，コンパッションという概念は苦しみへの気づき（recognition of suffering），普遍性への理解（understanding its universality），同情・共感・他者の苦しみへの関心（feeling sympathy, empathy, or concern for those who are suffering），苦しみの経験により生じる苦悩に耐えること（tolerating the distress associated with the witnessing of suffering），苦しみを和らげるための行動と動機づけ（motivation to act or acting to alleviate the suffering）という5つの要素から構成されると考えられている（Strauss et al., 2016）。

コンパッション（compassion）は com（一緒）と pati（苦しむ）という語源に由来する言葉であるが，一般的には苦しむ他者を助けたいという他者志向的な言葉として認識されやすい。しかし，先の定義にもあるように苦しむ主体は他者でもあり，自己でもある。英国の Paul Gilbert は恥感情や自己批判傾向が強いクライエントが認知行動療法に反応しづらいことを指摘し（Gilbert, 2000），コンパッションの理解を深め，コンパッションの実践を行うコンパッション・フォーカスト・セラピー（Compassion Focused Therapy：CFT）を開発している（浅野・他，2018）。

II　コンパッションとアサーションの交点

アサーションとは広く「自他を尊重するコミュニケーション」と捉えられ，攻撃的行動でも受け身的行動でもないコミュニケーションとして概念化される（三田村，2021）。人は社会的な生き物であるがゆえに，他者との関わりを避けることが難しい。他者との関わりの中で人は，自己主張ができない，自分の気持に素直になって他者と関わることができない，あるいは自分の主張を通すことに躍起になって他者との摩擦を生じさせてしまうといったことに苦しむ。また，人は競争的な関係の中で「誰が上で誰が下か」ということに注意が向けられ，社会的比較の結果として攻撃的もしくは従順な行動を取ることがある（Hart et al., 2020）。さらにいえ

注）コンパッションには「セルフ・コンパッション（self-compassion）」という考え方もある（Neff, 2011 ; Neff & Germer, 2018）。しかし，これは Gilbert による研究とは異なる文脈上のものであるため，本稿では Gilbert によるコンパッションという考え方を中心にまとめる。

＊常磐大学人間科学部
　〒310-8585　茨城県水戸市見和 1-430-1

ば，関係における上下に関する地位は実際の地位と同様，個人に知覚された地位もその個人に影響を与えることが示唆されている（Adler et al., 2000）。そこで，非主張的（受け身的 submissive/unassertive）な人と攻撃的(aggressive)な人はそれぞれコンパッションを持っているのかどうかについて，コンパッション，そして人間関係における上下関係といった視点から考えてみたい。

　非主張的なコミュニケーションをとる人は自分よりも他者を優先しがちであり，自分を大事にした他者との関わりが難しい。また，非主張的な人は受け身的な姿勢がゆえに，コミュニケーションをする相手にとって嬉しい（あるいは都合がよい）行動をとっているため，他者に対するコンパッションがあるといえるかもしれない。しかし，その一方で非主張的であるがゆえに生じる虚しさや無力感，自己卑下があるために幸せで満たされた状態であるとは言い難い。自分のニーズを排除して他者のニーズを重視する傾向（度が過ぎた共同性 unmitigated communion と呼ばれる）は心理的な苦悩と関連するが（Fritz & Helgeson, 1998），これは他者からの評価を気にする人ほど自分を犠牲にして他者に尽くすためである。コンパッションでは動機の観点から，他者を喜ばせたい，好かれたい，拒絶されたくないなどの自己防衛的な欲求のために機能するコンパッションを従順なコンパッション（submissive compassion）と呼び，他者のニーズや他者を助けたいという欲求に焦点を当てた真のコンパッション（genuine compassion）と区別される（Catarino et al., 2014）。人は他者から自分がどう思われているか（見下されているか）を非常に気にして，非主張的かつ従順な防衛行動をとる傾向にある（Allan & Gilbert, 1997）。つまり，非主張的なコミュニケーションをとる人は自分に対するコンパッションを持ち合わせていないだけでなく，他者へのコンパッションがあるわけでもない。この場合の非主張的であることは，他者に迎合しているだけであり，他者から疎外されたり攻撃されたりすることを恐れ，その回避行動として非主張的な反応を示していると考えることもできる。

　攻撃的なコミュニケーションをとる人の場合は非主張的な人の真逆である。自分を優先しすぎるがあまりに，他者の権利を無視した関わりになりがちである。先述の上下関係や権力の観点から，社会的比較の結果によって，自身が他者よりも上であると認識することで攻撃的かつ抑圧的な態度をとるとも考えられる。このことから，他者へのコンパッションを欠くことは明白だが，（一方的とはいえ）自分の主張を通そうとすることから，自分へのコンパッションはあるといえるかもしれない。攻撃的なコミュニケーションをとる者の中には，怒った後に後悔したり，攻撃的に反応している自分を恥じたりすることもある。さらには，過去に自身が他者によって尊重されなかった体験から，自分を守るために攻撃に転じる場合もある。CFT では，感情調整に関する「三つの円のモデル」があり，脅威システム（threat system；主に不安，怒り，嫌悪と関連し，自身の安全や自分の周囲の他者を守る役割を果たす），獲得システム（drive system；資源の追求，達成されないと落胆や怒り，不安が生じ自己批判に至る），そして鎮静システム（soothing system；気持ちを鎮め，安心感の回復・充足感の喚起などの役割を果たす）の三つが相互に作用し合うことで，人の感情のパターンが決定されていると考える（浅野・他，2018）。怒りや不安が生じた状態は脅威システムが活性化することによって生じており，攻撃的なコミュニケーションをとる人はまさにこの状態にあると考えられる。この状態は当然ながら，他者にとっても自分にとってもよいものではない。こうした怒りの背景には満たされていない欲求があり，その欲求，そしてその欲求を抱いている自分についての理解を深めることで，自分は本当はどうしたいのか，そのために何ができるのか，というコンパッションの視点に立ち戻ることができる。

いずれの場合であっても，CFTではコンパッションを高め，非主張の場合の不安や恐怖，あるいは攻撃の場合の怒りの状態をなだめ，自分自身にとって，そして他者にとっても最善の選択肢を選べるようになることを目指す。自他にとっての最善を模索していくプロセスはまさに，自他の尊重を重視するアサーションが目指すものと重なると考えられる。

Ⅲ　事例紹介：コンパッションの視点から

　以下に紹介する事例については，匿名性を保つために情報を一部修正し，筆者の複数の自験例をアレンジしたものである。いずれのクライエントからも事前に文書にて同意を得た。

1．長年の夫婦生活で従順であり続けたAさんの事例

　Aさんは60代後半の女性で，気分の落ち込みや落ち着きのなさ，活動性の低下などを訴えて娘と共に医療機関を受診した。軽症のうつ病と診断され，同機関内の心理職であった筆者に紹介されてきた。これまでAさんは友人たちとの交流も盛んに行い，さまざまな物事に興味関心を示し取り組んできたが，受診の1年ほど前から物忘れや集中力の低下などを訴えるようになった。次第に何をするにも自信をなくし，「恥をかくのではないか」と人前に出ることに不安を覚えるようになり，何もせずに家に籠る時間が増えていった。

　カウンセリング開始後，数回のセッションで動かないでいることの不利益に関する心理教育を行いつつ，Aさんの生活史を一緒に振り返りながら，Aさんがこれまでどんなことを大事にして生活してきたのかについて話し合った。Aさんが中断してしまった活動を少しずつ再開し始めるにつれ，気分の改善が報告されるようになってきた一方で，Aさんの無価値感や自己批判，自己否定の傾向にはあまり変化がみられなかった。ある時，Aさんは「自分を否定してしまうのも，自信がないのも今に始まっ

たことではなく，長年の夫婦関係の中にその原因があったと思う」と語り始めた。40年近い夫婦生活の中で，高学歴で厳格な夫には自分の主張が通らず，Aさんを大事にしてくれない夫の態度から「自分は夫に馬鹿にされている」と常に感じて生きてきた。家事や育児と家庭内で何か事が起これば，「自分がしっかりしていないせいだ」と思い込み，夫にもそう思われているに違いないと感じていた。また，「女性は常に慎ましくあれ」としつけられて育ったAさんは夫に意見することも反抗することもなく，夫の不機嫌や苛立ちが見られるとそれらはすべて自分のせいだと思い込んできた。

　Aさんの語りからは自己批判が強く，また自分を肯定することも難しい様子が窺われた。これまでAさんが他者との交流を図り，活動に取り組んできたのも，夫に少しでも非力で無能な存在としてみられないよう，そして自分の無価値さを否定する必死な努力の表れでもあった。Aさんの自分への厳しさや自分を肯定できないことは，Aさん自身の育ちの影響，そしてこれまでの夫婦生活の歴史を踏まえて考えれば理解できる話ではあるし，他者に優しく自分に厳しく，そうして自分自身を律するように生きてこられた方なのだと考えられる。

　そこで，他者への思いやりの気持ちが強いAさんが，自分にも同じように思いやりのある態度で自分のことをみることができるようになると，どんなことが起こりそうかについてやりとりを開始した。Aさんは「今までそんなことを考えたこともなかった」と言い，「そもそも自分を思いやるように育ってきていない」と戸惑う様子もみられた。まずはAさんの親しい友人をイメージしてもらい，その友人に「すべてがあなたのせいではないでしょう。あなたなりに頑張っている。そんなに自分に厳しくしなくたっていいのよ」と声をかけるように自分に言葉をかけ，そこから生じる体の感覚，思考や感情の変化を体験する練習を重ねた。自己批判に関する思考，それに伴う感情に圧倒さ

れそうな時には，呼吸法を用いて自分の呼吸に集中して，注意をシフトさせる練習も同時に行った。また，同じ時代を生きてきた女性たちはＡさんと類似する苦しみを抱いていた人たちも多くいたであろうこと，それは社会から求められた役割であってＡさんの無価値さを決定づけるものではないことなどをＡさんと共有しつつ，自分を律するために行ってきた自己批判は結果的に何の問題解決にもなっていないことについて話し合った。次第に，「私が全部悪いわけじゃない」「私なりに頑張ってきた」「残りの人生をこのままふいにしたくない」など，Ａさんを支える言葉が聞かれるようになり，他者との交流も再開され，活動性が高まりつつあった。

　しかし，これと同時に夫に意見したり反論したりして夫婦が衝突することがみられるようになってきた。「喧嘩は増えたが，以前のように我慢し続けている母の姿よりはマシかもしれない」とＡさんの娘はこの事態を肯定的に捉えてはいたものの，自己主張に不慣れなＡさんに自分の思いをより適切な形で伝える方法について，検討してみることを提案した。Ａさん自身の思いや夫に伝えたいことを考えると同時に，夫の言い分や夫のその時の感情なども併せて考えるプロセスの中で，「今まで夫の考えていることなんて，想像することもなかった」「夫は不器用な人，夫の本音など聞いたこともないし，私が思い込んでいたこととは全然違うことを考えているのかもしれない」と感想をもらしながら，自分の言い分と相手の言い分を吟味しつつ，適切な言葉選びや振る舞い方についての検討が始まることとなった。

2．周囲への攻撃的行動を取り続けた B さんの事例

　Ｂさんは 40 代後半の独身女性で，仕事をしながら 70 代の軽度の認知症の母親を介護していた。Ｂさんとその母親の生活支援に携わる地域包括支援センター（以下，包括）から紹介を

受けて，筆者が行っていた介護家族のための心理教育プログラムに参加した。Ｂさんに許可を得た上で包括と連携をとる形でカウンセリングを開始した。Ｂさんの父親は数年前に他界し，きょうだいが一人いるが介護にはほぼ関与せず，Ｂさんに任せきりであった。母親の症状の進行を少しでも抑制したい一心で，Ｂさんは母親に関わるが，当の母親は迷惑がったり，反抗的な態度を示しており，Ｂさんの努力を無駄にするやりとりが続いていた。「こんなに母を思ってやっているのに」と不満が募り，頭を叩く，大声を出す，母親の目の前で物を壊すなどの行動がみられるようになった。母親から被害の相談を受けた包括は，急ぎ母子を隔離する手段を講じ，何の話し合いもなされないままにそうした対応を取られたＢさんはひどく腹を立て，Ｂさんの包括に対する不満や不信感も募っていた。その後，何度かＢさんと包括との話し合いの場が設けられたが，Ｂさんはすぐに感情的になって攻撃的な物言いになり，生産的な話し合いができない状況が続いていた。

　Ｂさんが参加したのは，認知症の人を支える家族を対象とした START（STrAtegies for RelaTives）と呼ばれる，認知行動療法に基づく全 8 回セッションで行われるプログラムであった（Kashimura et al., 2020 ; Livingston et al., 2013）。START は認知症の人との関わり方を行動分析の観点から検討したり，認知再構成やアサーティブ・コミュニケーション，行動活性化などを通して介護負担感を軽減することを狙いとしている。序盤のセッションにおいて，母親に手をあげてしまっていることが語られ，「叩きたくて叩いていない，できればこんなことはやめたい」と涙ながらに訴えた。Ｂさんの母親に対する接し方について，生活上での二者間のやりとりの悪循環を探りながら改善策を一緒に検討する時間を設けたが，「私は母のためにこんなに一生懸命にやっているのに」「みんな母のことばかり，自分には味方がいない」，そして「私がどうして母のためにそこまでしな

ければならないのか」と怒りを示すなど，変化に対する抵抗を強く示す様子がみられた。

そこで，プログラムを一時中断し，Bさんの苦しみについて時間をとって話し合うことを提案した。介護にノータッチのきょうだいには，母親に手をあげるBさんに対して頭ごなしに否定され，説教されること，母親の支援に携わる包括スタッフは母親にばかり目を向けてBさんの苦しみには目を向けてくれないことへの強い不満が，そして娘として母親にしてあげられることは何でもしてあげたいという思いが語られた。「親を虐待する娘」の裏側には「母の身を案じる献身的な娘」の姿があった。母親に対して攻撃的に振る舞うこと，そして包括のスタッフに感情を当たり散らしてしまうことで自己嫌悪に陥るが，自分の思いが尊重されていない，理解されていない思いが優勢となって攻撃をやめられない悪循環に陥っていることもBさんと共有することができた。また，Bさんは以前の自分とは別人かのように母親に暴力を振るい，自分を制御できなくなって母親を殺してしまうのではないかと怯えていた。母親を助けたい，そのために周囲の支援者たちと円滑なやりとりをしたいという，Bさんが大事にしたいと思うことが裏目に出ている現状をBさんとともに改めて確認しつつ，Bさんにとっての支えとなる，また理解者となる存在が不在であることも共有した。

Bさんが傷つき思い悩むことと，Bさんが攻撃的に振る舞うことを分けて考え，攻撃に走りそうになればタイムアウトを活用した。また，母親に手をあげること，そして罵声を浴びせることは本当に自分のしたいことではないことを何度もBさんと話し合い，Bさんの行動上の変化へのコミットメントを強化した。これと同時に，まずはBさんが自身の苦しみに目を向け，自分を労ることができるようになることを目指す提案をした。「自分に優しく語りかけたり，自分の頑張りを労うことをする上でどんなことが役立ちそうか」と尋ねたところ，Bさんが自分で提案したのは「小さな女の子の手当て」のイメージだった。Bさんは幼少の頃から母親に厳しく育てられ，批判を多く受けて育った。自立した人間になるために大学卒業後は手に職をつけ，30代後半頃より自営業を始めた。容易な道ではなかったが，ようやく仕事が軌道に乗り始めた頃に母親が認知症の診断を受けた。今の自分がまるで昔の母親と重なるようであり，自己嫌悪をさらに強めていた。

幼い頃から自分を守ってくれる人が存在せず，そして自分を優しく扱ってくれる他者の存在の記憶が乏しかったBさんにとっては，自分に慈悲的な態度を向けるということは大変難しい作業であった。しかし，幼い頃の自分を大人の自分が労るというイメージは，Bさん自身も興味を示し，やってみたいと思うものであった。イメージの中で小さな女の子が苦しみを訴え，それをBさんが思いやりをもって優しく接するワークは，少しずつではあるがBさんの今の苦しみを自分で支えること，そして自分が本当にしたいことができていない現状をどうにか変えていきたいという動機が芽生えるきっかけを提供していったようにみえた。

その後のBさんは，母親のために何かをしてあげたいと行動することは変わらず，時に感情的になったり，包括スタッフに不満を漏らすこともある。しかし今では，自分の思い通りにならなかったり，母親から期待するような反応が得られなかったとしても，「母は何も変わらない，私は私のしたいことをしているだけ，と少し線引きして考えられるようになってきた」「きっと母なりの苦しみもあるってことですよね」「本当は私だって誰かに支えてもらいたい，でも自分で自分を労ってあげないと自分が可哀想だから」という語りも聞かれるようになった。また，Bさんに許可を得た上で，守秘義務の範疇で包括スタッフとも話し合い，Bさんが変化に向けて行動を起こそうとしていること，またスタッフへの攻撃はBさんの思いがスタッフに尊重されていないと感じることからの反応

よるものであることを共有し，B さんと関わる際のスタッフ側の配慮について包括スタッフと検討する時間を設けた。B さんの包括スタッフに対する攻撃的な態度はあまり変わりはないようだが，以前とは異なり，B さんの母親を支援する上での必要な話し合いができるようになったと包括スタッフからの報告があった。

　上記の事例のように，強い自己批判や自己否定に苦しみ，自身を過度に抑制する，また自身の欲求が満たされずに怒りに転じる相談者は多い，その頑なな姿勢や態度に介入していく中で，コンパッションの考え方が役立つと感じる場面は少なくない。コンパッションという考え方に戸惑い，受け入れ難いと感じる相談者がいるが，これはコンパッションが甘えであり，弱さや逃げという意味合いで受け止められやすいためでもある。しかし，その目的は自身が直面する困難，それに伴い生じる怒りや不安，恐怖といった感情に取り組んでいく際に必要となる，コンパッションに満ちた自己（compassionate self）を促すためであり，逃げることとは正反対の行為である。慈悲的な態度を養う中で，自分が本来大事にしたいことを思い出し，それに沿った形で行動を起こしたいという動機を育てるものがコンパッションであると筆者は考えている。本稿で紹介した事例は，筆者が行う普段の心理援助の中にコンパッションの視点を部分的に取り入れた事例にすぎない。また，小技としてコンパッションを普段使いできることを推奨するものではないことを最後に付け加えておきたい。

文　献

Adler NE, Epel ES & Castellazzo et al（2000）Relationship of subjective and objective social status with psychological and physiological functioning: Preliminary data in healthy, White women. Health Psychology, 19（6）; 586-592.

Allan S & Gilbert P（1997）Submissive behaviour and psychopathology. British Journal of Clinical Psychology, 36 ; 467-488.

浅野憲一・伊里綾子・Irons Chris, 他（2018）コンパッション・フォーカスト・セラピーの理論と実践．認知療法研究, 11（2）; 176-186.

Catarino F, Gilbert P & Mcewan K et al（2014）Compassion motivations : Distinguishing submissive compassion from genuine compassion and its association with shame, submissive behavior, depression, anxiety and stress. Journal of Social and Clinical Psychology, 33（5）; 399-412.

Fritz HL & Helgeson VS（1998）Distinctions of un-mitigated communion from communion : Self-neglect and over involvement with others. Journal of Personality and Social Psychology, 75 ; 121-140.

Gilbert P（2000）Social mentalities : Internal 'social' conflicts and the role of inner warmth and compassion in cognitive therapy. In P Gilbelt & KG Bailey（Eds.）Genes on the Couch : Explorations in evolutionary psychotherapy, pp.118-150. Psychology Press.

Gilbert P（2014）The origins and nature of compassion focused therapy. The British Journal of Clinical Psychology/the British Psychological Society, 53（1）; 6-41.

Gilbert P（2020）Compassion : From its evolution to a psychotherapy. Frontiers in Psychology, 11 ; 586161.

Hart JS, Kirby JN & Steindl SR et al（2020）Insecure striving, self-criticism, and depression : the prospective moderating role of fear of compassion from others. Mindfulness, 11 ; 1699-1709.

Kashimura M, Rapaport P & Nomura T et al（2020）Acceptability and feasibility of a Japanese version of STrAtegies for RelaTives（START-J）: A manualized coping strategy program for family caregivers of relatives living with dementia. Dementia, 20（3）; 985-1004.

Livingston G, Barber J & Rapaport P et al（2013）Clinical effectiveness of a manual based coping strategy programme（START, STrAtegies for RelaTives）in promoting the mental health of carers of family members with dementia : Pragmatic randomised controlled trial. British Medical Journal, 347 ; f6276.

三田村仰（2021）アサーションの多次元的世界へ. 臨床心理学, 21（2）; 147-156.

Neff K（2011）Self-Compassion : The proven power of being kind to yourself. William Morrow.（石村郁夫・樫村正美訳（2014）セルフ・コンパッション―あるがままの自分を受け入れる. 金剛出版）

Neff K & Germer C（2018）The Mindful Self-Compassion Workbook : A proven way to accept yourself, build inner strength, and thrive. The Guilford Press.（富田拓郎監訳（2019）マインドフル・セルフ・コンパッションワークブック―自分を受け入れ, しなやかに生きるためのガイド. 星和書店）

Strauss C, Taylor BL & Gu J et al（2016）What is compassion and how can we measure it? A review of definitions and measures. Clinical Psychology Review, 47 ; 15-27.

精神療法 増刊第 8 号 2021

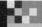

アサーションと自己への気づき

▶ゲシュタルト療法の視点から

Hiroki Hosogoshi

細越 寛樹*

I はじめに

アサーション（assertion）は，「自分も相手も大切にした自己表現」（平木，2021）を目指すコミュニケーションである。コミュニケーションには他者の存在や他者との関係性が必ず関わってくるが，それでも根本に存在するのは独立した個人である。そのため，どのようなコミュニケーションを目指し，実際に行い，その結果にどれだけ納得感や満足感を得られるかは，その個人がコミュニケーションを開始する前に持っていた感情や欲求に応じて変わってくる。仮にコミュニケーションの結果自体は理想的なものにならなかったとしても，自身の感情や欲求と，実際にとった行動とに矛盾や不一致が少なければ，一定の納得感や満足感を得られる可能性は高まるであろう。このように，感情や欲求を含んだ自己への気づきを十分に得ているかどうかは，何を目的にコミュニケーションをするのか，そのためにどのようなやり方を選択するのか，そしてその結果をどれだけ受け入れられるかに関わる重要な要素といえる。

筆者が心理療法の実践的基盤としているゲシュタルト療法（gestalt therapy）は，「気づきに始まり気づきに終わる」（Perls, 1992）と表

現されるように，一つの気づきが次の気づきへと連続的に展開することを促すものである。気づきの対象には，身体感覚や感情といった内部領域，思考や空想といった中間領域，五感で捉える現実の外部領域に大別される。いずれの領域への気づきも広く自己への気づきといえるが，ここでは主に感情や欲求を含む内部領域への気づきを指すものとする。人類は中間領域の思考や空想を用いて発展してきたが，中間領域への過度な囚われが固定化することで神経症となる（Perls, 1976）。それに対してゲシュタルト療法は，自己への気づきを得ることや，五感を使って現実をきちんと捉えることを通じて，他者を含む外界と自身との関わりが再び適応的な状態になることを促していく。本稿では，ゲシュタルト療法の視点から，アサーションにおける自己への気づきの重要性について論考する。

II アサーションにおける出発点としての自己への気づき

ゲシュタルト療法とアサーションの哲学や考え方には共通点が多い。「さわやかな自己表現」（平木，2021）としてのアサーションは，ゲシュタルト療法も含まれる人間主義的アプローチを基盤としている。ここでの他者の尊重は，基本的人権の擁護やエンパワメントをモチーフに，他者が自身の主張を受け入れるのも拒否するの

＊関西大学社会学部社会学科心理学専攻
　〒 564-8680　大阪府吹田市山手町 3-3-35

表1　ゲシュタルトの祈り（Perls, 1969）

I do my thing, and you do your thing.	私は私のことをする　あなたはあなたのことをする
I am not in this world to live up to your expectations.	私はあなたの期待に応えるためにこの世にいるわけではない
And you are not in this world to live up to mine.	あなたは私の期待に応えるためにこの世にいるわけではない
You are you and I am I.	あなたはあなた　私は私
And if by chance we find each other, it's beautiful.	その上で　もし私たちが互いに巡り合う偶然があるなら　それはすばらしい
If not, it can't be helped.	もし私たちに巡り合わせがなかったとしても　それはしかたがない
I and You are the basis for We	私とあなたは　私たちの素となるもの
Only together we can change the world	共にあることによってのみ　私たちは世界を変えられる

注1：最後の2行は，晩年にパールズがつけ加えたとされる（岡田，2017）。「しかたがない」の意味するところが，相容れない他者への拒絶や否定を意味するものではないことを傍証している。
注2：日本語訳は細越によるものである。

も他者の自由とし，どのようなものであれそれを尊重する姿勢にある。もちろん他者にとっても気持ちのよいコミュニケーションになるように心を砕くが，個人の受け取り方は本質的に他の誰かがコントロールできるものでもすべきものでもない。そのため，究極的には自身の感情や欲求を十全に表現できるかどうかがより重要となる。この考え方は，ゲシュタルト療法の創始者である Frederick S. Perls の「ゲシュタルトの祈り」（Perls, 1969）と共通点が多い（表1）。ここでは，自身と他者が相互に独立した個人であることを尊重し合った上で，巡り合い共にいることがあればすばらしいことであるし，相容れずに共にいることがなかったとしてもしかたがないことだとしている。ここでの「しかたがない」は，他者への拒絶や否定ではなく，互いの相違をそのまま尊重し合う姿勢であり，アサーションでの他者の尊重と共通しているといえよう。また，このような姿勢で他者に関わる際には，自身の感情や欲求をよく自覚していることが重要な課題となろう。

　一方，上記のアサーションは「率直型アサーション」と呼ばれ，行動主義的アプローチを基盤とする「機能的アサーション」と区別されている（三田村・他，2010）。率直型アサーションが基本的人権の擁護などをモチーフとした理想追求型であるのに対し，機能的アサーションは人と人との円滑な対話をモチーフに，コミュニケーションを通じた具体的な課題達成を目的としている。つまり，その手段および他者の尊重の意味として，他者が適切と受け取りやすい自己表現を志向する，実用性重視型のアサーションである（三田村，2021）。

　率直型アサーションと機能的アサーションの異同を簡易的に表したのが図1である。相対的な重みづけの違いであるが，率直型アサーションでは，結果として生じる他者の反応は不可侵であり，そのまま尊重する姿勢をとるため，自身の感情や欲求を踏まえた自己表現が十全にできるかが優先される。機能的アサーションでは，他者の反応も含めた結果が具体的な課題達成に結びつくことが重要であるため，他者からも賛同や同意が得られやすい自己表現にすることが優先される。一方で両者に共通するのは，出発点が自身の感情や欲求を含めた自己への気づきとなる点である。自身の感情や欲求を十分に自覚できていれば，結果はどうあれ自身の思いを率直に他者に伝えて向き合おうと率直型アサーションを選択することもできるし，自身の思いを多少抑えることになっても，相手の反応を含めた具体的な課題達成を第一目標に機能的アサーションを選択することもできる。アサーショ

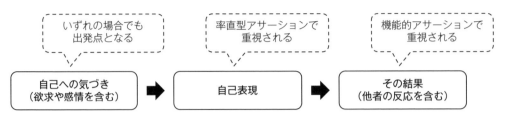

図1　アサーションのプロセスと重視する点からみた率直型／機能的アサーションの異同

ンの多元モデルでも，このような形で両者を使い分けることが推奨されている（三田村，2021）。このように，アサーションにもさまざまな立場があるが，どのようなアサーションにおいても感情や欲求を含めた自己への気づきは，その出発点として重要なものとなる。

なお，ゲシュタルト療法では「選択」や「責任」を重視する。責任（responsibility）という言葉は「response + ability」と綴られるように，ある状況で応答する（あるいは，考える，反応する，感情を持つ）能力と捉えられている（Perls, 1969）。応答は，外界の変化や刺激に対しても，内的な感情や欲求に対しても行われるが，そこには必ず自身の選択を伴う。あえて何もしなかったり感情を無視したりしても，それがその場で自身が選択した応答となる。そのため，どのような結果も自身が関与したものとして受け入れることが責任をとることになる。アサーションの文脈では，積極的に他者に何かを伝える側面が強調されやすく，言いたいのに「言えなかった」のであれば，ノン・アサーティブな反応とされる。しかし，言いたいことがあっても「あえて言わなかった（言わないことを選択した）」のであれば，それも一つのアサーティブな反応とされる（平木，2021）。つまり，アサーションにおいても本質的に重要なのは，個々の状況において個人が主体的に意思決定や選択をしているかどうかである。それに先立つものとして，やはり自身の感情や欲求への気づきは重要と考えられる。

Ⅲ　ゲシュタルト療法における気づきのサイクル

ゲシュタルト療法では，個人の自己調整（self-regulation）が十全に機能すること，言い換えれば図と地の反転がスムーズに展開することを目指す（Perls, 1976）。地はさまざまな感覚や感情や欲求が意識されずに存在する背景領域であり，それらが意識にあがってきて形をなして図となっていく。地にあった欲求が状況に応じて意識されはじめ，それが明確な図となり，それを満たす行動が実行され，十分に満たされれば，その欲求は役割を果たして地に戻り，また次の欲求が必要に応じて図としてあがってくる。具体例としては，体内の水分量が不足すれば，喉の渇きという身体感覚や不快感，何か飲みたいという欲求が地から図にあがってくるだろう。それを自覚できれば，水を飲むという行動を選択して実行し，喉の渇きや不快感や欲求は解消されて地に戻っていく。その後，読みかけの本を読みたい，夕飯の用意をしなければ，軽く一眠りしたい，などの地にある他の欲求のいずれかが図としてあがってきて，必要に応じて取捨選択されながら順に満たされていく。これが，自己調整が適応的に機能している状態である。

このサイクルをより詳細にまとめたものが図2で，気づきのサイクル，ゲシュタルトの形成と崩壊のサイクル，経験のゲシュタルトサイクルなどと呼ばれる（Clarkson, 1989 ; Woldt et al., 2005 ; Zinker, 1978）。これは自己調整が機能して図地反転がスムーズに展開し，自己と外

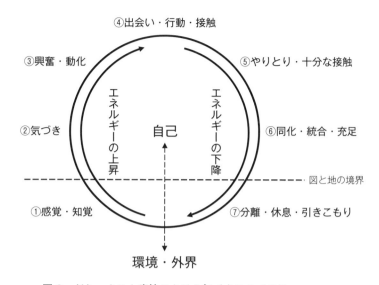

図2　ゲシュタルト療法における気づきのサイクル

注：Clarkson（1989），Woldt & Toman（2005），Zinker（1978）などを参考に細越が作成

界との接触が連続的かつ循環的に行われるサイクルである。このサイクルは，数秒から数分の短期的な出来事にも，数年にわたるカウンセリング過程にも適用できるが，ここではアサーションの文脈で短期的なやりとりを例にする。

　⑦から①の間は，特に図にあがってくるものがない穏やかな状態である。仮に，レジの長い列にスマートフォンを眺めながら並んでいる状況としよう。その時，①前方で誰かが列に横入りをしたように見えて，眉間にしわが寄ったり不快感が瞬間的に生じる（感覚・知覚）。②そんな自分の反応に気づき，先にレジを済ませる権利を守りたいと自分が思っていることを自覚する（気づき）。そこで，③その相手に数歩ほど歩み寄り（興奮・動化），④「ちょっとよろしいですか」と声をかけ（出会い・行動・接触），⑤列があることを伝えて並び直して欲しいことを伝えるやりとりがはじまる（やりとり・十分な接触）。その後のやりとりの経過や結果は多様であるが，⑥一定の決着がつくことで一定の充足感が得られ，図となった感覚や欲求はその役割を果たして地へと戻りはじめる（同化・統合・充足）。そして，⑦その場を離れ

て列の元の位置に戻り，再びスマートフォンを眺めはじめ（分離・休息・引きこもり），元の平穏な状態に戻る。または，友人にこの出来事を伝えたいという欲求が図にあがってきて，新たなサイクルが展開するかもしれない。

　アサーションのコミュニケーション技法としての側面からみると，どのような内容を，どのような順番で，どのような形式で伝えるのか，といったことは③から⑤に大きく関わるものである。ただし，そこでの方向性や具体的内容が自身にとって望ましいかどうかは，①や②で明確になった自身の感情や欲求を満たせるかどうかで決まるものである。もしも自身の感情や欲求が不明確であったり，何らかの理由で本来のものと異なっている場合には，具体的な他者とのやりとりを考える前に，自己への気づきを高めることが先決である。

Ⅳ　気づきのサイクルにおける機能障害

　気づきのサイクルの各段階で何らかの機能障害があり，連続的かつ循環的な展開が生じない状態は不適応的とされる。ただし，場面や期間や状況を限定して選択的に機能を一時的に止め

る場合は，むしろ適応的に機能することも多い。たとえば，空腹感を覚えても昼休みになるまでは我慢して仕事を続ける，不満があっても時と状況を考えてその場で伝えることは控える，などである。このような場合，一時的にサイクルを止めていても自身の感情や欲求は明確であり，後からそれを適切な方法で満たせるからである。しかし，機能障害が慢性的に生じて固定化すると不適応的な状態，いわゆる神経症と呼ばれる状態になる（Perls, 1976）。特定の場面や状況でアサーティブになれない人には，何らかの慢性的な機能障害があると想定できる。平木（2021）はアサーティブになれない 6 つの原因を挙げているが，自分の気持ちを把握できていない，周囲や結果を気にしすぎている，考え方がアサーティブではない，などは慢性化した機能障害とも関連があろう。ここでは気づきのサイクルで生じる機能障害から，特に感情や欲求への気づきに関係するものを紹介する。

1. 感覚鈍麻（desensitization）：そもそも感覚や感情が生じづらい状態であり，①の感覚・知覚の段階での機能障害となりやすい。アサーションにおいても，そもそも自分の気持ちがよくわからない，なんとも思わない，どうしたいのかわからない，などの反応を繰り返す人がその典型である。

2. 取り込み（introjection）：外界から価値観などを押しつけられ，取捨選択や咀嚼することもできないまま取り込んでいる状態である。たとえば，男は泣くな，女は怒るな，他者に迷惑をかけるな，勝手に一人で何かをするな，などを理由や意図の説明もなく頭ごなしに押しつけられてきた場合などである。怒りを具体例にすると，本来的に人は理不尽な扱いを受けた際に，そこから距離をとって自分を守るために怒りを感じる。しかし，取り込みによって怒りを感じたり表出したりすることが困難な場合，健康的な怒りの機能を発揮できずに他者から搾取されやすくなる。ノン・アサーティブな人

の一部はこれに該当するであろう。

3. 投射（projection）：自身の中にある感情や欲求を自分のものとして受け入れられない場合，それを他者に押しつけるものである。たとえば，自分が相手に不信感や不安を抱いているにもかかわらず，それを相手が自分に対して抱いているものとして体験する。そうなれば，不信感を向けてくる相手に対して怒りや不満を覚えて，相手との衝突が生じる場合もある。相手からすれば，心当たりもないのに難癖をつけられるような体験になる。また，怒りや不満を相手にぶつけても，本来であれば扱われるべき不信感や不安はそのままで次の段階に進めない状態となる。アグレッシブな反応を繰り返す人の一部には，このような機能障害があるかもしれない。

V　気づきを促すゲシュタルト療法の介入

ゲシュタルト療法では，気づきのサイクルに生じている機能障害を解消すべく，さまざまな介入を行う。表 2 は，介入の基本原則となる関わりの特徴をまとめたものである（倉戸，2011）。ゲシュタルト療法には，エンプティ・チェアや夢を今ここで再現するドリームワークなどの特徴的な技法もあるが，ここでは基本的な技法の中から，特に感情や欲求への気づきを促すのに有効なものをいくつか紹介する。なお，正に他者とのやりとりが生じているその場で行えるものと，後に心理療法の場面などで振り返りながら行うものとが混在することを断っておく。

1. 五感の活用：感情鈍麻や投射が起こっている場合，外界を五感で客観的に捉えられていないことや，自分の状態に気づいていないことも多い。その場合，目の前にいる相手の表情や姿勢や動作などを視覚でよく確かめて客観的に描写することや，自分自身の姿勢や体勢や呼吸や心臓の鼓動などがどうなっているかをよく確認することを提案できる。外界を正確に捉え直すことで，外

表2　ゲシュタルト療法における関わりの特徴（倉戸，2011）

1．セラピストの解釈は極力避け，クライエントに気づきを持つ機会を提供する
2．セラピストは“今─ここ”における自明な現象を取り上げる
3．ことばは，できるだけ第一人称で現在形を使うように勧める
4．周囲を操作することにではなく，セルフ・サポートへと結びつくようにエネルギーを使うように勧める
5．自己に対決する機会を提供する
6．非言語的なものに注目する
7．“実験”（イメージ法や擬人法による）を通して気づきを促進する
8．“図”に上がっているものの言語化を勧める
9．未完結の経験を完結する機会を提供する

界の刺激に応じて生じる感覚や感情に変化が起こったり，主観的・表面的に他者に抱いている感情の背景に別の感情があることに気づく可能性を高められる。

2．身体言語やボディ・ワークの活用：感情鈍麻によって主観的には感情を自覚できなくても，身体言語では感情を表出していることも少なくない。本来であれば怒りが生じて然るべき出来事を話していても，主観的には何も感じなかったと報告する人を例としよう。その時でも，その人の右手が握られていたり，えらが張って奥歯をかみしめていることが覗えたり，喉が動いて唾液を飲み込んでいる動作が確認できるかもしれない。こういった身体言語に注目し，〈今，右手を握っていることに気づいていますか〉と右手への注意を促し，〈よければ，右手をもっとぎゅっと強く握ってみて，どんな感じがするか味わってみませんか〉と治療的誘いをすることができる。あえて右手を強く握る中で，身体言語として表現されていた怒りを自らの感情として自覚する展開が期待できる。

3．第一人称現在形の活用：「私は〜です」などと主語をつけた現在形で声に出してもらい，そこで生じる自身の感覚や感情に注意を向けて，気づきを促す方法である。咀嚼せずに取り込まれた価値観は，本来は異物であるにもかかわらず，異物感がないこと

が問題である。そこで，〈私は絶対に怒ってはいけない，と声に出して何回か言ってみませんか〉と治療的誘いができる。あえて言葉にすることが違和感を得るきっかけになるかもしれない。もし違和感が生じれば，〈それはもともと誰から言われた言葉でしょうか〉という質問を経て，その価値観を押しつけてきた他者とのエンプティ・チェアを用いた対話に展開するかもしれない。

Ⅵ　おわりに

アサーションにもさまざまな立場や発想があるが，どのようなアサーションであっても，自身の感情や欲求を含めた自己への気づきが出発点となり，それに基づいて実際にどのようなコミュニケーションを目指すかが定まっていくことは変わらない。ただし，自身の感情や欲求に気づくことは，特にそれが困難な人にとって非常に難しい課題といえる。ゲシュタルト療法の理論や技法が，アサーションにおいても感情や欲求への気づきを促す一助となり，より統合的な発展に寄与することを期待している。

文　献

Clarkson P（1989）Gestalt Counselling in Action. SAGE Publications.（日保田裕子訳（1999）ゲシュタルト・カウンセリング．川島書店）

平木典子（2021）三訂版アサーション・トレーニング─さわやかな〈自己表現〉のために．日本・

精神技術研究所.

倉戸ヨシヤ（2011）ゲシュタルト療法―その理論と心理臨床例. 駿河台出版社.

三田村仰（2021）アサーションの多元的世界へ. 臨床心理学, 21（2）; 147-156.

三田村仰・松見淳子（2010）相互作用としての機能的アサーション. パーソナリティ研究, 18（3）; 220-232.

岡田法悦（2017）『ゲシュタルトの祈り』最後の一行の謎を解く！. JAGT News Letter, 12; 10-15.

Perls FS（1969）Gestalt Therapy Verbatim. Real People Press.（倉戸ヨシヤ監訳（2009）ゲシュタルト療法バーベイティム. ナカニシヤ出版）

Perls FS（1976）The Gestalt Approach & Eye Witness to Therapy. Science and Behavior Books.（倉戸ヨシヤ監訳（1990）ゲシュタルト療法―その理論と実際. ナカニシヤ出版）

Perls FS（1992）In and Out the Garbage Pail. Gestalt Journal Press.（原田成志訳（2009）記憶のゴミ箱―パールズによるパールズのゲシュタルトセラピー. 新曜社）

Woldt AL & Toman SM（2005）Gestalt Therapy : History, theory, and practice. SAGE Publications.

Zinker JC（1978）Creative Process in Gestalt Therapy. Vintage Books.

トラウマを受けた子どもへのアサーション支援

Makiko Saito
Nana Hosogane

齋藤　真樹子*，細金　奈奈*

I　はじめに

　正直なところ，本稿のテーマを目にした際に筆者（M.S.）はトラウマとアサーションという二つの言葉のつながりがすぐにはピンとこなかった。文献を調べてもこれまで国内ではあまり論じられていないように思われるが，海外に目を向けると，身体的・心理的・性的に虐待を受けた子どもやDV被害を受けた女性のPTSD（Post Traumatic Stress Disorder：心的外傷後ストレス障害）治療には心理教育やトラウマ記憶の想起と処理，トラウマ刺激に対する曝露，認知行動療法的な介入による認知修正のみならず，アサーション・トレーニングが重要な要素として組み込まれている（King, 2003；Kubany et al., 2004；Cloitre, 2006など）。

　なぜアサーション・トレーニングがトラウマ治療に必要なのだろうか。Livingstonら（2007）の研究によれば，児童期に性的虐待経験があることは青年期以降の性的アサーションスケール得点の低さを予測し，性的アサーションスケール得点の低さは青年期以降再び性被害を受ける可能性を予測するという相互関係が示唆された。つまり，子ども時代にトラウマを経験すること

はその後のアサーションの獲得や発達に負の影響を及ぼし，アサーティブになれない結果，再びトラウマを経験する危険性が高まる悪循環が生じると言える。

　また，子どものアサーションの発達について考えた場合，両親間のコミュニケーションや子どもへの親の関わり方が大きな影響を与えることは言うまでもない。とりわけ虐待やDVといった問題が生じている家庭では，両親間のコミュニケーションは非主張的自己表現や攻撃的自己表現，非主張的な攻撃自己表現（これらのアサーションスタイルについては平木，2009, 2020を参照）であることが多く，子どもはそうしたスタイルを取り入れ，アサーティブな自己表現を身につけることが困難になりやすい。また，そもそも虐待を受けている子どもは身近な他者との関係で自らの考えや感情を大切にしてもらったり理解する手助けをしてもらったりといった経験に乏しいことが多いため，自己表現しようにも自らがどのような感情を持っているのか，どのような感情や欲求を伝えたいのかわからないという側面もあるだろう。

　このように考えると，トラウマを経験すると子どものアサーティブな自己表現が損なわれるのか，元々アサーティブな自己表現を身につけられなかった子どもがトラウマ被害を経験しやすいのか，いわゆるニワトリが先か卵が先かと

＊社会福祉法人恩賜財団母子愛育会総合母子保健センター
　愛育クリニック
　〒106-8580　東京都港区南麻布5-6-8

いった問いが浮かぶ。いずれかが正解という単純な二分法ではないが，こうした問いを考えること自体が支援を考える上では重要だろう。

筆者らはアサーションの専門家ではないが，子どもの精神科領域で働く中でトラウマを経験した患者の治療に携わっている。そして，振り返ると治療がアサーション支援の側面も有していたことに気付いた。本稿では子どものトラウマ治療を概観した上で，その中で行っているアサーション支援について事例を通して述べる。

II　トラウマを受けた子どもへの支援

Karin（2019）によると，この 20 年の間にトラウマを経験した 6 歳未満の子どもに対するエビデンスに基づいた治療法の需要は劇的に増加し，さまざまな治療法の実装も進んでいる。子どものトラウマに対する治療法の中で，最も支持され広く普及しているのは，トラウマに焦点を当てた認知行動療法（Trauma-Focused Cognitive Behavioral Therapy：以下，TF-CBT；Cohen et al., 2006），親子相互交流療法（Parent-Child Interaction Therapy：以下，PCIT；Eyberg, 1988），親子精神療法（Child-Parent Psychotherapy：以下，CPP；Lieberman et al., 2005）の三つである。本稿では筆者らが実践している TF-CBT と PCIT について述べる。

なお，どの治療法を選択するかは三つの因子（子ども，養育者，環境）から検討すべきである（Karin, 2019）。まず子どもについては，年齢，発達水準，身体の大きさ，症状の種類（トラウマ反応，行動，感情，関係性など），症状の経過，症状の安定性，トラウマ体験を言語化する能力などが検討点となる。次に養育者については，治療に参加できる支持的な養育者の有無や加害親かどうか，養育者の主訴，および養育者自身のトラウマ体験や他の精神疾患の有無や程度などが挙げられる。最後に環境については，子どもの居場所の安定性や治療の目的，面接に通える頻度，同一家族内でのその他のトラウマ治療の有無といった観点から判断が求められる。

選定基準として用いられやすいのは子どもの年齢（2 〜 7 歳ならば PCIT，3 〜 18 歳ならば TF-CBT）だろうが，年齢で画一的に判断するのではなく，上述のような三因子を多角的に評価する臨床的判断が求められるだろう。

1．TF-CBT

TF-CBT とは Cohen ら（2006）によって開発された，トラウマ体験の影響を受けている 3 〜 18 歳の子どもと，その親を支援するためのプログラムである。8 つの構成要素から成り立っており（表 1），PTSD，抑うつ，不安の症状に取り組むと同時に，このような状態と関連する特徴（行動上の問題，性的逸脱行動，恥の感情，信頼感や社会生活能力の問題など）にもアプローチする。成人のトラウマ治療プログラムと比較するとトラウマの記憶に繰り返し向き合うことによる馴化を目的とするよりも，非機能的認知を修正し（プロセッシング），その後の健全な育ちを促進することに重点が置かれている。

また，ユーモアがレジリエンスの重要な要素であると位置づけられており，子どもの治療意欲を高めるためにさまざまなゲームやクイズなどの遊びの要素が取り入れられ，治療はプレイフルに行われる。プレイフルな関わりによって子どもは治療者へのアタッチメントや信頼感を育み，温かい関係性の中で自らの気持ちや考えを振り返ることができる。さらに，親への心理教育やペアレンティングスキルは治療の初期から一貫して繰り返され，親の養育機能やコミュニケーションスキルの向上，子どものメンタライゼーション機能の改善が目指される。

＊事例 A くん（事例はいずれも複数の事例に基づく創作で，個人が特定されないように配慮してある）

A くんは初診時小学校 3 年生の男児である。家族構成は両親と年の離れた姉の 4 人家族で，近所に母方祖父母が住んでいた。両親は共働きで，A くんは学校から帰ると祖父母の家に行くことが多かった。祖父は若い頃からカッとな

表 1　TF-CBT の 8 つの構成要素 （Cohen et al, 2006 より一部改変）

P	Psycho education and Parenting skills	心理教育とペアレンティングスキル
R	Relaxation	リラクゼーション
A	Affective modulation	感情の調整
C	Cognitive coping and processing	認知対処と認知処理
T	Trauma narrative and cognitive processing of the traumatic experience(s)	トラウマナラティブとトラウマ体験の認知処理
I	In vivo mastery of trauma reminders	トラウマのリマインダーの実生活内コントロール
C	Conjoint session	親子合同セッション
E	Enhancing future safety and development	将来の安全と発達の強化

ると大声を出したり暴力を振るったりすることがあり，祖母やAくんの母親はなるべく祖父を刺激しないように気を遣っていた。

　Aくんは元々不注意や衝動性のコントロールに課題を有していた。祖父母の家で宿題をすませる約束になっていたが，取り掛かるまでに時間がかかり，やり始めてもすぐに集中が途切れこっそりマンガを読むなど，なかなか宿題は進まなかった。そのようなAくんの態度に祖父は腹を立て，しばしば怒鳴りつける，机を叩く，Aくんの背中を蹴るなどの暴力を伴う叱責をした。祖母や母親はそうした祖父の行動は認めていないながらも，「おじいちゃんを怒らせないで」と，Aくんを注意した。

　そのうち，Aくんは学校で低学年の子どもに暴力を振るうなどの問題行動を呈するようになった。また，授業中ぼんやりして話を聞いていないように見えることがあり，担任が注意すると興奮して教室から飛び出したり机をひっくり返したりした。家庭でも些細なことでキレやすくなり，母や姉に暴力を振るった。担任からスクールカウンセラーに相談があり，スクールカウンセラーがAくんの行動観察と母親の面談をしたところ，上述のような祖父との関係が明らかになった。スクールカウンセラーはAくんの学校での問題行動はADHD（Attention-Deficit/Hyperactivity Disorder・注意欠如・多動症）的な特性と祖父からの身体的・心理的虐待の影響があると見立て，まずは祖父から離れて安全を確保することを勧めた。母親は事態を

重く受け止め時短勤務にし，Aくんが祖父母宅に行く機会をなくした。しかし，問題行動の改善は認められず，母親はAくんを連れて筆者らの勤める児童精神科を受診した。

　AくんはADHDとPTSDと診断され，担当医師によって抗ADHD薬などの薬物療法と母親へのトラウマの心理教育が行われた。母親はAくんの問題行動が祖父からの暴言や暴力といったトラウマに起因していることを理解し，初診から数回の診察を経てTF-CBTを始めることに同意し，筆者（M.S.）が心理療法を担当した。

　Aくんは，最初は緊張していたもののクイズ形式やゲーム感覚の心理教育に安堵した様子で，治療には積極的に通っていた。しかし，気持ちの勉強では「わかんない」と首を傾げ，治療者からすれば怒りや悲しみ，悔しさ，不安などさまざまな気持ちが生じるであろう場面もすべて「いやな感じ」の一言でまとめる傾向が認められた。治療者はイラストやゲームで繰り返しAくんの気持ちに焦点を当て，徐々にAくんは「お姉ちゃんだけおやつにプリンを食べてて，ムカついたし悲しかった」「お母さんが帰ってきて疲れた顔してると，心配になる」など，自らに生じる複雑な気持ちを理解し，日常的に言語化できるようになっていった。

　治療の進展とともにAくんの学校での不適切な行動は徐々に減っていたが，4年生になり担任が年配の男性に変わると，再び問題を呈し始めた。新しい担任と祖父が重なっているようだった。治療者はその認知の歪みに取り組み，そ

の上で A くんと学校での困った場面でどのように担任に自分の気持ちや考えを伝えるか話し合い，ロールプレイをした。翌週，A くんは「『今は気持ちが落ち着かないから，保健室に行きたいです』って言ったら，先生は『いいよ』って言ってくれた！」と，ニコニコと成果を報告した。

また，母親は A くんと祖父との一件を「気付いていたのに止められなかった私は，母親失格だ」と過剰に自責的に受け止めており，罪悪感から A くんの行動に制限をかけたり指示を出したりすることができなくなっていた。そこで治療者は母の後悔を受け止めつつも，母自身も祖父との関係で傷つきを抱えていたのだろうと理解し，心理教育を繰り返すとともに，祖父を遠ざける決断をしたことに注目し，母をエンパワメントした。また，適切な行動は褒め不適切な行動は無視することや，効果的な指示の出し方についてロールプレイを用いて練習した。その結果，母は徐々に A くんに対し「プリンが食べられなくて悔しかったね。でも，お姉ちゃんを叩くとママは悲しいから，やめてちょうだい」と気持ちを汲みつつ毅然と話をすることができるようになった。

このように，A くんは治療を通し自分自身の気持ちを表現する言葉を獲得し，これまでに祖父との関係で強化された攻撃的自己表現ではなく，新しく身につけたアサーティブな自己表現が可能になった。治療者が A くんの気持ちに寄り添い尊重する体験が，A くんが安心して自己表現をするための基盤となったのだろう。また，罪悪感から非主張的自己表現をしがちだった母親は，ペアレンティングスキルの習得によりアサーティブに A くんに関われるようになった。母親が毅然と制限することは A くんにとってアサーションのモデルとなり，治療の場のみならず家庭内のコミュニケーション様式の変化に役立ったと考えられる。治療はまずは母子ともに治療者との間で，次に面接外の対人関係でもアサーティブになれるよう，スキルの般化を目指した。

2．PCIT

PCIT とは，2 〜 7 歳の子どもの外向的問題行動の軽減を目的に開発された治療法である（Eyberg, 1988）。アタッチメント理論と行動理論を基にした個別の親子に対する心理療法であり，親の養育スキルを高めることによって子どもの問題行動を軽減させることを目的としている。開発当初は外在化行動障害とその親を治療の対象としていたが，現在では子どもの発達障害の有無は問わず，DV や虐待など発達の過程でトラウマを経験した子どもとその親にも有効性が確認されている（加茂，2010；小平，2019 など）。

治療は二段階で構成されている。まず前半の「子ども指向相互交流（Child-Directed Interaction：CDI）」では，親が子どもの自由遊びに合わせて子どもの向社会的行動が増えるような関わりを身につける。後半の「親指向相互交流（Parent-Directed Interaction：PDI）」では親が指示を出し，子どもがそれに従うかどうかに応じてプロトコルに沿って対応する。指示を出す親側には一貫した対応が求められ，親が冷静に対処することで子どもは従順性を高めていく。

PCIT の特徴は，プレイルームで親子が遊んでいるのを治療者がマジックミラー越しに観察し，トランシーバーで直接親に子どもへの関わり方を指示（ライブコーチング）するため，リアルタイムに親子の交流を支持，修正することにある。親からすれば家庭での様子により近いものを治療者に見てもらうことができ，わかってもらえたと感じやすいだろう。また，PCIT のスキルをその場で子どもに実践することで効率よくスキルを身につけることが可能である。さらに，子どもの不適切な行動が悪化するなど困難な場面に遭遇しても，治療者が声をかけ続けることは親が自身の気持ちを落ち着け，穏やかに子どもに向き合うための手助けとなる。子どもも PCIT の構造の中で親から批判されることなく肯定的な注目を与えられる時間を持つことで情緒的に安定し，親とのアタッチメントが育まれる。このように行動だけではなく親子の

アタッチメントまでも治療対象としていることが，治療後の効果の継続にも影響を及ぼしていると考えられる。また，こうした関係性の改善が子どものアサーション支援につながる。子どもがアサーティブになるためには，親側の受け入れる姿勢や期待，親自身のアサーションが大きく影響している（佐藤，2010；細金，2020）。PCIT はライブコーチングという強力な手段を用いることで，そうした親の変化を生み出すことができると言えるだろう。

＊事例 B ちゃん

B ちゃんは初診時 4 歳の女児である。友達とのトラブル，親の指示に従わない，親を叩く，などの問題行動を主訴に母と来院した。児は診察ではほとんど話さず，また，心理検査では知的に問題を認めなかった。自発性の乏しさや感情表出の少なさなどから自閉スペクトラム症が疑われた。外来診療では次第に，母自身が実母に感情的に叩かれることが多かったこと，母が B ちゃんの行動が許せず叩いてしまいつらいことが語られた。B ちゃんの問題行動の改善および母の養育スキルの改善を目的に PCIT が開始となり，筆者（N.H.）は治療チームの一員として関わった。

治療前半の CDI では，母が B ちゃんの遊びに合わせる様子を治療者が母を褒めながらコーチングをしていった。B ちゃんが荒々しくおもちゃを扱う場面では，注意をそらすようにコーチングを行い，深呼吸してもらうなど母の怒りの感情のコントロールを手助けした。母はセッション場面だけでなく日常場面で B ちゃんを褒めることが増え，B ちゃんは言葉による表現が増え，友達とのトラブルが減った。こうした変化が母の関わりによるものだと理論的に説明したところ，母は次第に治療者の賞賛を素直に受け止められるようになっていった。治療後半の PDI では母が児の発達水準に見合った指示を厳選して出せるようになり，B ちゃんは指示に従いやすくなった。母は叱る機会が減ったため落ち込むことが少なくなったと報告した。セッション中の母子のスキンシップは増えていき，B ちゃんは「ママと遊ぶのが楽しい」と素直な感情表現も増えた。

PCIT は約 20 セッションで終了した。治療経過から，B ちゃんの自発性の乏しさや対人関係の問題は神経発達症によるものではなく，母との関係性から受動的あるいは反抗的・攻撃的に振る舞ったりしていたものと考えられた。治療者は母自身のつらさに共感しながら，感情のコントロールや児への安定的な関わりができるように支えていった。傷つけられない安心できる関係性の中で，B ちゃんは次第にアサーティブに振る舞うことができるようになったと考えられた。

最後に，COVID-19 の感染拡大に伴い需要が高まっている Internet-delivered PCIT（I-PCIT）についても簡単に述べたい。オンラインで PCIT を行う I-PCIT は Comer ら（2017）によって開発され，子どもの問題行動の改善や家族の相互作用および全体的な機能が改善するといった有効性が確認されている。Gurwitch ら（2020）は，COVID-19 の感染拡大といった公衆衛生の危機に対し，子どもを虐待や DV 被害から守るために I-PCIT の効果があると報告している。今後日本でも事例の積み重ねが待たれるであろう。

Ⅲ　おわりに

トラウマを経験した子どものアサーション支援について，子どものトラウマにおけるエビデンスに基づく二つの治療法を紹介し，それぞれの治療の中でどのようにアサーション支援がなされているかを述べた。子どものアサーション支援は子ども自身にアサーション・スキルを身につけさせるだけでなく，子どもがアサーティブになれるような環境を作るために親への介入が不可欠である。そのためには親自身のコミュニケーションスタイルや，子どもがアサーティブになった場合にどの程度受け入れられるかなどの視点で親を見立てながらサポートする視点が治療者には求められる。

トラウマの教科書とも言える著書『心的外傷
と回復』で Herman は，フランス人精神科医の
ジャネの言葉から，「トラウマが人の心を傷つけ
る本質は，孤立無援感にある…〜中略〜，そして，
回復には自分には力があり役に立っているのだ
という力と有用性との感覚が必要だということ
がわかっていた」と述べている（Herman, 1992）。
傷つきを体験した子どもが願わくばさらなる傷
を負うことがないよう，また，傷つきを体験する
前よりも自分の気持ちや考えを大切に思えるよ
う，トラウマ治療にあたる治療者としてはアサ
ーション支援という視点を持っていたい。

文　献

Cloitre M（2006）Treating Survivors of Childhood Abuse and Interpersonal Trauma, First Edition: STAIR Narrative Therapy. Guilford Press.（金吉晴監訳（2020）児童期虐待を生き延びた人々の治療—中断された人生のための精神療法．星和書店）

Cohen JA, Mannarino AP & Deblinger E（2006）Treating Trauma and Traumatic Frief in Children and Adolescents. Guilford Publications.（白川美也子・菱川愛・冨永良喜監訳（2014）子どものトラウマと悲嘆の治療—トラウマ・フォーカスト認知行動療法マニュアル．金剛出版）

Comer JS, Furr JM & Miguel EM et al（2017）Remotely delivering real-time parent training to the home : An initial randomized trial of Internet delivered parent-child interaction therapy（I-PCIT）. Journal of Consulting and Clinical Psychology, 85 ; 909-917.

Eyberg SM（1988）Parent-child interaction therapy : Integration of traditional and behavioral concerns. Child and Family Behavior Therapy, 10 ; 33-46.

Gurwitch RH, Salem H & Nelson MM et al（2020）Leveraging parent-child interaction therapy and telehealth capacities to address the unique needs of young children during the COVID-19 public health crisis. Psychological Trauma : Theory, Research, Practice, and Policy, 12（S1）; S82-S84.

Herman J（1992）Trauma and Recovery. Basic Books.（中井久夫訳（1999）心的外傷と回復

増補版．みすず書房）

平木典子（2009）改訂版アサーション・トレーニング—さわやかな〈自己表現〉のために．日本・精神技術研究所．

平木典子（2020）アサーション・トレーニングと心身の健康．精神療法, 46（3）; 307-311.

細金奈奈（2018）発達障害児の母子関係への修正的介入—自閉スペクトラム症の男児と母の親子相互交流療法（PCIT）の治療経過を中心に．精神療法, 44（2）; 168-174.

細金奈奈（2020）児童の治療におけるアサーション．精神療法, 46（3）; 368-369.

加茂登志子（2010）ドメスティック・バイオレンス被害母子の養育再建と親子相互交流療法（Parent-Child Interaction Therapy : PCIT）．精神経誌, 112（5）; 885-889.

Karin LV（2019）Treatments for early childhood trauma : Decision considerations for clinicians. Journal of Child & Adolescent Trauma, 12 ; 515–528

King NJ, Heyne D & Tonge BJ et al（2003）Sexually abused children suffering from posttraumatic stress disorder : Assessment and treatment strategies. Cognitive Behavior Therapy, 32（1）; 2-12.

小平かやの（2019）虐待事例への支援と治療的介入—PCIT の実践．小児の精神と神経, 59（2）; 184-190.

Kubany ES, Hill EE & Owens JA et al（2004）Cognitive trauma therapy for battered women with PTSD（CTT-BW）. Journal of Consulting and Clinical Psychology, 72（1）; 3-18.

Lieberman AF, Van Horn P & Ippen CG（2005）Toward evidence-based treatment : Child parent psychotherapy with preschoolers exposed to marital violence. Journal of the American Academy of Child and Adolescent Psychiatry, 44（12）; 1241-1248.

Livingston JA, Testa M & Tamsen VC（2007）The reciprocal relationship between sexual victimization and sexual assertiveness. Violence Against Women, 13（3）; 298-313.

佐藤淑子（2010）アサーティブでない日本の子どもの背景にあるもの．児童心理, 64（4）; 297-303.

学校で学ぶ

▶ 発達障害児のアサーションスキル

Kazuyo Tanaka

田中　和代*

アサーションとは，対人関係を円滑にするためのコミュニケーションスキルです。発達障害の一つである ASD（自閉スペクトラム障害）にも ADHD（注意欠如・多動性障害）にもコミュニケーションの障害があり，そのため，周囲との人間関係でいろいろなトラブルが起きます。今回は小学校の子どものアサーションスキルについて考えていきます。コミュニケーションスキルは発達障害の子どもだけでなく，他のすべての子どもにも有効な方法です。クラス全体で，また発達障害児の集まりなどで活用ができます。

I　ゲーム感覚で学ぶアサーションスキル

まずは小学校低学年から学べるアサーションスキルゲームを，紹介します。

1．おはようゲーム

2〜3分ほどでできるので，朝の会で毎日行うと身につきやすくなります。

ねらい：日常のコミュニケーションの中で大切なのが「あいさつ」。あいさつは人間関係の入り口です。これらのゲームを続けていくことで，あいさつを身につけ，日常の生活の中で使えることを目指します。

（進め方）

5人前後のグループで円を作ります。一人目の子どもが隣（二人目）の子どもに笑顔で「相手の名前」と「おはよう」を伝えます。二人目の子どもは，一人目の子どもに返事を返します。返事は笑顔で「名前」と「おはよう」を返します。

例：「田中さん，おはよう」「鈴木さんおはよう」とします。

次は，二人目の子どもが三人目の子どもに同じようにあいさつをします。このように次々に回していきます。

最初は笑顔が出なかったり，声が小さかったりしますが，毎日続けることによりどの子も自信を持ってできるようになります。先生は，これらのあいさつを日常の生活の中で生かせるような指導をしていただく必要があります。

この「おはようゲーム」を「名前＋おはよう＋天気の話」などに発展させていくことができます。

2．共感ゲーム

「どうもうまく話が弾まない」「すぐケンカになってしまう」などと感じている人が用いるとよいスキルです。

ねらい：会話の中で相手を受け止め，相手の気持ちに共感することで，相手に安心と信頼を

＊一般社団法人福井コミュニティ協会
〒919-0437　福井県坂井市春江町為国西の宮 2-3

あたえることを知り，ふだんの会話で使えるようになることを目指します。

（進め方）

①最初は，先生と子ども一人が，共感的ではない会話を見せます。先生が返事をする役をします。

例

子ども「明日の天気は良さそうですね」

先生「そうかな，最近の天気は不安定だからわからないよ」

例

子ども「桜の花がきれいですね」

先生「いやいや今日は曇っているからね」

例

子ども「先生，学校に来るのが面倒」

先生「何言ってるんだ。学校に来るのが面倒なんて。来るのが当たり前だろ」

②その後で共感的な会話を見せます。

例

子ども「明日の天気は良さそうですね」

先生「本当に良さそうだね」

例

子ども「桜の花がきれいですね」

先生「そうだね。きれいだね。晴れの日だったらもっといいね」

例

子ども「先生，学校に来るのが面倒」

先生「そうだね，先生も小学生の時に，登校するのが嫌な時があったよ。友達とうまく付き合いができなくて，来るのが嫌だったんだ」

③①の「共感的ではない会話」と②の「共感的な会話」では，聞いていて，どのような感じを持ったかを子どもたちに聞きます。

予想される反応：①だと否定ばかりされて苦しくなる。②の方は，受け止めてくれるので，その後も話がしたくなりそう。

④相手の言葉を受け入れる会話を心掛けることで，相手が自分に好感を持ってくれるようになり，その後の人間関係がうまくいくことを子どもたちに知らせて，日常でも使っていけ

	友達の名前	友達が見つけたステキなところ
1	田中和代	おっちょこちょいだけど、親切なところがステキ
2	鈴木美香	スポーツが得意なところがステキ
3	山田太郎	人を笑わせるのが上手でステキ
4	佐藤優香	服装のセンスがいいところがステキ
5	水野翔	動物の世話が得意なところがステキ
6	丸岡タクヤ	力持ちで男らしいところがステキ

図 1　友達のステキなところ探しゲーム

るようにと指導をします。

注意点：共感とは，すべて相手の話に賛成することではありません。世間話など，取り立てて反対を言わなくてもよい話の場合や，相談を受けている時などに用います。また相手の意見に共感できない内容の場合は，一度受け止めてから，「君はそう思うんですね。実は私はこう考えています」などと自分の意見を伝えることで，相手も自分の意見について受け止めやすくなります，ということも伝えてください。

3．相手の良いところ探しゲーム

また対人関係を円滑にするゲームとして，相手の良いところを探します。他の子どもの良いところ探しというと，良いところが目立たない子どももいます。そして悪いところばかりが目立つ子どももいます。

ねらい：どんな子どもにも長所があるはずなので，（無理しても）そこを探して，ゲームの中で友達に伝えることによって，自己評価が高まり，自分も相手を尊重できることにつながります。

（進め方）

①６人くらいのグループで行います。全員のステキなところを，グループみんなで探してワークシートに書き込みます。

②グループメンバーが考えてくれた自分の長所を，各自がワークシートに書きこみ，クラス全員の前で発表します。

③発表を終えてから各自の感想を書きます。

　このようにすると，グループのメンバーが自分のステキなところをわかってくれることがわかり，自尊感情が持てることにつながります。また，友達の良い点を見直すことで，友達への尊敬の念を持つことができ，その後のコミュニケーションに良い影響を及ぼすことが期待できます。

Ⅱ　ロールプレイを取り入れた授業で学ぶ

　低学年でも，高学年でも，ロールプレイは目の前で演じるので，理解しやすく楽しい時間となります。以下は道徳などの授業で行うことができます。

１．SST　仲間に入れて

　ねらい：仲間に入りたい時はどう言ったらいいのかを知り，それが使えるようになり，人間関係の改善スキルを知ることです。

（進め方）

①授業の導入で，「友達が遊んでいる時に，一緒に遊びたいが，入れなかった経験と，その時の気持ちを発表してもらいます。

②クラスを４〜５人のグループに分け，その中の一つのグループを選びます。

③選ばれたグループの全員が教室の前側で遊ぶ演技をします（遊びは何でもよい。例：あっち向いてホイなど）。

④その様子を子どもＡ（教員が演じる）が離れた場所で覗いて，心の声を出します。「一緒に遊びたいな。でも誰も誘ってくれない。誰か気づいてほしいな」とつぶやきます。

⑤教員がみんなに「この場面で，Ａさんは，どう言ったらいいのかな？」と子どもたちに

問いかけます。

⑥子どもたちから出たセリフを板書します。

　子どもたちからの答えの例

　　・まぜて

　　・入れて

　　・一緒に遊ぼう

　　・あの〜

⑦教員が子どもたちに「この時，遊んでいた子どもは，どう答えたらいいのか？」と問い，子どもたちからの答えを板書します。

　子どもたちからの答えの例

　　・いいよ，おいで

　　・一緒に遊ぼうよ

　　・仲良く遊ぼうね

　　・待ってたよ

⑧教員の指示で，各グループでも，同様な演技を経験します。

　このロールプレイの目的は，声のかけ方を学ぶだけでなく，声をかけられた時の対応についても学ぶことです。「まぜて」などと声をかけられたら，それを受け入れる言葉を返すことが良いことであることを学びます。それによって，いじめなどの減少も期待できます。

２．SST　ずるいことはやめて

　ねらい：集団のルールをまもらない友達に対してどう自分の気持ちを伝えたら，お互いが気持ちよく生活できるかを学びます。

（進め方）

①クラスの中の１グループ（４人）に教室の前に出てもらいます。

②シナリオカード（図２）に従って，配役を決めて演技をしてもらい，他のグループの子どもたちはそれを見学します。

③演技を見て，よわ子の言い方はどうだったか，感想をききます。

　予想される感想：弱すぎて，チャラ男の言いなりになっている。我慢するので苦しいね。

④ツヨシの言い方はどうだったか感想をききます。

ずるはしないで　シナリオカード

滑り台の前で順番を待っています。そこに、1 人の男子（チャラ男）が割り込んできました。「へへ、急いでいるから、失礼！」と言っています。あなたは 2 番目に並んでいるアサシです。その時、相手にも自分にもよい注意の言い方はどういったらいいのでしょうか？

セリフ

チャラ男「へへ、急いでいるから、失礼！」

よわ子「チャラ男君、あの・・・・・」

チャラ男「なんだよ。なんか用か」（強い口調で言う）

よわ子「あの・・・どうぞ」（弱弱しく）

最後列に並んでいる背の高いツヨシが言いました

ツヨシ「おい、チャラ男、お前はいつもずるいぞ！あっちへ行け。殴るぞ！」

アサシ

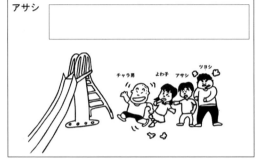

図2　ずるはしないでシナリオカード

シナリオカード（母と A 子の会話）

お祭りの日、A 家では 6 年生の子どもが友達と祭りに行きました。A 子は出かける時、母親から「6 年生なんだから、遅くても 9 時には帰ってくるのよ」と言われて出かけました。

母親「遅いな、もう 9 時だわ」

母親「9 時半だわ、何しているのかしら、心配だわ」

母親「いくらなんでも 10 時だわ。何か心配なことがあったのかしら」

-------- ここから母と子のセリフを考えます --------

A 子「ただいま。お母さん」

母親は、A 子に近寄り、頬を叩いた。

母親「今まで何やってたの？電話もしないで。心配するでしょう」

A 子「なんだよ、友達はまだ遊んでいたのに、私だけ早く帰ってやったのに。うちはひどいよ」

母親「親に向かってその口のきき方はなに、そんならよその子になりな！」

A 子「分かったよ。こんな家、出てやる」と家を飛び出す。

どう言ったら、母と A 子がケンカにならないで、お互いの気持ちが相手に伝わるでしょうか。点線から後の会話を書く。

A 子「ただいま。お母さん

図3　シナリオカード（母と A 子の会話）

予想される感想：言い方がきつすぎる。チャラ男も傷つくし，ツヨシも『きつく言い過ぎた』となりそうで，これもまずい。

⑤どう言ったらチャラ男も傷つかず，言いたいことが言えるか，それをアサシの発言として，みんなに考えてもらいます。

予想されるアサシの発言「チャラ男君，早く乗りたい気持ちはわかるけど，僕たちもさっきから並んでいるんだ。君も後ろに並んでよ」

⑥次は，三人の言い方から，自己主張の仕方について，3 タイプにまとめて子どもたちに伝えます。

よわ子「自己主張しないタイプ」

ツヨシ「強く言い過ぎで攻撃的タイプ」

アサシ「相手も傷つかず，自分の言いたいことも言える言い方。さわやかなタイプ」

アサシのようなさわやかな言い方ができると，無理や我慢をしないで生活できることを伝えま

ワークシート（母と A 子の場合）

母と A 子の気持ちを想像して書きましょう

	A 子の気持ち	母親の気持ち
家に入る前		
言い争った後		

図4　母と A 子のワークシート

す。日常の生活のどんな場所で活用できるのか子どもたちと話し合います。

3．SST　親子関係をよくする

ねらい：親と子はそれぞれを大事に思っていても，言いたいことを遠慮なくぶつけあうので，

険悪な関係になりがちです。そんな関係を見直し，相手にも自分にも配慮した言い方を学びます。

（進め方）

①教室の前に母親役とA子役が二人で演技します。（できたら，二人は大人がするといい）

②シナリオカード（図3）にそって演技をし，子どもたちはそれを見ます。

③子どもたちは家に入った時の母親の気持ちとA子の気持ちを想像してワークシートに書き，このような言い方では，相手に気持ちがちゃんと伝わらないことを子どもたちに説明します。

④母もA子も自分の気持ちが伝わり，ケンカにならない言い方を，子どもたちが考えて，各自でシナリオカードの下の欄に記入します。

⑤次は，グループで④で考えた言い方を発表して，意見を交換して，グループの意見を発表します。

⑥先生は，「言い方が良いと気持ちも通じてケンカにもならない」という言い方があるということを子どもたちに説明します。

Ⅲ 怒りのコントロールができるようになる

発達障害の子どもは，他の子どもにとっては何でもないような場面でもイライラして怒ったり，時には暴力や暴言をしてしまいます。親や先生たちはその対応に苦慮しています。

怒りは人間関係の中でも，最も関係を壊す原因となります。怒りをコントロールする力がついていないと，大人になっても生きるのがつらくなります。子どものうちに怒りのコントロールができるようになっておくことで，その後生きやすくなります。

怒りにかられた行動が続くと，嫌われたり，大人からの叱責が多くなります。また子ども自身も自己評価が低くなり，他のことでも自信をなくします。これらの子どもの怒りのコントロールの方法をあげてみます。

1．言い分を聞いてあげると，怒りが減る

イライラしている時や怒っている時は，「悪いことは悪いと分からせなくては」と子どもを厳しく叱りがちです。そんな時はどうしてイライラしているのか本人にききます。

こんな場合，話の途中で諭したり，言いきかせたりしたくなりますが，子どもはその時は怒りが収まらずにいるわけですから，かえって興奮状態になることもあります。まずはゆっくりと，子どもの言い分を最後まで聞きます。この時，「勝手な言い分だ」と思っても否定せずに最後まで聞きます。

言い分を聞いた例

友達がサッカーで遊んでいた時，B君が仲間に入りたかったが，「お前なんか仲間に入れないよ」と断られたと，B君は泣いてきました。親や先生は心の中で「いつもBがルールを守らないでプレーするからだ」と思っても，まずは最後まで言い分を聞きます。その時「それは悔しかったね。一緒にプレーしたかったのにね」などとBの気持ちを代弁するような受容をします。これだけで，怒りが収まる場合があります。

話を聞く時に用いる言葉

・そうだったんだね
・悔しかったね
・それは嫌だったね
・それを我慢したのは偉かったね
・ふーん，それから？
・一番嫌だったことは何？
・そうか，それで殴ったのね
・そこで暴力しなかったのは偉かったね
・謝りたいと思ったのにできなかったのね

2．怒りの度数を知る

怒りがどの程度かを子どもに聞きます。1が最悪で，3が普通で，5が超楽しいとします。いつも5を目指すのではなく，3ならOKとします。「怒り具合」がわかるように温度計を絵にして作ってみます（図5）。怒りが1なのか，2なのか，怒る度に聞いているうちに自分で「怒り具合」がわかるようになります。そうすると，「2だからまあいいか」などと言えるよ

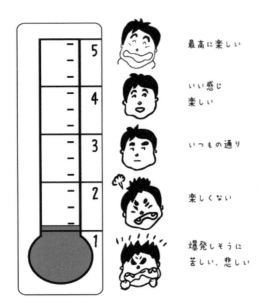

最高に楽しい

いい感じ
楽しい

いつもの通り

楽しくない

爆発しそうに
苦しい、悲しい

図5　温度計の図

うになったりします。

3．怒りのわけを知る（べきを発見する）

　怒った人は，怒った時の状況について「○○すべきなのに」という気持ちがあります。たとえば，「自分を仲間に入れてくれるべき」とか「もっと親切にすべき」とか「これくらいやってくれるべき」などです。

　子どもが話す怒った時の状況の中から，それを取り出して「あなたは，その時友達なら○○すべき」だと思ったのねと説明します。そして，怒った時はいつも「べき」という気持ちがあることに気づかせます。これを毎回やっていると，「自分が勝手に○○すべきと考えてしまった」と自分の考え方の癖がわかるようになり，少しずつ怒りが減少していきます。

4．深呼吸をする

　興奮時は深い息をしにくいのですが，何回か

ゆっくりの深呼吸をしていくうちに気持ちが落ち着いてきます。

5．大人が背中をやさしくタッチする

　子どもの肩から背中にかけて，両手のひらでソフトにゆっくりと触れて往復します。5分くらいすると落ち着きます。

6．怒りは悪いことではないことを知る

　怒るのは悪いことではなく，環境を変える起爆剤にもなります。正しい内容を主張することは大切なことで，しかし言い方がポイントであることを伝えます。

　ここで，アサーションの重要性が出てきます。不満があり，環境を改善するために主張をすることができれば，環境も変わるし怒りは減ります。前記の「仲間に入れて」で学んだ「言いたいことは言うが人間関係は悪くならない」言い方の「さわやかタイプ」を用いて，言えるように練習をしてみます。

7．練習は具体的に行う

　子どもと一緒に怒った時に，「どう言えば相手に伝わるのか」のさわやかな言い方，具体的なセリフを考えます。

　子どもとこのような話し合いを繰り返すことで，自分勝手な怒りが減少し，自己主張や表現ができるようになっていきます。時間はかかりますが，やがて暴力的な怒りそのものが減少します。

文　献

田中和代（2019）ゲーム感覚で学ぼうコミュニケーションスキル．黎明書房．
田中和代（2021）ワークシート付きアサーショントレーニング．黎明書房．

☆イラストは後藤勇一氏

セルフヘルプ・グループにおけるアサーション

Satoshi Takamatsu

高松　里*

I　はじめに

　セルフヘルプ・グループに集まる人たちは，共通した経験・問題・課題を抱えている。病気，障害，暴力被害，死別・離別など，人生上に起きる大きな出来事である。こういう出来事に出会った時には，よく「頭が真っ白になった」とか「何と言っていいかわからない」等の言葉が使われる。つまり，そのようなことが起きることは，普段から想定しておらず，それについて何かを語る事態に陥るような準備は全くないということである。

　セルフヘルプ・グループに参加したばかりの人たちは，自分の状況を表現する言葉を持っていない。例えば交通事故はよく聞くことであるが，自分の足が動かない生活をしなければならない，などということは想定していない。だから，その場になって，「どうしたら良いのだろう」「自分の人生はどうなってしまうのだろう」とパニック状態に陥り，頭の中には断片的な思考がぐるぐると回り続ける。

　アサーティヴであるためには，まず自分の気持ちや経験をある程度わかっていて，ある程度言葉で表現できているということが前提となる。であるなら，グループに参加し始めたばかりの

＊九州大学留学生センター
　〒819-0395　福岡県福岡市西区元岡 744

メンバーにとっては，アサーションはまだまだ先の課題である。そもそも自分が今どんな気持ちなのか，自分でもよくわかっていない。実際のところ，グループに来ても，ほとんど何も言えないか，言えても表面的に自分の経験を語ることが多い。あるいは，怒りや悲しみが溢れて，一方的な表出になることもある。聞いている人たちがどんな気持ちになるのか，どんな反応をするのかなどを見る余裕などはないことが多い。

　一方，アサーションを「自分も相手も大切にする自己表現」（平木，2012）と考えるならば，聴き手のことを配慮することもできない怒りや悲しみの表現も，セルフヘルプ・グループではアサーティブである。誰も咎めない。怒りをぶちまけようと，ただ泣きわめこうと，他のメンバーを傷つけることにもならないし，発言者自身も傷つかない。「ただ泣く」ということも意味があり，それだけでも，気持ちが通じることもある。何も発言しないことも認められる。

　そう考えると，アサーションとは，「こういう態度を取るべきだ」という型にはまったものではなく，状況に応じて，相手との関係の中から生まれてくるものだといえる。日常生活では，アサーティヴでないことも，セルフヘルプ・グループではアサーティヴであると見なされる。それは，セルフヘルプ・グループの最も重要な機能が，「経験を言語化する」ということにあ

るからである。経験が言葉として表現されるためには，長い時間をかけて，自分の経験と言葉の適合性を確かめ，またそれらの言葉を連ねて文章にすることで，より経験に近い表現を獲得するというプロセスをたどる。

本稿においては，まず筆者の個人的経験について触れた後に，現在のセルフヘルプ・グループを概観し，その上でセルフヘルプ・グループにおいて，アサーティヴであるということはどういうことなのかを考えたい。

II 人は自分の経験を言葉にできるのか ——筆者の個人的経験から

アサーションは，「人権拡張」「差別撤廃」などの運動の中で発展してきた。アメリカにおける1960年代の公民権運動，1970年代のウーマン・リブ運動の中で，アサーションが取り上げられていった。「広く人間の価値や平等に対する考え方として，また，差別などの人権問題にかかわるときの有効な対応法として認識され」（平木，1993）ていたという。誰にでも発言権はある。特に虐げられてきた，不平等に扱われてきた人々が声を上げるための後押しをしてきた。

しかし，差別されている人たちに対して，「さあ，これからは自由に語って良いですよ」と言ったところで，彼らは語ることができるのだろうか。人が差別される時，通常そこには合理的な理由などはない。説明がつかない中で一部の人が差別される。説明がつかないということは，差別される人にとって，自分の身に何が起きているのかよく理解できないということである。不満を訴えたくても何を訴えるべきなのか，それがわからない。

筆者の個人的な経験を書いてみたい。筆者は，「色覚マイノリティ」[注1]当事者である。緑色と赤色の区別がつきにくい。信号の赤色と黄色はわかりにくく，茶色などは濁った暗い色に見えて嫌いである。しかし，少し注意していれば日常生活に不自由はない。

にもかかわらず，以前は進学や就職について

明らかな差別があった。1993年までは小中学校では毎年の健康診断の中で色覚検査が行われた。そもそも遺伝に関わることであり，毎年実施する意味は全くない。努力すれば来年から検査をパスするというような性質のものではないにもかかわらず，同じ検査を受けさせられ，周りの生徒から奇異の目で見られる。そのため，1994年からは小学校4年時のみに実施されることになり，その後2003年からは検査自体がなくなり，社会的な差別は表面上見られなくなった。

例えば，当時，筆者は医学部受験を申請することすらできなかった。パイロットにもバス運転手にもなれなかった。また，遺伝に関わることであるため，子どもの色覚問題を苦にした母親が，自分の子どもを殺し自分も死ぬという事件まであった。また「結婚相手として不適格」と考える人もいた。

しかし，本人には何が起きているのかわからない。差別される側というのは，「これが差別なので改善して欲しい」と簡単に言える立場にない。また話さない方が安全という場合も多い。自己開示することで，さらにひどい差別を受けかねない。その結果，経験は「ないもの」として蓋をされ，誰にも話されないまま放置される。

筆者が，このことを初めて人に話そうと思ったのは大学のころで，話し始めた途端に，涙と怒りで話せなくなった。話そうと思っていた内容はあったのだが，自分が何をこんなに怒っているのかが自分でもわからなかった。穏やかに話せるようになるまでに，さらに10年20年という年月がかかった。

この経験を通してわかったことが，「人は特別な経験は語れない」ということである。世の中には，マジョリティのための言葉は豊富に蓄

注1）従来「色覚異常」とか「色覚障害」と呼ばれているものである。しかし，筆者自身の中に異常や障害があるとは思えない。むしろ，社会との関係の中で，それが異常・障害にされてしまったという思いが強い。そこで単に「数の問題」に還元したいと考えこの用語を考案し，使用している（高松，2015）。

積されているが，マイノリティが語る言葉は用意されていない。また，特別な経験を強い感情なしに淡々と語るためには，年単位，場合によっては一生をかけて語り続ける必要があるということである。

考えてみれば，ウーマン・リブ運動もフェミニズムも，男社会の言葉ではなく，自分たちの言葉を取り戻そうとしていた。自分たちの状況を説明できる言葉を獲得するには，既存の言葉に絡め取られることなく，言葉を吟味しながら自分たちの経験の言語化を進めていく必要がある。

Ⅲ　セルフヘルプ・グループの機能とは何か？

以上のように，この世界には，言葉で語ることが難しい経験がある。その「語ることができない経験を語ること」，つまり「経験の言語化」ということがセルフヘルプ・グループの基本的な目的である。

セルフヘルプ・グループという言葉[注2]は，すでに市民権を得ている用語ではあるが，以下，概略を紹介したい。

1．セルフヘルプ・グループの種類とその特徴

セルフヘルプ・グループはかなり広範囲に展開されている。セルフヘルプ・グループの種類には，次のようなものがある（高松，2021）。

a）病気や障害などを持つ人たちのグループ
b）依存症（嗜癖）を持つ人たちのグループ
c）暴力などの被害者のグループ
d）マイノリティ（少数者）のためのグループ
e）逆境状況や不利な立場にいる人たちのグループ
f）不登校やひきこもりの人たちのグループ
g）死別を経験した人たちのグループ
h）専門職のためのグループ
i）その他（子育て，自然災害など）

これらを見ておわかりのように，人生上で起こる，あらかじめ予想できないほとんどの出来事が網羅されている。人々は，いつかは病気になったり，どこかでは障害を負って，歩けなくなることはあるかもしれないと考えている。しかし，それは「いつか」であるし，「誰か」なのである。ところが，それらの出来事は予想しない時にやってくる。なぜ今，なぜ自分がこんな目に遭うのか，と人々は戸惑い，言葉を失う。そんな時に，探してみると，きっと仲間がいるし，もしいなければグループを作ってしまうという手もある。

2．セルフヘルプ・グループの機能

このような出来事は人々を孤立させる。普通の日常世界は，自分からは随分遠いものに感じられる。それまで築いてきた社会的地位とか人間関係，あるいはさまざまな知識や経験も，これらの出来事の前では何も役に立たないことを思い知らされる。

筆者はセルフヘルプ・グループの基本的な機能は，「人との結びつきを復活させ，経験を言語化する」ことだと考えている（高松，2021）。最近，社会構成主義の考え方が定着しつつあるが，その基本は「言葉が世界を作る」（野口，2002）というものである。言葉を失う経験というのは，この世界の外側に押し出されることである。したがって，回復とは，経験を表す言葉を仲間と共に獲得し，それによってこの世界に復帰することとなる。そしてその獲得した言葉をこの世界に環流させれば，この世界は少し豊かなものになっていく。

具体的には次のような側面がある。

a）人とのつながりを復活させる

世界の中で一人孤立しているような気持ちであっても，グループに行くと同じような人がいることがわかる。同じ問題や課題を持つ人間が

注2）セルフヘルプ・グループ以外の用語として，「自助グループ」「当事者グループ」などの呼び方があるが，ほぼ同じ意味と考えて良い。ただ，「自助」という言葉には，「人に頼らず自分一人で何とかする」というニュアンスを感じる。また，「当事者」という言葉は，当事者と当事者以外（支援者）を分けてしまう。そのため筆者は，ニュートラルなセルフヘルプ・グループという用語を使用している。

他にもいる，という事実と実感を得ることが必要である。それにより，孤立感・孤独感が癒やされる。

　b）離断したライフストーリーをつなぐ

　言葉を失う経験により，その人のライフストーリーは中断してしまう。ライフストーリーとは，過去から現在のエピソードをつなぎ，なんらかの意味を持たせたものである。出来事により，未来が見通せなくなるばかりではなく，これまで生きてきた過去についても，さまざまな後悔が出てくることもある。グループでは繰り返し過去・現在・未来を語る。それにより離断したライフストーリーは次第につながっていく。

　c）感情を回復させる

　自分がどんな気持ちでいるのか，ということは，特にショック状態の中ではわかりにくい。また，痛みを伴う辛い経験は，蓋をされ，記憶が曖昧になり，同時に感情全体が押さえ込まれることがある。グループでは少しずつ語る。感情が蘇ってきて不安定になっても，仲間たちはそれを理解し支えてくれる。

　d）世界との関係を修復する

　経験を語るための言葉を獲得し，現実の世界との関係を修復していく。自分の経験には意味があり，他の人の役に立つものであると思えてくる。

Ⅳ　セルフヘルプ・グループにおける「経験の言語化」はどのように起きるのか？

　では，人はどういうプロセスを経て，自分の経験を言語化していくのだろうか。

　グループの中では，何度も何度も自分の経験を繰り返し語る。仲間の中で，繰り返し言語化の練習をする。それと同時にセルフヘルプ・グループの参加者たちは，しばしば外部の講演会などでゲストとして呼ばれて，自分の経験について発言する。なぜ彼らは語ろうとするのだろうか。

　それは，自分たちの問題を社会に訴え，理解や待遇の改善を促すためでもある。しかし，それも確かだが，同時に人前で話すこと自体が自分自身の経験を整理し，言語化を促進する機会にもなっているように見える。自分の経験を言葉にするには，さまざまな相手に語る必要があるのではないだろうか。語る相手によって，言語化の質は変化する。

　経験の言語化には三つのステップがある，という仮説を立ててみた（高松，2021）。

　a）同じ経験をした人と話すこと

　セルフヘルプ・グループが担っているのは，この部分である。初めて参加したメンバーは自分の経験をうまく語ることができない。しかし，訥々（とつとつ）でも話していると，「よくわかる」「そういうことってあるよね」と言ってもらえる。今まで誰に話しても理解してもらえなかったことが，ほんの少しの言葉で伝わる。

　グループの先輩たちは，その経験をどう語るのか，その経験が人生においてどんな意味を持っているのかを，ある程度語ることができる。新しい参加者は，たとえ自分の経験を語ることができなくても，先輩達の語りを聞きながら，どう表現すれば良いのかを学んでいく。また，その出来事により，自分の人生がどのように変化したのかも知る。そして，その出来事が人生に対して持っている「意味」が徐々にわかっていく。

　b）同じ経験をしていない親しい人と話すこと

　家族や友人・恋人の前で話すことである。彼らはその人に関心を持っている。理解したいと思っている。しかし，経験は共有していない。だから，きちんと伝える必要がある。セルフヘルプ・グループの中ではすぐに通じる言葉も，経験がない人には伝わらないかもしれない。伝わらないもどかしさも感じるだろうし，相手の無理解に怒りを感じるかもしれない。しかし，それでもわかってもらうためには，話し方を工夫しなければならない。

　また，相手から予想外の質問があれば，別の視点から自分の経験を語ろうと試みる。そうすることで，言葉は徐々に洗練され，誰が聞いてもわかりやすいものになっていく。

c）見知らぬ人たちの前で話すこと

　講演会などの依頼があって，そこで発言するような場面である。ひきこもりの人が親の会で自分の経験を話す，というような形もある。

　知らない人たちに，自分の経験を話すためには，事前の準備と覚悟がいる。時系列をきちんと整えたり，あまりに感情的にならないように自分を制御する必要もある。また事実をオープンにすることで，批判されたり，陰口をたたかれるかもしれない。それでも公開することが，誰かの役に立つかもしれないと勇気を振り絞る。

　この段階では，その問題が自分一人のことではなく，社会とつながっているという感覚が出てくる。自分の経験を公開することには意味があるのである。つまりここでようやく，一度は切り離されていた社会とのつながりを取り戻すことになる。

　多くの人々に訴えるには，相手の立場も考え，どうすれば自分たちの気持ちや訴えが通じるのかを考える必要がある。そのためにはアサーション・トレーニングの方法が有効になる。

V　セルフヘルプ・グループにおける　アサーション

　では改めて，セルフヘルプ・グループにおける，アサーティヴな行動とはどういうものかを考えてみたい。

　まずは，「グループに行く」ということだろう。グループに行く，ということは，問題なり課題なりを自分が持っていることを認めることになる。例えば，アルコール依存は「否認の病」とも呼ばれるが，自分が病気であることを認めたがらない。現実を見たくないがゆえに，さらにまた酒を飲む。しかし，断酒会であれAA（Alcoholics Anonymous）であれ，そこにアルコールを飲んで行くことはできない。しらふの状態で出かけ，話を聞く。最初は，自分は違うと思っていても，似た話を聞くし，何度かのスリップ（飲酒すること）を経験していくなかで，自分はアルコール依存症であるというこ

とを認めざるを得なくなる。

　次に，「グループで語り続ける」ということである。順番が来たら語る。毎回同じことを語っても良い，というグループもある。ただ語り，そして人の語りを聞く。その話の中には自分の経験とよく似たものがあり，少し違うものもある。

　同時に，「グループで感情を表現する」ということも大事である。例えば大切な人を亡くしたというような気持ちは，どこででも話せるわけではない。多くの人は反射的に「悪いことを聞いてしまった」と謝って，それ以上話をさせてくれない。話したことがない感情を話すとどうなるのかは，本人も不安を感じる。まず，少しずつ感情を出してみること自体に意味がある。時にはコントロールができなくなり，ずっと話し続けたりする。泣き続けることもある。聴き手に配慮できなくても，それはアサーティヴだと言えるだろう。

　つまり，セルフヘルプ・グループで行われる行動の大部分は，「自分も相手も大切にする自己表現」と言うことができ，アサーティヴな関係が築かれていると考えることができる。セルフヘルプ・グループは自分の経験について語るための，練習の場であり，最大限の試行錯誤が許容されている。

VI　アサーション・トレーニングの必要性と　可能性

　しかし，グループ外の家族や友人，あるいは無関係の人たちに対して話すとなると，事情が変わってくる。差別反対を訴えるような場合には，ついつい強い言葉で世間を糾弾する，というような形になりやすい。伝えたいことは伝わらず，怒りだけが伝わり，反発を受けるということもある。

　例えば，吃音を持つ人たちのグループである「日本吃音臨床研究会」では，アサーション・トレーニングが取り入れられている（平木・伊藤，2007）。たとえどもっていても，遠慮せずに言うべきことは言う。そのためのトレーニン

グが可能だという。

　セルフヘルプ・グループは確かに日本中に広がり，人々を支援する大きな力となっている。自分たちの主張がうまく伝わるように工夫もしている。しかし，だからといって，この社会が多様性を受け入れ，より柔軟で生きやすいものになってきているという印象は受けない。社会の側がもっと聞く耳を持つように変わっていけば，アサーティヴであると認められる範囲は広がっていく。誰かが発言したいと望むのは，それなりの理由があるからだろうから，それが何かを聞いてみよう，という社会の側の態度は養えないものだろうか。

　アサーション・トレーニングに期待したいもう一つの可能性は，社会の側が変わることに寄与することである。人はそんな簡単に，言いたいことを誰にでも伝わるようには言えないものだ。相手が不愉快に思っても，言わなければならないことがある。どんなに理解されなくても，伝えなければならない経験がある。そういう思いを持っている人がいるということを，アサーション・トレーニングを受ける中で実感できないだろうか。吃音の人が自分の経験について話してくれれば，この世の中には自分と違って流暢に言葉が出ない人がいるということがわかる。病気や障害を持つ人たちが，あちこちで自分の経験について話すと，そういうことは身近に起きていて，自分の問題でもあるのではないかと気が付く。世の中には，多様な人がいて，そのことが世界を豊かにしている，ということをアサーション・トレーニングの中で扱っていくことは可能であろうと思われるし，そうなることを期待している。

文　献

平木典子（1993）アサーショントレーニング─さわやかな〈自己表現〉のために．日本・精神技術研究所．

平木典子・伊藤伸二（2007）話すことが苦手な人のアサーション─どもる人とのワークショップの記録．金子書房．

平木典子（2012）アサーション入門─自分も相手も大切にする自己表現法．講談社現代新書．

野口裕二（2002）物語としてのケア─ナラティヴ・アプローチの世界へ．医学書院．

高松里（2015）ライフストーリー・レビュー入門─過去に光を当てる，ナラティヴ・アプローチの新しい方法．創元社．

高松里（2021）改訂増補セルフヘルプ・グループとサポート・グループ実施ガイド．金剛出版．

スクールカウンセリングとアサーション

Motohiro Sakai

境　泉洋*

I　はじめに

　スクールカウンセリングにおいてアサーションを扱う場面は多々ある。子どもたちのアサーションだけではなく，保護者のアサーション，さらには教師のアサーションもある。アサーションが有効に機能するにはクライアントのスキルの向上だけではなく，それを受ける周囲への働きかけも重要となる。アサーションが機能する相互作用を学校内に作り出すのがスクールカウンセリングで目指すところである。

　本稿では，スクールカウンセリングにおいてアサーションが機能するために筆者がどのような関わりをしているのかについて，いくつかの事例を用いながら解説していきたい。本稿で紹介する事例は，筆者がスクールカウンセリングにおいて担当した事例に基づいているが，個人が特定されないよう複数の事例を交えて改編している。

II　アサーションを引き出し，維持・般化させる

事例1　中学2年生　男子　A

【背景】

　Aは苦手な話になると言葉少なになる生徒

＊宮崎大学教育学部
　〒889-2192　宮崎県宮崎市学園木花台西1丁目1番地

であった。苦手な話とは，何かしたいことを尋ねられたり，失敗した理由を尋ねられたりする場面がある。勉強もあまり得意ではなく，授業に出ていても理解できないことが多い。特に，実技系の授業で他の生徒と同じようにできない場面が嫌で，実技系の授業を休みがちであった。その一方で，放課後に通っている塾は楽しみにしていた。塾では，Aの理解度に合わせた課題が出されることに加えて，気の合う友人もいたためである。

　Aがスクールカウンセラー（以下，SC）のところを訪れたのは，担任からの勧めであった。担任の先生によると，家庭科の授業中に教室を飛び出して，家に帰ってしまったことがあり，自分の気持ちを整理するためにSCに話を聞いてもらいたいということであった。家庭科の授業でミシンを使う課題があった際，Aはうまくミシンを使うことができず他の生徒よりもかなり作業が遅れてしまったようである。

【相談の経過】

　飛び出した経緯をAに尋ねても黙ったまま答えてくれない。そのため，まずは緊張を解いてもらうために，図書室で本を見ながら気になる本を選んでもらって一緒に読みながら話をした。

　その後，Aは継続してSCのところを訪れるようになった。その中で，SCがまず行ったのは，SCと何をしたいかを尋ねるということで

あった。A は，自身のやりたいことをなかなか言い出せなかったが，普段の生活で楽しいことや熱中していることを話す内に，A がバスケやピアノに興味を持っていることを言えるようになった。バスケとピアノ，どちらがしたいかを尋ねると，ピアノが良いと言えた。これを受けて，SC が音楽の先生に話をして，許可がもらえたらピアノを弾かせてもらえるように話をすることとした。

次に，A が相談に来た際に，SC から音楽の先生が授業で使っていない時だったらピアノを弾いても良いということであったことを伝えると，A は嬉しそうに「やった」と言っていた。その時間は，音楽室に行き A は自分のペースで思いのままにピアノを弾くことができた。こうしたやり取りによって，SC との時間に自分がやりたいことを主張できるようになっていった。

そんな時，A がまた教室から飛び出す事態が起こってしまった。放課後に合唱コンクールの練習が始まった時期で，練習時間が延びてしまい塾になかなか行けないことがきっかけであった。A は塾に通うことを楽しみにしているため，練習時間が延びることを我慢できなかったようである。塾の時間があるため帰宅したいということを先生に申し出ることもできず，突然教室を飛び出すという行為に出てしまった。

このことを受けて，SC と帰宅したい時は先生に申し出るというアサーションの練習を行った。そのやり取りを以下に紹介する。

SC：塾に行く時間になった時に，教室を飛び出すのではなくて，どうしたらよかったと思うかな？

A：わからない。

SC：予定より時間が延びていたので，塾に早く行きたかったのかな？

A：うん。

SC：塾に行く予定の時間になった時は，飛び出すのではなくて，先生に塾の時間なので早退しても良いかを尋ねると良いと思うよ。

A：なんて言ったら良いかわからない。

SC：そうだね。なんて言ったら良いか難しいよね。

A：うん。

SC：そういう時は，練習が始まる前に，「今日は 5 時から塾なので 4 時になったら先に帰らせてもらって良いでしょうか？」と先生に聞いておくと良いと思うよ。

A：わかった。

【解説】

こうしたやり取りを踏まえて，実際には SC が先生役をしてロールプレイを入念に行う必要がある。筆者はロールプレイを特に重視しており，同じ場面で 3 回以上のロールプレイを反復するのが効果的と考えている（迎山・境，2017）。そうすることで，スキルの定着が良くなる。

練習したスキルを実践する際，もう一つ重要なポイントがある。それは，A のアサーションを受ける担任教師への働きかけである。佐藤（2008）は，自然場面での指導で特に気を付けたいことは，適切な社会的スキルを使用した時には，確実に，そして即時に，ほめて認めることであると述べている。A が練習したとおりにアサーションを行えたとしても，担任教師が否定的な反応をしてしまうとスキルが機能しない状態に陥ってしまう。そのため，A とアサーションの練習をしたことを担任に伝え，A がアサーションを行えた時に好意的な反応をしてもらうように依頼しておくことが重要である。

A は翌日以降，塾がある日は合唱の練習が始まる前に担任に塾に行く時間になったら先に帰らせてもらいたいと言えるようになった。そして，教師もその意向に理解を示し，時間になったら帰ることを認めてもらうことができた。

その後，A は SC との時間にやりたいことを言えるようになり，教室を飛び出すこともほとんどなくなった。たまに教室を飛び出してしまうようなことがあった場合は，SC と話し合い，アサーションを含めた対応方法を検討しながら学校生活を送っている。

Ⅲ　恐怖を乗り越えるアサーション

事例2　中学1年生男子Bの保護者

【背景】

Bは衝動的な特性があり，帰宅後はゲームばかりしていた。家でも勉強をほとんどしないため，成績も下がってきていた。Bは学校を休むことも度々あり，家に一人でいる時はずっとゲームをしている。保護者もその状況を改善したいとは思っているが，ゲームをやめるように言ってもBの強い抵抗にあってやめさせることができない。BはSCとは定期的にカウンセリングを行っていたが，SCにはゲームはほどほどにしかしていないと話していた。

担任がBの成績が下がってきていることを保護者と話す中で，Bがゲームをやり過ぎているということを知ることとなった。担任教師から，SCに相談してみてはということで保護者が来談することとなった。

【相談の経過】

保護者はBのゲームへの執着についてどう対応してよいかわからない様子であった。Bはゲームをやめさせようとすると強い不満を持ち，12時ぐらいまでゲームをし続ける生活をしていた。ゲームのやりすぎ以外にも，弟と頻繁に喧嘩をするので困っているとのことであった。Bの家庭は母子家庭ということもあり，Bが感情的になると保護者では対応できない状況になっていた。

SCからは，保護者に対応の方針として次のことを伝えた。①ゲームをやり始めるとやめることが難しいため，ゲームをやり始める前にルールを話し合い，合意を得る。②ルールを守らなかった日は，次の日にゲームをできないようにする。この方針について話し合う中で，夕食を取った後の20時から21時の間だけゲームをするというルールが妥当ではないかという話になった。

保護者は，自宅でBがゲームを始める前にルールについて話し合いをすることができた。

話し合いの中で，1時間では短すぎるということで，夕食前にお風呂に入ることで，20時から21時30分の間にゲームをするというルールの合意を得ることができた。その日は，ルールを守ってゲームをすることができ，保護者も手ごたえを感じたようであった。

しかし，数日経つとルールを守れない日が増えてきた。そんな日が続いた時，保護者はルールを守るように言っても抵抗されたため，携帯を取り上げたところ，ゲームをさせないなら弟を叩くと言って追い掛け回すことがあった。保護者は弟の安全を考えて携帯をBに渡さざるを得なかった。

後日，保護者はBにゲームをやめるように言うのが怖いと述べた。今後の対応について話し合う中で，保護者がアサーションを行えるようになるまでのやりとりを以下に紹介する。

SC：ゲームをやめさせようとした時に抵抗してゲームができるようになると，ますます抵抗するようになります。今回の場合，弟さんを追い掛け回すという抵抗をすることでスマートフォンを取り返せたので，次回以降も同じことをするかもしれません。

保護者：弟のことを考えるとゲームを渡すしかないと思います。

SC：そうですね。弟さんの安全を最優先にすることが重要ですね。

保護者：またあんなことが起こるのかと思うと，怖くて何も言えなくなります。

SC：ルールとしては本人も同意しているわけなので，ルールを守らなかったときのやり取りについて検討しましょう。この前は，息子さんの抵抗に負けてしまった訳ですが，弟さんの安全を確保するために，弟さんを連れて家をしばらく離れるというのはどうでしょうか？

保護者：そんなこと考えたこともありませんでした。

SC：家を離れると，息子さんはどうすると思

いますか？

保護者：さすがに反省するかもしれません。物を壊したりはしないとは思うのですが。

SC：それなら大丈夫そうですね。家を離れるときは、「Bが落ち着くまで弟を連れて家を出ておくね」と言うようにしましょう。

保護者：上手く言えるか自信がありません。

SC：普段とは違う関わり方なので自信が持てませんよね。自信が持てるように少し練習をしてみましょう。

【解説】

アサーションは、不安制止反応の一つに位置づけられている（沢宮，2008）。Bの保護者は、Bに対して恐怖を抱くようになっており、アサーションが有効な事例であったと言える。保護者とBのやり取りの中でゲームをするという行動の消去抵抗が強まっていた。消去抵抗にどう対応するかが重要となるが、この事例では、弟を連れて家を離れるという対応を取っている。家を離れることで、さまざまなリスクが考えられるが、保護者がBは物を壊したりはしないと言っていたため、大きなリスクはないと判断できた。ただ、リスクが大きいと考えられる場合は、壊されると困るものは隠しておくなどの準備が必要となる。本稿では、保護者のアサーション・トレーニングのやり取りを取り上げているが、Bのように特定の行為に対する執着が強い場合、それ以外の行動に意識を向けられるようにすることも重要である。

Ⅳ　学校においてアサーションを機能させる

1．アサーションが受け入れられる環境づくり

アサーションをしなくなるのは、それが受け入れられる環境がないためである。Aの事例は、帰宅したいという主張が受け入れられないために、教室を飛び出すという行動に出ていた。アサーションを含むソーシャルスキルの般化・維持において、周囲の反応は極めて重要である。

Aの事例においては、ロールプレイと同時に、それを受け入れてもらえるような環境づくりを

している。まずは、SCとの間でアサーションを行えるように、相談の時間に何をしたいのかを尋ね、それが実現できるように関係する教員との調整をSCが行っている。そして、担任に対してアサーションができるように、Aとロールプレイを行うとともに、その内容を担任に伝えている。そうすることで、Aがアサーションを行った時に担任が受け入れてくれるように調整している。アサーションを教師が受け入れることで、教師に対するアサーションの般化・維持が可能となる。

このことは、Aが生徒に対してもアサーションを行えるようにしていくうえで重要な観点である。ただ、他の生徒に対して、Aのアサーションを受け入れてくれるようにお願いすることは難しい。そのため、アサーション・トレーニングをはじめとしたSSTをクラス全体で行うことで、アサーションを受け入れるスキルをすべての生徒が身につけておくことが有効である。

環境づくりにおいては、クラス全体、さらには学校全体という観点が重要になる。特定の教師、特定のクラスだけがアサーションを受け入れるスキルを持っていても不十分である。環境を作るには、学校全体の年度計画においてSSTを取り入れるなど、すべての教師、児童生徒、さらには保護者がアサーションを受け入れるスキルを身につけておきたい。

2．ロールプレイによる曝露

アサーションにおいては、どのようなやり取りをするかという「プロトコル」でなく、どのように実行するかという「技能」が重要となる。本稿で紹介したBの保護者の事例はまさに、技法の習得が必要であった事例である。

この状況でプロトコルだけを考えても、恐怖によって実行することはできない。Bの保護者にとって重要なのは、アサーションを行う場面における恐怖反応に慣れることである。そのために有効な方法の一つが、ロールプレイである。

ロールプレイは，反復練習の意味合いもあるが，曝露の要素も含んでいる。Bの保護者は，模擬場面であってもBに対してアサーションを行うことに恐怖を感じていた。ロールプレイを反復して行うことで，Bに対するアサーションへの段階的な曝露を行うことができる。ロールプレイを反復する意義は，馴化を促進する効果をもたらす点にもある。

SCとしてさまざまな相談を受ける中で，後悔を解消するのに効果的であったアサーションがある。アサーションの多様な活用方法の例として次の事例3を紹介したい。

V　後悔を解消するアサーション

事例3　小学6年生　女子　C
【背景】
　Cは話し好きで仲の良い友達とは賑やかに過ごしている児童である。しかし，同性の友人Dとの関わりに苦労していた。DはCとの身体的距離が近く，体を触ってくることもあった。Cはそれがとても嫌で，Dと関わらないようにしていた。Dは，Cが楽しげに話している他の友人の悪口を言ったりして，CがD以外と話さないようにすることもあった。Dとの関係に悩んだCが担任の先生に相談したことで，SCに相談に行くことを勧められた。

【相談の経過】
　Cは元来話し好きなので，日々の生活のことはもとより，Dとの関わり方について困っていることも話をしてくれた。Dは，Cに抱きついてきたりするだけではなく，何度も遊びに誘ってきたり，手紙を出してきたりと頻繁に関わってきている状況であった。Cが困っているのは，他の生徒と話をしていると，その生徒の悪口を周りに言いふらすことであった。このようなことがあると，他の生徒に申し訳ないと思い，D以外の生徒との関わりを避けざるを得なかった。Cは，Dが適切な距離をとってくれるように言いたいとは思っていたが，どのように言えば良いのかわからずDを避けて，一人で過ごすこ

とも多くなっていた。
　そんな中，修学旅行に行くことになった。自由時間の活動班では，Dの強引な誘いで同じ班になっていた。自由時間を活動班で過ごしている時，CがEと話をしていると，DがEとは一緒に行動したくないと言い出すことがあった。この時，CはEをかばいたいと思いつつも，やり方がわからず，黙って自分だけ活動班を離れてしまった。その後，DはE以外の班員と自由時間を過ごし，Eは一人で孤立してしまった。自由時間が終わった後にこのことを知ったCは，Eに申し訳ないことをしたと落ち込んでしまった。
　Cは修学旅行での話をする中で，自由時間の時，私はどうしたら良かったのかと後悔している様子であった。このことを受けて，どのようなアサーションができたのかをSCと検討したやり取りを以下に紹介する。

SC：自由時間でのことをどう思っているかな？
C：Eに申し訳なかったなって思う。Dにもっと強く言えば良かった。
SC：なんて言えば良かったと思う？
C：そういうのはやめてって。
SC：そうだね。しっかりと言うことは大切だね。でも，それでDさんはやめてくれたかな？
B：Eさんの悪口をもっと言うかも。
SC：そうなりそうだよね。やめてくれなさそうな時はどうしたら良いかな？
C：もう嫌だからその場を離れるしかない。
SC：その場を離れたくなるよね。気持ちを伝える時は，して欲しいことを伝えることが大事で，それはできていたんだよね。だから，大事なのはその場を離れる前に，やめてくれないならこうするっていうことを伝えるとDさんも考え直してくれるかなって思うんだよね。Eさんのことも考えると，どうしたら良かったかな？
C：Eさんのことを悪く言うなら，私とEさん

だけ別で行動するっていうことも言えたら良かった。

SC：そういうふうに言えば，E さんだけ孤立することもなかったかもしれないね。

【解説】

この場面についてロールプレイを行うわけであるが，修学旅行にもう一度行くことはなく，実際の場面で実践する機会はない。ただ，この場面の練習をすることによって，C の取り返しようのない後悔の念は解消された。C は，自由時間の時にどう振る舞えば良かったのかが明確になり，そうすれば E さんにも嫌な思いをさせずに済んだという展望が見えたものと思われる。スキルの習得は，将来起こり得る場面に対処するのが多くの目的であるが，この事例のように過去の後悔を解消するのにも有効であるかもしれない。

Ⅵ　スクール・カウンセラーのアサーション

本稿においては，スクールカウンセリングにおけるアサーションについて，いくつかの事例を交えながら解説してきた。まだ触れていないが重要な観点として，SC のアサーションがある。

スクールカウンセリングにおいては，SC から教師や保護者に協力の依頼をすることがたびたびある。しかし，必ずしもすんなりと相手側の理解を得ることができない場合もある。その背景には，スクールカウンセリングに対する偏見もあるだろう。例えば，SC は児童生徒の言うことを何でも聞いてしまう，教師の児童生徒への接し方の悪い点を指摘されるのではないか，子どもや保護者の言い分ばかりを押し付けられて，仕事を増やされるのではないかといったものである。相手側の理解を得ることが難しい場合，SC のアサーションが必要となる。

SC がアサーションを行えるようになるには，SC 自身のトレーニングと環境づくりが重要である。特に，環境づくりにおいては，常日頃からのコミュニケーションが不可欠である。挨拶や雑談は SC のアサーションが受け入れられる環境づくりに有効である。学校によっては SC 用の部屋が用意されていることもあるが，環境づくりにおいては職員室に常駐するのが良い。そうすることで，授業のない先生や休み時間に職員室にいる先生と話をすることができる。また，雑談の話題を増やすために，学校の情報を収集しておくことも大切である。例えば，新聞に掲載された大会の結果などの記事に目を通しておくことも役に立つ。

Ⅶ　まとめ

本稿では，スクールカウンセリングにおけるアサーションの多様な側面を紹介した。将来起こりうる事態への対処だけではなく，後悔の解消にも応用可能かもしれない。また，アサーションの曝露的な側面についても取り上げた。アサーションが機能する環境づくりの重要性については是非理解を深めてもらいたい。そのためには，SC のアサーションも重要になる。

文　献

迎山和歌子・境泉洋（2017）SST におけるロールプレイの回数が自己効力感に与える影響. 徳島大学人間科学研究，25；7-16.

佐藤正二（2008）社会的スキル訓練法.（内山喜久雄・坂野雄二編）認知行動療法の技法と臨床. pp.36-44, 日本評論社.

沢宮容子（2008）アサーショントレーニング.（内山喜久雄・坂野雄二編）認知行動療法の技法と臨床. pp.93-99, 日本評論社.

非行少年へのアサーション支援

Tokuji Tsujimura

辻村　徳治*

I　はじめに

すでにこれまでに，私は非行少年へのアサーション支援について述べた。ことに，女子少年の試験観察で，「アグレッシブ」な状態から「アサーティブ」な自己表現へと変化して，「自他尊重」の精神を少年本人が実践しようとした事例を通して，アサーション・トレーニング（以下「AT」という）を非行臨床の現場で使う有用性を検討した（辻村，2020）。また，非行臨床の領域で「自他尊重」の精神の意義を考察した（辻村，2021）。その中で，私が限定的に考えてきた適応範囲を超えて，その有用性が高いことが見えてきた。

本稿では，男子少年に AT をやってみた試験観察を検討して，その可能性を考えると共に，今後の活用を活発化させるときの問題を検討したい。なお本稿は，私の個人的な見解である。裁判所の組織的な見解ではないので，あらかじめお断りしておく。また，以下に述べる事例は，その本質的な部分でないとところは複数の類似事例を引用して，「加工」しているので，ご了承をお願いしたい。

＊日本アサーション協会
　URL：https://www.japan-assertion.jp/

II　事　例

蒼三（仮名）は，公立高校2年（17歳）であった。家庭裁判所には何回目かの係属で，今回は恐喝事件として身柄付き送致された。

1．今回の事件

事件は，次のとおりである。不良仲間のリーダーである将太（仮名）からの指示で，グループの一番下位の平吾（仮名）が「最近，生意気だ」として数人で暴力を振るった。さらにその翌日に将太と相談して平吾に15万円を要求し，蒼三らが平吾を呼び出して，現金を受けとったというものであった。蒼三は，以前から将太に貸していた3万円を平吾から脅し取った金から返金してもらうということで事実上の分け前を得て，実行役を果たしたという役割だった。

2．以前の非行と将太との関係

蒼三は，小学5年のときから将太の指示で万引きをしたり，同級生をいじめたりして，児童相談所の指導を受けたことがあった。1年半ほど指導が続いて，目立った非行は収まったように見えたが，同じようなことを目立たない形で繰り返していた。中学3年のときも，同級生に対する暴行や万引きが収まらずに，在宅事件として係属して，半年程度の短期間の保護観察決

定を受けた。このときから将太との関係をどうするのかが蒼三の大きな課題だったが，過保護な親の問題意識は弱く，蒼三の自覚も乏しかった。

すでに中学校のときから，将太は，蒼三ら 4,5 人の同級生を従えており，学校の内外にその名が轟(とどろ)くという状態であった。蒼三は，体格も大きくなく，どちらかと言えばいじめを受けるようなタイプであったが，常に将太と行動を共にしていたおかげで，仲間の中では No.2 の位置にいた。

将太は，蒼三と同じ高校へ進学したが，対教師暴力を繰り返したことで高 1 の秋に学校を退学することとなった。退学してからは，建築関係の仕事に就いた。半年ほど出張仕事をして，地元を離れることになったが，週末には地元へ戻って以前の仲間と遊ぶことを繰り返していた。それは，あたかも地元での自分の地位を確認するかのようだった。将太は，肉体労働をすることで以前にも増して筋肉質になり，入れ墨も入れてしまって，周囲から見ても威圧感のある状態であった。

蒼三は，将太が帰ってきたときは，かなりの時間を一緒に過ごしていた。公園やボーリング場などでたむろすることが多かった。平日は，将太がいない「留守を守る」と共に，将太の威を借りて自分が「利益」を得るようなことをしていた。

3．本件当日の状況

このころは，ゲームセンターでコインゲームをすることが蒼三らの間で流行っていて平吾らとすることが多かった。平吾はコインゲームをするのが得意ではないが，蒼三らに言われればやるという感じであった。この日も，蒼三から指示されたので付き合ったが，このときもコインを購入する費用は平吾が出した。このようなことで，仲間内の上下関係が確認されていた。しかし，蒼三は，その行動の意図などを明確に認識して話すことは困難だった。

夕方に，将太から蒼三へ電話があった。蒼三

が平吾もいるというと，いつもの公園へ連れて来いと指示された。将太は，平吾が「生意気だ」（将太の指示に従わない）としきりに言っていたので，それなりの制裁をするのだと蒼三には分かったが，自分がされるわけではないので，さほど可哀想とは思わなかった。むしろ積極的に将太の指示に従おうとした。時間通りにいつもの公園へ行くと，仲間の A，B，C も来ていた。夜間には人通りがほとんどない状態で，寂しい公園である。A は原付バイクで来ていたが，ライトを点灯して「照明係」という感じだった。B は，将太の指示でスマホを使ってタイマン（一対一のケンカ）の様子を動画で撮るようだった。蒼三と C は，警察官や通行人が来ないかに注意する見張り役だった。これから起こることが，ただならぬ気配であることを示していた。平吾は，その公園に入った瞬間からビビっていた。

将太は，タイマンということにすれば罪にならないと考えていたようで，動画を撮影するのもタイマンであることを示す証拠と考えていたようだった。しかし，平吾はその場の雰囲気でビビっており，戦う意思はなかった。その様子が「反抗的」だとして将太は怒った。平吾の顔を殴ってその場に投げ倒して，背部を蹴ったりした。さらに馬乗りになって，顔面を殴るなどした。平吾に土下座をさせて，さらに顔面を足で踏みつけて，立ち上がろうとした平吾の肩あたりを狙って飛び蹴りするなどした。なお，B は，将太の指示通りにスマホで撮影していたが，あまりに一方的なので，映像を削除した。

将太は，この仲間では自分が一番強いことを示すために，蒼三や他の者にもかかってこいと言っていたが，痛めつけられることが明らかなので誰も取り合わなかった。

生意気だという平吾を痛めつけて，将太の気が済んだようだったが，次の段階では平吾から金を巻き上げるということになっていた。平吾に「金を払うか，タイマンを続けるか」と迫って，平吾は金を払うことになった。選択の余地

がなく，しかもその状況から逃れられないということだが，蒼三らが傍にいたことの影響は，警察官に言われて初めて蒼三は気づいたようだった。蒼三は，自分に累が及ばないようにという思いで，この事件のときは固唾を飲んでいたと調査面接のときに話した。

しかし，平吾がお金を払うことになって，蒼三は「将太の腹心」と言わんばかりに「本当に払えるのか」と圧力を掛けていた。将太は「15万円を払え」と要求して，明日同じ高校に通う蒼三か，Aに渡すように指示したので，蒼三は受取役を引き受けた。次の場所へ移動するときに，機嫌の良かった将太に近づいて，それまで返してもらったことがない貸した金を，3万円だけ返して欲しいと頼むと，将太が了解してくれて嬉しかったようだった。

明るいところで見ると，平吾の顔が腫れていたり，唇が切れていたりしていた。蒼三が，親に聞かれたらどう説明するのかと聞くと，平吾は「友達のバイクでこけたことにして誤魔化す」と言った。親にチクるつもりはないのだと確認したことで口止めはできたと思った。その後，15万円の大金をどうするのかと聞くと，バイクでこけたので，バイクの修理代に15万円かかると親に説明をするというので，信じることにした。

翌日に，将太と連絡を取り合って，蒼三は連絡役を果たした。平吾に，15万円を下校時にボーリング場のトイレまで持ってくるように指示した。下校時にAもボーリング場へ行くというので，二人で平吾を待った。平吾が来て，人目に付きにくいトイレで金を受け取り，その後，将太に金を渡した。約束通りに，将太が蒼三に3万円を返してくれたので，それを受け取った。

4．少年鑑別所での面接印象など

身長が高くなくて，小声で自信なげに話すので，今回の事件から受ける攻撃的な印象とは違うというのが第一印象だった。しかし，何度か話す内に，他者に依存したいという思いが強く，周囲の状況次第で，仲間内で羽目を外して面白おかしく行動することを好んでいるところが見えてきた。

本件非行時は，自分は将太の言いなりで，自分がやられるかもしれないという恐怖があったと調査時に強調した。警察官から指摘されたことは一応認める。警察で取られた供述調書には，書かれてあることだけでもひどいことをしており，将太と共に身柄拘束されたことは客観的に見ても当然なのだが，蒼三にしてみると，無理矢理巻き込まれたということを繰り返して主張した。また，公園にいたAやB，Cが捕まらないのはおかしいと思っていた。

5．少年の家庭

父母は，商店を自営しており，生活には困らない状態にある。少年は末っ子で，甘やかして育ててきたという自覚はある。少年鑑別所へ毎日面会に行くような熱心さもある。しかし，これまでの事件を経ても，将太との関係を切ることについて，問題意識が乏しいのが特徴である。

少年の弁護士に依頼して，平吾に示談金を支払っており，審判までに示談が成立した。また，高校へ復学できる見込みがあることが分かった。

平吾は，「蒼三も将太の被害者で，友達なので悪いと思っていない」と宥恕（ゆうじょ）する意向らしかったが，同じ学校の同級生で，蒼三が学校へ戻ってくることも考えた上でのことであったようだった。

6．試験観察の経過

将太と比べると本件に対する役割は従属的なことや，中学時代の短期間の保護観察が解除となっていること，および高校への復学の見込みがあることなどから，今回に限り在宅試験観察の決定となった。試験観察中には，特別養護老人ホームでのボランティア活動に参加して，弱い立場の人に対して配慮することと，AT（アサーション・トレーニング）で，攻撃的な人との関係の持ち方を身につけてもらうことを目的

とした。

蒼三は，「学校生活をちゃんとやって，相手の気持ちを考えることができるように，自分を変えるチャンスをもらった」と述べて，真剣に取り組む意欲を見せていた。それには，将太が少年院へ行ったことで，自分が「剣が峰」にいることを意識できた影響は大きかった。

しかし高校は，被害者である平吾と同じ学年であり，復学は認めたが試験観察決定直後から進路変更をするように強く求めていたので，通信制高校へ転校することとなった。蒼三は，淡々と転校して，週2回の登校を続けた。社会奉仕活動にも参加して，「相手のことを考えて」行動するように努力したようだった。

転校が落ち着いた段階で，AT を開始した。蒼三はインターネットで下調べをしたりして，自分が克服すべき課題として捉えていた。また，興味を持って私の話を聞いていた。ワークシートにも正直に記入した。後に母から聞いたことだが，試験観察中の AT では，帰宅すると母親に詳しく報告していたようだ。母親とのコミュニケーションも改善された。AT の終わりの方では，DESC 法で「将太が少年院から帰ってきたとき，街角で会ったら」という想定で交友を断絶する練習をした。蒼三の一番弱い部分であることを認めることができ，それが今後の重大な課題であると認識した。

転校した通信制高校では，自分から進んで勉強をするようになり，その意欲を認めてもらって順調に登校していた。

最後の社会奉仕活動では，「人のために何かしたりしていると，必ず自分の幸せにつながる」というおばあさんと出会って，蒼三の心に残ったようだった。

このような順調な経過で，通信制高校を無事卒業する見込みもついて，自分の課題を認識できるようになった。少年が極めてアサーティブになれたと言うほどではないが，自分の重要な課題であることは認識できた。また，主体的かつ意欲的に AT に取り組めたことが，成果として大きかった。これは，AT の持つ主体的意欲的に関わるという精神を少年が取り込めたことではないかと考えている。

Ⅲ　考　察

1．「事実」を主体的に受け止めること

少年鑑別所へ入所するようなケースで共犯がいる場合，自分はついて行っただけだとか，誘われたので仕方なくやったなどと言い訳をするのは蒼三だけに限ったことではない。少しでも処分を軽くしたいというのがどの少年にも共通した「人情」である。処分を軽くするために，「否認」をしてみるという少年も多い。

しかし，被害者や共犯など関係者の供述や，防犯カメラの映像，スマホでの交信履歴など一連の「証拠」によって警察や検察庁でその事実の全貌が明らかにされ，少年の供述調書がとられていくことになる。この段階を経ると，自分がこの事件でどれくらいの役割を果たしているのかが客観的に明らかになってくる。ここで少年が自分の責任を正面から受け止め，自分の「失敗」の責任を負うことができると，本当の反省につながって，更生する可能性が高まってくる。

しかし，捜査段階でそのような主体的な構えがないときに，調査・審判の過程で事件や自分の責任に向き合うことができると，自分がやったことについて主体的に受け止めることが可能となる。その程度は，蒼三がしたような自分の供述調書を認めるようなことでもよい。調査・審判の過程で，自分の「失敗」を認めてその責任をとろうとすると，反省が十分にできて更生の出発点となる。

今回，本事例を整理してみると，「自分の『失敗』を認めて，それを償う権利を持っている」という AT のアサーション権の考え方を「事実」に直面して被害者に償おうとすることで，調査に活かすことができると考えるようになった。

2．自分の攻撃性を受け入れること

　これは，自己理解と関係することだが，自分がアサーティブか，ノンアサーティブか，アグレッシブかを自覚できているかどうかは大切なことである。自分のコミュニケーションの状態を素直に認めることができることが出発点である。ことに，アサーティブになるには，一旦アグレッシブな自分を自覚して，いわばエネルギーを自分の中にチャージしてから，初めて相手に主張できるように思われる。闇雲にはアサーティブにはなれない。

　本事例では蒼三が，捜査段階や調査・審判の段階で周囲から事件への関与の程度を指摘されたことで，自分の攻撃性におぼろげながら気づいたことが発端である。将太の陰に隠れて，自分自身が平吾などにひどいことをさせていたことに気づいた。このまま将太の言いなりになると，自分も少年院へ収容されてしまうと考えて，将太との関係を断絶しようと思ったことが蒼三の転換点であるように考える。

3．変化の主体は自分であること

　蒼三が，試験観察中のATに大きな期待を持っていて，インターネットで下調べをしていたことを報告した。非行少年は，周囲から「更生」という変化を求められるが，そのことに反発して「更生計画」が頓挫することはよくあることである。やはり，「俺は生まれ変わる」と自分で決断しないことには，更生は期待できない。自分が剣が峰にあることを，蒼三は審判を受ける段階で理解した。少年が自らの決断で，主体的に変化することができるかどうかである。そのような主体性が活性化すると，追従的なタイプの少年は更生が始まると言える。

　蒼三が自分で変わらなければいけないと決意した段階で，ATに出会ったことになる。そのタイミングが良かった。またATは，段階的にゆっくりと時間を掛けて変化していこうとするペースも，蒼三に受け入れやすかったのではないかと思っている。

4．ほどよい距離

　今回のコロナ禍で，「人との距離」が感染リスクとの関係で社会の課題となっている。確かに，二者関係や家族関係で，親密であるがお互いに居心地が良い距離感というものがあり，自立を果たす上ではこのような関係が必要である。これは，個人が自立しつつもお親密な関係性を保持できているということで，そこにはほどよい距離が必要である。蒼三がATから学んだことは，このようにお互いの自立を尊重して対等な関係を構築すること（自他尊重）が大切であるということではなかっただろうか。将太に従属しているだけでは展望が見えてこないことに本当に気づけたのだとしたら，担当調査官として嬉しいことである。

Ⅳ　ATを調査官実務に取り入れるときの課題

　私は，令和3年7月12日でこれまで42年勤めてきた家庭裁判所調査官の仕事を退職した。この退職が近づいた段階で，ATを調査官実務に定着させる努力を怠ってきたことに気づいた。「閉幕」間際でATの意義をさらに感じているが，調査官実務に取り入れるにはいくつかの課題があるので，現時点でそれを明確にしてこの小論を終えたい。

1．ATのトレーナーとしての修練

　ATの本を読んですぐには実行できない。自分自身がトレーニングを受けるか，なんども実際にATをやって学んでいく必要がある。私の場合は17年間の大学での非常勤講師としての経験がこの修練の機会を与えてくれた。この修練がATの理解を深めて，ひいては言外に自他尊重の精神を伝えていけることになる。このようなノンバーバルなアサーションのモデリング行動は極めて重要である。

　ATを後輩調査官が実施するために，私が「講師役」で共同試験観察という設定でATを実施したことがあった。このときは，一生懸命にATを理解しようとしてくれたことで，自

他尊重の気持ちで対処できたことがあった。その気持ちが後輩調査官にも影響していた。共同試験観察は，このようなノンバーバルな自他尊重の精神を伝えるのに有効な方法である。

2. 継続面接が前提となること

1 回限りの調査面接で AT を活用することは難しい。複数回の面接となると，試験観察を前提とすることになり，AT 適応の際にハードルが高い。努めて AT を取り入れることにしないと，なかなか実施することが難しかった。また，AT と競合するような集団的教育的措置が充実している庁では，AT を取り入れること自体に周囲の理解を得ることが困難になってくる。

その効用について，共通理解を得ることが必要である。

3. 自己理解の欲求

個別のケースに実施するときに，AT は自己理解への関心が前提となっていることに留意する必要がある。したがって，非行の急性期で本人が荒れている状態では適応しにくい。

自分の怒りなど内面の心性に関心が芽生えていることと，自分自身の感情を把握しようという意識や欲求が必要である。非行少年は「自分自身に向き合うこと」に困難を感じる人が多いが，少年鑑別所などではそのような気持ちが芽生えることがあるので，それを見逃さないことが重要である。

なお，自己理解の欲求がある上で，さらに言語能力が豊かであると AT をやりやすい。

4. 自他尊重を実践できているか

心理臨床場面での基本的態度である自他尊重は，言葉で言うのは簡単だが，それを実践するのは極めて難しいことである。そうあるためには，日々努力するほかない。

AT を実施すると，私は自然とそのような態度になれるのは不思議なことである。これは，

平木典子先生などから，ノンバーバルな部分も含めて自他尊重という臨床的態度を日常の人間関係から与えてもらっていたことによる影響ではないかと考えている。

このような自他尊重の精神がないと，被虐待の経験者であることが多い非行少年には「新しい治療的な人間関係」を経験することにならない。ことに表面的ではないノンバーバルな態度は，自ずと少年に伝わるようである。

あえて言えば，自他尊重の精神は，相手や自分の人権を互いに尊重することである。裁判所に勤めていると，人権は当然のことなので普段意識することは少ないが，非行少年には極めて重要な言葉であることは指摘しておきたい。そのような意味で AT の値打ちが再評価されないかと考えている。

5. 親子関係調整のツールとして活用すること

私が AT を取り入れたのは，少年個人をターゲットにした試験観察であった。しかし AT は，主としてコミュニケーションという人間関係を扱うものであるから，親子関係の調整のツールとして用いることができる。

ただ，思春期や青年期の子どもには，特有の工夫が必要である。親子のコミュニケーションを再考するという「親子教室」などで，AT を具体的な「コミュニケーションの演習」として用いることが可能である。私が在職中は実現することが難しかったが，そのような使い方をする工夫を今後してもらえればありがたいと考えている。

文　献

辻村德治（2020）家庭裁判所の少年事件でのアサーション―非行臨床でアサーションは使えるか. 精神療法，46（3）；366-367.

辻村德治（2021）司法領域の現場から.（平木典子編）三訂版アサーション・トレーニング―さわやかな〈自己表現〉のために. 日本・精神技術研究所.

家族のためのアサーション・カウンセリング

Yumiko Kato

加藤　由美子*

I　はじめに

　家族へのアサーション・カウンセリングをするにあたって，アサーション理論はもちろんのこと，家族というシステムの変遷や現代の家族の在り方を知っておくこと。また，家族療法の鍵概念も大切であると考える。

　社会の激変に伴い，家族という概念も変化している。より個を大切にする文化へシフトしている昨今，家族の結びつきもより精神的なものを重視するようになった。しかし，社会が多様化，合理化し便利な世の中になったことで地域社会が弱体化し，人と人とが直接コミュニケーションを持つ場も減っている。

　それは家族内でも同様で，例えば，家族同士でも同じ屋根の下にいながら LINE などツールを使って会話をすることや，家族各々個室でオンラインゲームを通してコミュニケーションをとっているということも耳にする。また個人的な葛藤の他，若い世代の家族と親，祖父母世代との世代間による葛藤や，夫婦では原家族で育った環境による価値観の相違での葛藤もある。

　そのような時代背景がある中，どのように家族とかかわるといいかを考えながら今筆者はクライエントと向き合い支援している。

＊一般社団法人長野県臨床心理カウンセリング研修センター
　〒399-8301　長野県安曇野市穂高有明 9980-4

　家族システムの問題として，コミュニケーション派（MRI）の理論では悪循環への気づきや変化を奨励している。また，多世代派の理論（Bowen, Boszoromenyi-Nagy）では個人の発達と家族システムの発達を考慮する。

　今回のケースは 4 世代の家族の事例である。なお，本事例は本人の了承の上，特定できないように仮名処理と事例の本質を損なわない程度に加工していることをあらかじめお断りしておきたい。各世代の個人の発達と家族システムの発達も考慮の上，悪循環への気づきと変化を意識したかかわりを心掛けた。そしてシステムの循環改善にアサーションを取り入れた。

　アサーションは自他尊重のコミュニケーションである。そのためのアサーション権（自分らしくあってよい。気持ちや考えを表現してよい。過ちを償う，謝ることも権利である）を理解し，三つの自己表現のタイプ（非主張，攻撃，アサーティブ）でどの表現をしているか，どのようにコミュニケーションを工夫することでアサーティブなコミュニケーションになるかを話し合いながら考えていった。

II　ケース　家族の言動が気になる女性への支援

1．事例の概要

　クライエント：A さん　60 代女性　パート

主婦（以下，A さんの言葉は「　」で表現。カウンセラーの言葉は『　』で表現する）

主訴：眠りが浅い，頭痛，腹痛，家族の言動が気になる。

家族構成：夫（70 代），義母（90 代），長男家族（息子 30 代，嫁 20 代，孫男児 3 歳，女児 2 歳）

2．問題の経過

筆者は公認心理師でカウンセラーとして本事例にかかわっている。

A さんは，3 年前より主訴を自覚している。家族の言動が気になり，そのことで症状が現れることがある。

インテーク面接の時に語られた家族との関係については以下のとおりである。

夫の気に入らないことがあると怒鳴ることがストレスでイライラする。

義母は，認知症で介護が必要。介護にストレスを感じている。

同居する長男夫婦家族との食事や孫の世話を引き受けている。それらの世話にストレスを感じている。また嫁との価値観の違いにストレスを感じている。

A さんの原家族は両親と A さん本人の 3 人家族（両親は他界）。父は優しく，母は厳しい人だったが，一人っ子のためのんびり育った。小さい頃より人の顔色をうかがう子どもだった。

A さんのカウンセラーからの第一印象は，はきはき話をする活発な印象。語り口に硬さを感じることがあった。

3．心理アセスメントと援助方針

A さんの主訴は，眠りが浅い，頭痛，腹痛，家族の言葉や言動が気になることである。

家族の言動に対してのストレスがあることが，問診票やインテーク面接の情報で明らかになった。普段は，家事，介護，孫たちの世話以外にパートをしている。カウンセラーは活発で世話好きな第一印象を持ったが反面，頼まれたら断れない，抱え込んでしまう傾向があるのではないか，そのようなことでストレスを抱えやすい傾向があるのではないかと推測した。

また A さんは，子どもの頃より人の顔色をうかがう（人の目が気になる）傾向があり，自分の気持ちを我慢する傾向を持ち合わせているようだった。世話好きで協調性もあるが，周りに合わせてしまう。断れず抱え込んでしまう。うちに秘めて発散しにくい傾向があると考えた。そのため家族の言動が気になるが，自分を抑えて周りに合わせてしまうことでストレスを蓄積。発散がうまくできず，自律神経のバランスが崩れ心身へ影響がでているのではないかと考えた。

A さんは「対人関係がうまく流せるようになりたい」という希望を持っている。

以上の事から

①家族関係や対人関係がうまく流せるようにカウンセリングをしながら考えていく。うまく流せるようになるために認知の修正や行動の変容を共に考えていく

②家族の関係性にも目を向け，循環改善になるよう支援。

以上 2 点を援助方針として立てた。

4．援助経過（計 15 回）

1）アサーション・カウンセリングまでの経過

身体の状態のことを中心に話が進む。薬の効果もあってか，眠りの状態も良くなり，日常生活ができるようになった。しかし，家族の言動に対して影響を受けてしまうこと，小さい頃より周囲の目が気になってしまうとのこと。そこで「対人関係がうまく流せるようになりたい」という目標を立てて話し合っていくことを A さんと同意した。

面接初期は身体症状の話題が中心であったが，少しずつ家族との関係性について話し始めた。

まず語ったのが義母について。認知症があり介護が必要。義母は大変厳しい人で夫と結婚した当初より，義母は緊張する相手だった。また自分の自由な時間もほしいという希望があった。

「不謹慎だけど，介護から解放されたい」という気持ちを語っていた。

息子夫婦に対しては，頼まれるとうれしい反面，家事や孫の世話は負担に感じている。断ると関係を全部切られそうでそれも困る。嫁に対しても面倒をみてあげなければならないという気持ちを持っている。しかし，Aさんはこのように語っていた。

「嫁の息子への対応や子育ては気に入らないことがあって。すごく心配しています。でも言わないで我慢しています」。その理由を尋ねると，

「少し言った時，嫌な顔をされたことがあったから。でもすごく心配」と語っていた。

夫に対しては，夫はもともと気に入らないことがあると怒鳴ることがある。Aさん自身は，子どもの頃より怒鳴られた経験がなく，怒鳴られることに怖さを感じていた。ところが夫の父親（義父他界）も怒鳴る人だったそうで，夫の原家族としては日常のようだった。一度，夫が義母へ怒鳴っていた時に，やめるよう強めに伝えたことがあったそうだが，反撃をされてしまったとエピソードが語られた。

Aさんは頼られることに喜びを感じる反面，負担も感じている。しかし断ることができない。断ると相手との関係がすべて切れてしまうかもしれないという不安がある。また口癖に「〜しなければならない」「〜すべき」という言葉が多い。完璧を求める傾向に関してはカウンセラーと他の見方や考え方があるかどうか話し合った。そのことで，

Aさん「自分が何でも詰め込みすぎている。自分なりの着地点でもいいのではないか」
と少しずつ変化がみられている。

しかし，家族への言動が気になることに変化はなかった。自分の思い通りにならない苛立ち。少し変化があったとはいえ，完璧を求めることによる不安も大きい。また自分の気持ちを家族に理解してもらいたいが，うまく伝えられないために理解されず，不満を抱え，それらを流せない状態になっている様子だった。

Aさんは，自分の気持ちを伝えられないと思っているが，相手に強めに伝えたエピソードも語られている。カウンセラーは伝えられないのではなく，伝え方にも工夫が必要なのではと考えた。

「嫁の対応で，もやもやする気持ちがあるけれど，どう伝えていいかわからない」
という言葉もあったため，アサーションを提案。

『アサーションは自分も相手も大切にするコミュニケーションであること。自分の気持ちも大切にして相手に伝え，相手の気持ちも聴くことが大切である』と説明し，待合室にあるアサーションの本（平木他，2015）を情報提供した。

2）アサーション・カウンセリングの実際

Aさんは，さっそくアサーションの本を購入し読んでいるとも教えてくれた。Aさんは「いいと思うけど，実際には難しい」という思いを持っていた。

ある日，夫婦で大ゲンカになったことが語られた。夫が義母に怒鳴り声をあげているので，

Aさん「おばあちゃん（義母）は認知症だから言ってもしょうがない！」
と反論したという。そうすると夫から

夫「おまえだって，キツくいつも言っているじゃないか！！」
と逆上され怒鳴られたという。Aさんは，

「怒鳴り声や，せっかく言っているのにわからない夫にイライラする」と語った。

カウンセラー『この後，お互いがどんなふうになりますか？』と，質問すると，

Aさん「罵りあいになる」と教えてくれた。

カウンセラーは，Aさんのコミュニケーション方法には非主張的ばかりでなく，場面によって攻撃的になっていて，そのような時は自他尊重にはなっていない（自分はOKだが，相手はnot OKになっている）。これは夫婦ともに起こっていて，悪循環を作り出していると理解した。そこでカウンセラーは，

『アサーションの本を読んでくださったのだから，この状況をアサーティブにするためにど

うするか考えましょう』と提案し，了承を得た上で A さんと話し合った。

まずは A さん，義母，夫。この 3 人の価値観，願いについて考えた。

まず A さんの気持ちは，義母は新しい習慣を覚えるのは難しく，義母に多少不利益があったとしても仕方がないこと。怒鳴り声は苦手だからやめてほしい，であった。

義母のことでの話し合いでは，義母は，できることの視野が狭くなっていること。しかし昔の習慣はできることがあること。現代の常識と昔の社会生活での常識が違うことがあることを確認した。

夫が義母へ高圧的に怒鳴ったことの背景には，義母が体調を崩したりしないようにという配慮があった。そのことは，夫本人が A さんへ説明していたそうだが，A さんは夫の気持ちを受け止める前に自分の気持ちを伝えていたようだった。

皆の気持ちを確認した後で，A さんとカウンセラーでアサーションをおさらいした。アサーションは自分も相手も大切にする自己表現方法であること。誰もが自分らしくあっていい。人は誰でも気持ちや考えを表現していい。人は過ちや間違いをし，それに責任をとってもいい。これらを確認した。

その上で夫が余計に逆上したのはどうしてか？　を一緒に考えたところ，相手（夫）の気持ちを大切にしていなかったことを確認。また，アサーティブになるには，お互いの気持ちを尊重することが大切ということを再確認した上で，カウンセラーは，

『相手の気持ちを受け止めた上で，自分の気持ちを伝えてはどうか？』と提案した。

『そうすれば，お互い冷静に話し合いができて，他の良いアイデアが浮かぶかもしれない』と付け加えた。

その後，A さん夫婦は，何事もなく過ごせ，ケンカの原因も解決したという。

前回帰宅後 A さんは，アサーションの本を読み返し相手（夫）の気持ちを尊重し，労りの言葉をかけたとのこと。夫がどのような様子だったか尋ねると，A さんは

「口にはださないが，お父さんもまんざらではない様子でした」と教えてくれた。

その後も夫婦で意見の食い違いがあったことが語られた。今までなら罵り合いになるような場面もうまく解決ができたと嬉しそうな様子で報告を受けた。

続けて息子夫婦の子育てについて，自分の気持ちの整理と息子夫婦の気持ちを考えることをすると，A さんは，

「息子夫婦の孫への対応も心配でならないのはかわらない。けど，ほんの……ほんの少しだけど理解できるかもしれない」と言う。それは，

「自分の子育てと今の子育ての方法にも違いがあり，どちらも間違いではないと思った」

カウンセラー『カウンセラーからみて A さんや家族に変化があったように感じるがどう思うか』と，尋ねたところ，

A さん「自分がほんの少しだけど，見方を変えられた。しんどい中にポジティブ面がみつけられた。孫のことも自分の育児を思い出し，広い心でみていきたい。コミュニケーションも自分の思い込みでショックを受けていたことに気が付いた。自分も大切に相手も大切にしていきたい。アサーションに出会えてよかったです」と語られた。

5．考察

A さんは，とても勉強熱心な方で，本を購入し，アサーションにも積極的に取り組もうとしていたが，実践となると難しいとも語っていた。そこで実際にあったエピソードを検証する形でアサーションについて具体的に考えていくことにした。その結果，夫の気持ちに寄り添いながら自分の気持ちを伝えることで，夫の怒鳴る回数が少なくなったらしい。A さんが相手の気持ちを尊重する意識を持つと，嫁の孫への対応も少し柔軟な姿勢になっている。

アサーションでは「非主張的」「攻撃的」「アサーティブ」三つの自己表現がある。Ａさん自身は，「人に自分の気持ちが伝えられない」と自分を非主張的にとっていた。実際，もやもやしながらも自分の考えを言わずに我慢をしたり，ものを頼むことや断ることに抵抗を持っている。そのような面では非主張的な面がある。しかし，話を進めていくうちに，今回のケンカのことを例に挙げても「罵りあい」になるほど，攻撃的になる時がある。人は時と場合により非主張的にも攻撃的にもアサーティブにもなりうる。その背景にはどの自己表現にも自分の気持ちを理解してほしいという願いがある。理解してほしいという気持ち，それは自分自身も相手も同様である。だからこそアサーションの考えが大切であることをＡさんとカウンセラーが共に学ぶことができた。

今回Ａさんは，夫とのケンカをきっかけにアサーティブな自己表現を学び，実践したことで，お互いの関係性の変化が起こることをＡさん自身が体験している。そして，この後もＡさんは夫との関係で意見が違うこともアサーティブな話し合いで解決できたと喜んでいた。

また今回の経験は，夫との関係だけでなく，息子家族との関係にも少しずつ変化がみられ始めている。

Ａさんから夫の義母へ高圧的になってしまう背景や，息子夫婦の思いなど語られてはいないが，カウンセラーは家族個人の葛藤も想定，配慮し，対応することを心掛けた。

今回は夫婦関係でのアサーションだったが，今後息子夫婦の関係でも応用することで，自他尊重のコミュニケーションが実現すると息子夫婦へのわだかまりの気持ちも和らぐのではないかと考えている。

Ⅲ　おわりに

家族のアサーション・カウンセリングを実際行うと，個人だけの問題でなく，家族の関係性を考えることは重要なことで，家族療法での鍵概念や技法も大切だと考えた。その中にアサーションという自他尊重のコミュニケーションの方法も取り入れることで，さらに家族という関係性の循環の改善へとつながっていくと考える。家族の関係性の循環をよくすることで，さらにその人の環境にある職場や地域とのつながり，さらに社会のつながりとの循環も改善されるのではないか。そう考えると，コアな部分の関係性にあたる家族でアサーティブな対応を心がけることが大切であることを，Ａさんと共に学ぶ機会となった。Ａさんに感謝をしたい。今後，出会うクライエントとの関係でも今回の経験を活かしたい。

また，筆者は子どもたちと接する機会も多いが，子どもたちやその家族にもアサーティブな関わりあいについて，一緒に学ぶ場ができるといいのではないかと考えている。家族の中でアサーティブな対応をすることで，子どもたちのコミュニケーションの学びや精神的な成長発達につながると思われる。

文　献

平木典子・中釜洋子・藤田博康，他（2019）家族の心理　第2版―家族への理解を深めるために．サイエンス社．

平木典子（2007）図解　自分の気持ちをきちんと〈伝える〉技術―人間関係がラクになる自己カウンセリングのすすめ．PHP研究所．

平木典子（2012）アサーション入門―自分も相手も大切にする自己表現法．講談社．

平木典子（2013）会話が続く，上手なコミュニケーションができる！図解　自分の気持ちをきちんと〈聞く〉技術．PHP研究所．

平木典子（2015）アサーションの心―自分も相手も大切にするコミュニケーション．朝日新聞出版．

平木典子・星井博文・サノマリナ（2015）マンガでやさしくわかるアサーション．日本能率協会マネジメントセンター．

平木典子（2020）アサーション・トレーニングと心身の健康．精神療法，46（3）；307-311．

野末武義（2015）夫婦・カップルのためのアサーション―自分もパートナーも大切にする自己表現．金子書房．

好評既刊

Ψ金剛出版　〒112-0005　東京都文京区水道1-5-16　Tel. 03-3815-6661　Fax. 03-3818-6848
e-mail eigyo@kongoshuppan.co.jp　URL https://www.kongoshuppan.co.jp/

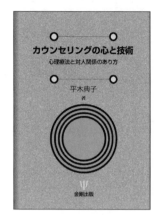

カウンセリングの心と技術
心理療法と対人関係のあり方
［著］平木典子

冒頭で著者は「心理臨床は個人や家族の問題の解決を心理的支援によって，福祉はそれらを社会的保障の働きによって支援しようとしてきた。しかしそれぞれの支援つながりは弱いものであった」と指摘する。青少年の不登校・引きこもりや凶悪事件の多発，親による児童虐待やDVなど現代家族の抱える多くの複雑な問題の解決には，ともに"家族"というものにかかわってきた"心理"と"福祉"が連携することが必要であるとし，くわえて心理臨床のアイデンティティーについても言及している。　　　　　定価3,850円

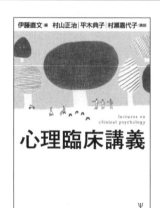

心理臨床講義
［編］伊藤直文　　［講師］村山正治　平木典子　村瀬嘉代子

めまぐるしく移ろう時代の流れの中で，心理臨床も常にその時々の要請に対応し，その質を向上させることが求められる。本書では，わが国の心理臨床の礎を築き，先頭に立って牽引してきた三人の先達，村山正治，平木典子，村瀬嘉代子が，自身の臨床の原点を振り返り，臨床スタイルの確立に至る道のりを語る。第Ⅱ部では，第一線で心理臨床の仕事に取り組んでいる臨床家による，各講師へのインタビューを収載し，三人の仕事をさらに深く明確に浮かび上がらせている。また，第Ⅲ部で，講義の企画者である大正大学カウンセリング研究所の教官により，心理臨床における各領域の現状が心理職の心得とともに述べられる。　　　　　　　　　　　　　　　定価3,740円

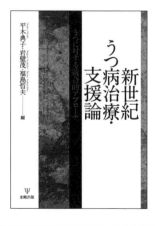

新世紀うつ病治療・支援論
うつに対する統合的アプローチ
［編］平木典子　岩壁 茂　福島哲夫

「現代の「うつ」とされる心理的問題」「統合的アプローチ」「ライフサイクルとうつ」「うつの変遷と臨床家の統合的発展」のセクションで展開される本書は，「統合的アプローチ」を志向し，森田療法，精神分析療法，エモーション・フォーカスト・セラピー，循環的心理力動アプローチ，マインドフルネス認知療法，スピリチュアリティ，対人関係療法（IPT），家族療法など，多彩な統合・折衷的アプローチによるうつ病治療・支援を解説。ライフサイクルに応じたうつ治療・支援の考察，患者＝クライエント・臨床家の両面から分析されるうつ病体験研究なども紹介する。　　　　　定価4,950円

価格は10%税込です。

IV

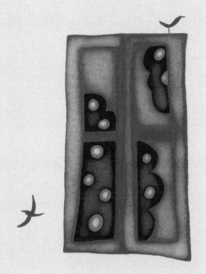

エッセイ

精神療法　増刊第 8 号 2021

✣ エッセイ ✣

カウンセラーへのアサーション支援

Haruhiko Shimoyama

下山　晴彦*

　私の与えられたお題は、「カウンセラーへの
アサーション支援」です。このお題をいただい
て、正直戸惑いました。というのは、いろいろ
な"読み"ができるからです。

　まず、アサーションの主体が誰であるかによ
って意味が違ってきます。クライエントの場合
は、「クライエントの、カウンセラーへのアサ
ーション支援」となります。つまり、カウンセ
ラーに対して自己表現、あるいは自己主張でき
ずにいるクライエントをどのように支援してア
サーティブにするのか、というテーマと読むこ
とができます。この場合は、主体は、クライエ
ントとなるでしょう。

　あるいは、アサーションする主体をカウンセ
ラーとするならば、「カウンセラーが自己表現
するのを支援する」という意味になります。そ
の場合、カウンセラーが自己表現する相手は、
誰なのかということが問題になります。対クラ
イエントなのか、対同僚なのか、あるいは連携
相手（医師や教員など）なのか、スーパーバイ
ザーなのか、です。しかも、この場合、カウン
セラーのアサーションを支援するのは誰なのか
ということも問題になります。おそらくスーパ
ーバイザーということになるでしょう。

　この他、「カウンセラーがアサーションの技

法を用いるのを支援する」という意味にも取れ
ます。この場合、カウンセラーがどのようにア
サーション・トレーニングを学ぶかということ
で、本書の論考のほとんどがそのテーマで書か
れているので、私が出る幕ではないと思います。
ですので、この想定は除外としてよいでしょう。

　次に、この"カウンセラー"が何を意味する
のかということでも読みが異なってきます。最
近では、カウンセラーといった場合、広く美容
カウンセラーや留学カウンセラーといった職種
もあり、何をもって"カウンセラー"を規定す
るのかは、意外と難しい。メンタルヘルスの業
界に限って言えば、カウンセラーといった場合、
心理支援を担当する職種一般を指していうこと
が多いといえるでしょう。

　では、このカウンセラーに、精神分析や行動
療法を標榜する心理職を含んでよいのでしょう
か。私見によれば、精神分析や行動療法に基づ
く心理職は、比較的アサーティブのように思わ
れます（すいません。これは単なる私の偏見か
もしれません）。そうであれば、カウンセラー
といった場合、クライエント中心療法に基づい
て心理支援をしている人に限って議論したほう
がよいのかもしれません。

　それから、そもそも「カウンセラーへのアサ
ーション支援」における"アサーション"とは
何かということもあります。アサーション・ト

＊東京大学大学院教育学研究科臨床心理学コース
　〒 113-0033　東京都文京区本郷 7-3-1

レーニングは，Salter, Wolpe, Lazarus といった行動療法の系譜の中で「主張行動」を強化する訓練法として開発されており，現在では Linehan に由来する機能的アサーションといった考え方も示されています（三田村, 2008）。その一方で，我が国では，人間性心理学に基づき，攻撃的自己主張や，逆に自己主張のない受身的行動の両者とは異なる自己表現のあり方をアサーティブとする考え方が広く受け入れられています。つまり，「自分の気持ちや考えを大切にする一方で，相手への配慮も忘れない自己表現スタイル」をアサーティブとし，アサーション・トレーニングを，適切な自己表現の支援とする方法と位置づけています。

「カウンセラーへのアサーション支援」というお題をいただき，このようなさまざまな"読み"が頭の中を巡って戸惑ってしまいました。このようなことをツラツラと考えているうちに，無情にも時間は過ぎ，そして原稿の締切が迫ってきました。そのようなときに，幸運にも本書の編者でもある平木典子先生の「アサーション・トレーニング」のセミナーに出席する機会がありました。そのときに学んだのが，「アサーションとは，その人が"ありのままの自分"を表現することである」という考え方でした。

自己主張や自己表現といった場合，主張や表現の仕方が注目されますが，最も大切なのは"何を伝えるのか"ということです。伝える内容が"自分の意見"となってくると，それは時に自己中心的な自己主張となり，攻撃的となり，対人的問題を引き起こすことにもなりかねません。そこで対人関係を適切に発展させるために重要となるのが，「アサーションとは，その人

が"ありのままの自分"を表現すること」という考え方です。この対人関係の中には，クライエント－カウンセラーの関係も含まれますし，カウンセラーと連携する相手やカウンセラーとスーパーバイザーとの関係も含まれます。さらには，カウンセラーの人間関係一般も含まれることになります。

"ありのままの自分"を伝えるためには，内省的にならなければなりません。そもそも私たちは，"ありのままの自分"に気づいていないことが多いのではないでしょうか。それは，クライエントだけでなく，カウンセラーも同様です。むしろ，カウンセラーのように感情労働に従事するサービス業種は，相手を優先し，"ありのままの自分"は置き去りにしている可能性が高いといえます。それは，別にクライエント中心療法のカウンセラーに限ってというわけではありません。精神分析や行動療法のセラピストもその可能性は大です。これは，マインドフルネスの Being と Doing の見方からもいえます。心理支援という活動で何かを成し遂げようと頑張れば頑張るほど，Being としての"ありのままの自分"が見えなくなります。

"ありのままの自分"を伝えるという意味でアサーションを捉えるならば，さまざまな"読み"の文脈の底にある共通の地平が見えてきます。「カウンセラーへのアサーション支援」というお題は，そのようなことを考えるきっかけとなりました。感謝です。

文　献

三田村仰（2008）行動療法におけるアサーション・トレーニング研究の歴史と課題. 関西学院大学, 人文論究, 58（3）; 95-107.

❖ **エッセイ** ❖

アサーションと行為的実践

▶ アサーションと森田療法の比較

Kenji Kitanishi

北西　憲二*

I　はじめに

アサーションについて，筆者の理解は単にコミュニケーションスキルを磨くもの，という程度のものに留まっていた。今回，エッセイとして森田療法とアサーションについて書くように依頼を受けたときに，どのような視点から述べてみようかと迷った。優れた臨床家であり，アサーションの第一人者である平木氏の入門書（2012，2015）を読んで，なるほど，と感じ入ることが多かった。

ここではアサーションと行為的実践と対比しながら，それぞれの特徴について素描してみたい。1990 年代に森田療法は伝統的な入院森田療法から外来森田療法へと治療システムが変化していった。伝統的な入院森田療法の治療のシステムは，症状を不問とし，作業を中心とする行為的実践と日記療法の組み合わせでクライアントの変化を援助する。そこから対話と日記療法を中心とする外来森田療法への転換が行われた。それには今まで言語化されてこなかったクライアントの問題の抽出（精神病理仮説）とそれに対応する技法を明確にする作業が必須であった（北西，2012，2014）。

＊森田療法研究所／北西クリニック
　〒 150-0031　東京都渋谷区桜丘町 20-12
　　　　　　　　ル・カルティエ桜丘 202

その問題とは，クライアントの 1）感情体験，2）生活世界，3）自己自身への関わりを問うものである。森田療法ではクライアントのそれぞれの領域での関係の結び直しを援助する。

そのような視点から，アサーションをみると，同様にこの三つの領域への関わり方が重要であることが分かった。

もう一つの視点は，フロイトが私たちの健康な生活を「愛することと働くこと」としたことと関連する。筆者はそれをより広く理解し，私たちの生活とは，関係（対人関係）と活動（生活場面でのあらゆる活動）からなり，メンタルヘルスの問題を抱える人たちは，この二つの領域でのアンバランスなあり方を示すと考えた。外来森田療法はこの二つの領域でのアンバランスなあり方に対して，独自の戦略でその修正を目指す（北西，2012，2014）。言うまでもなく，アサーションは関係の領域を，そして外来森田療法では行為的実践，つまり生活活動にその介入の焦点を当てていく。

II　「できること」と「できないこと」

外来森田療法の基本的考え方は「できないこと」と「できること」を分けることである。そこからクライアントの問題点を抽出し，介入を行う。

「できないこと」とは，自己の感情体験，関

わっている世界を思い通りにコントロールしようとすること，回避しようとすること（これもコントロールの裏返し）である。そのような試みが私たちの苦悩を強めていく。非アサーティブな自己表現，攻撃的，あるいは非主張的自己表現となろう。

そこには私たちを縛っている「べき」思考があり，それに気づき，ゆるめていく作業が同時に必要となる。つまり「できないこと」を受け入れることとは，その領域でのコントロールをあきらめることであり，それ自体は主体的な経験である。これは森田療法でもアサーションでも同じであろう。

そして「できること」とは，森田療法では行為的実践，生活活動を通した自己表現であり，アサーションではアサーティブな自己表現となる。

Ⅲ　感情経験をめぐって

外来森田療法もアサーションも，感情体験を重視する。森田療法ではその感情体験がネガティブで不快なものであっても，自然でその人固有の体験として理解する。そしてそれらはコントロールできないことであり，何とかしようとするクライアントの試み，問題解決の努力が問題であると理解する。

感情体験をアサーティブな自己表現へと結びつけるのが，アサーションである。森田療法では，その感情をそのまま受けとめながら，今ここでの行為的実践に取り組むよう助言する。クライアントの努力の方向を変え，行為的実践にクライアントの持つ生の力を結びつけ，自己のおかれている世界に主体的に関わっていけるように援助する。

Ⅳ　世界の関わり方をめぐって　　　　──アサーションと行為的実践

すでに述べたように，私たちの生活世界は，関係と活動からなる。アサーションでは，他者との関係におけるアサーティブな自己表現を重視し，森田療法では生活場面での行為的実践

（生活場面でのあらゆる活動）を重視する。

よく誤解されることだが，森田療法では修行的な行為のみを推奨し，押しつけているわけではない。森田は治療の場での作業の取り組み方について，ただ受け身的に行うことを「お使い根性」と呼び，そのあり方を厳しく問い，その修正を迫った（森田，1932/1975a）。

「お使い根性」とは，受け身的な世界への関わり方であり，他者の思惑を<ruby>慮<rt>おもんばか</rt></ruby>り，失敗を恐れるあり方である。これらは非アサーティブな自己表現，非主張的，攻撃的な自己表現であろう。他者の承認を求め，完全さを求める自己愛的で強迫的なあり方が，アサーションでは他者との関係への，森田療法では生活活動への介入を通して修正がはかられる。

一般に愛をめぐる問題に焦点を当てる精神療法は，精神分析をその代表として西欧由来のものである。そこで等閑視されているのが，その人の生の力（生きる欲望／生きる力）である。それは生活活動（行為的実践）にとって最も重視される臨床的概念である。その生の力を磨き，生活活動に結びつけ，発揮するよう促すことが，森田療法の行動介入の基本となる。具体的には，生活場面で感じる心を磨き，○○したい気持ちに気づいたらす〜っと動くことなどで，クライアントの主体的な動きを引き出す治療的介入である。そのような経験が，他者の承認を求め，不完全さを恐れる「べき」思考をゆるめ，主体的に世界に関わることを可能とする。それがアサーティブな自己表現であり，その人の「純な心」（森田，1932/1975b）の表現である。

Ⅴ　自己をめぐる問題

アサーティブな自己表現では「自分も相手も大切にすること」であり，森田療法では「あるがままに自己を受け入れること，自己を発揮すること」である。アサーティブな自己表現では他者に重きがおかれて，森田療法ではより自己のあり方を問う形となる。

そこにはアサーションが，西欧のキリスト教

文化の中から生まれ，森田療法が日本における人間理解，中でも大乗仏教の影響を受けていることと関係すると考えられる。

文　献

平木典子（2012）アサーション入門―自分も相手も大切にする自己表現法．講談社現代新書．

平木典子（2015）アサーションの心―自分も相手も大切にするコミュニケーション．朝日新聞出版．

北西憲二（2012）回復の人間学―森田療法による「生きること」の転換．白揚社．

北西憲二編著（2014）森田療法を学ぶ―最新技法と治療の進め方．金剛出版．

森田正馬（1932/1975a）第 18 回形外会．（高良武久他編）森田正馬全集第 5 巻．pp.176-188．白揚社．

森田正馬（1932/1975b）第 24 回形外会．（高良武久他編）森田正馬全集第 5 巻．pp.237-245．白揚社．

緊急支援におけるアサーション

▶ 日本文化とアサーション

Yasuzi Ozawa　　　　　　　　　　　　　　　　小澤　康司*

　災害支援などの緊急支援の場で出会う人たち
の体験から，私は，日本人にとってアサーショ
ンは大切なアプローチではないかと思うように
なりました。それは，日本人は災害や困難な出
来事に直面しても状況を受け入れ，多くを語ら
ないで耐えてきた文化や側面があると思えるか
らです。危機的出来事に遭遇した場合の対処に
はその国の文化の影響があると考えることがで
きます。米国同時多発テロ事件の際に N.Y. 地
区の日本人学校の支援活動をした際のエピソー
ドですが，テロ事件後，父親が行方不明になっ
たため，母親は娘に「きっとどこかで生きてい
るから，信じて待っていようね……」と励まし
ていました。その子は現地校に通い，週末に日
本人学校の補習校に通っていました。約 2 週間
が経過し行方不明者の生存が絶望的な状況とな
り，N.Y. 地区では多くの追悼行事が行われ始め，
その子は現地校の親友から「お父さんが亡くな
って悲しいよね」とハグをされました。その後，
現地校には通えなくなってしまったのです。日
本人は，危機に際して身内だけでひっそりと励
まし合うのに対して，感情を表に表出しながら
危機を乗り越えようとするアメリカ文化との相
違を感じました。

＊立正大学心理学部
　〒141-8602　東京都品川区大崎 4-2-16
　　　　　　　立正大学品川キャンパス

　東日本大震災の支援活動の際に，避難所で最
もよく聞く言葉は「わたしより，もっと大変な人
がいるから……」であり，困難な状況であっても
他者を配慮する姿勢に何度も出会いました。ダ
メージからの回復のためには，感情を表現するこ
とは重要ですが，そのためには，安心・安全な
場の確保や話を理解して聴いてくれる人が必要
です。東日本大震災で沿岸部での被災体験があ
り，遠隔地へ避難をしたある家族は，避難先の
震災と無縁の日常生活が進行する状況で，被災
体験を語ることや共感し合える人がいないこと
が辛くなり，地元に帰ってきて心が落ち着いたと
語ってくださいました。このような経験から，日
本人は苦境にあっても自分の感情や思いを主張
せずこらえる傾向があり，親しい身内や心を許せ
る人に対してのみ自分の思いを話すような傾向
があると考えることができます。アサーション権
は基本的人権であり，欲求を持つこと，意見を
表明することは人としての権利であり，震災など
の困難な状況において，非主張的であることは，
自己を大切にし，他者とのより良い関係を構築す
る機会を失うことになる可能性があります。

　苦境にあっても適切にアサーションすること
が，人々の権利を擁護し，他者との関係を
Win-Win にすることになると感じたエピソー
ドがあります。

　東日本大震災の発生 3 週間後に東北沿岸部の

心のケアの支援体制を検討するために，各地の避難所の状況を把握する調査隊に参加した時のことです。当時，被災にあった多くの人たちが避難する場所がなく，沿岸部の各地で自宅やお寺の建物を開放するなど小規模な避難所が数多く開設されていました。各自治体や災害支援を行う自衛隊や各機関が，点在する避難所への支援活動を開始していました。沿岸部から少し離れた高台に数十名の方が避難している A 避難所を訪問した時のことです。A 避難所の責任者の方に，避難所の様子を伺ったところ「現在，支援物資やボランティアの支援は十分足りていて問題なく生活できている。避難生活されている方も落ち着いてきているので，こころのケアの支援活動もなくても大丈夫なので，他の避難所を支援してください」とのことでした。しかし，倉庫を見ると物資や支援が足りているとは思えない状況でした。A 避難所で生活されている方にお話を聞くと，避難生活で衣食等が足りていないことや人間関係などのさまざまな悩みがあることがわかりました。次に A 避難所から数 km ほど離れた場所にある B 避難所を訪問しました。その B 避難所には，手に入りにくい野菜や果物などの物資が届けられており，数名の学生ボランティアが食事の支度中で活気がありました。責任者の方にお話を伺うと「私は，避難生活をしている方のために，できるだけのことをするのが役目であり，食堂に意見箱を設置して，避難所の方々の要望があれば必ず応えるようにしています。この前，太陽充電できる懐中電灯が欲しいとの要望があったので，自衛隊の方に伝えたら届けてくださいました。ボランティアの支援が必要だと話していたら県外から学生ボランティアの方が来てくださり感謝しています。また，その人たちのつながりから多くの支援物資が届けられています」とのことでした。また，避難所で生活している方々の話を聞くと，「大変な状況ではあるけど，皆さんの善意で快適に過ごせています」とのお話を伺いました。数キロしか離れていない二つの避難所にこのよ

うな差があることに驚きましたが，A 避難所と B 避難所のリーダーシップの違いが大きな違いを生み出していると感じました。B 避難所のリーダーは被災者のアサーション権を大切にして，その権利を擁護するために，適切なアサーションを行っていました。支援を必要とする人と支援を届けたい人とのパイプ役として活動し，双方が Win-Win の関係を築けるようにすることが，大きな違いを生み出していました。

また，感謝することの大切さを教わったエピソードがあります（小澤・他，2017）。その地域では津波から高台へ全員逃れることができ，お寺での避難所生活が始まりました。その避難所の女性のリーダーは，高齢者の方々が元気で避難所生活を乗り越えるよう，肩身が狭くならないよう配慮をしたとのことでした。避難所生活では下着が汚れても洗濯ができません。そこで日本手ぬぐいや布を適当な大きさに切り周辺を縫ってナプキンにするというものです。このナプキンを交換することで下着の汚れを防ぐことができます。このナプキンを縫う仕事をおばあさんたちにお願いし，沢山のナプキンを造ることができたとのことです。そしてナプキンを使うたびにおばあさんたちに「ありがとう」と感謝し，おばあさんたちも元気に避難所生活を乗り切ったとのことでした。「ありがとう」や「感謝の気持ち」は，自他の人格を認め合い，元気を生みだす最高のアサーティブな表現といえます。日本人は苦境にあっても感情や思いをこらえ耐える（非主張的な）文化や傾向があるように思います。しかし，限られた周囲の人たちの中で，お互いを察することで気持ちが通じ合い，感謝し励まし合う「絆」を大切にする文化があるともいえます。ありがとうなどの感謝の表現やおもてなしの心遣いもアサーティブな表現であり，困難な状況であればあるほど大切な表現であるといえます。

文　献

小澤康司・中垣真通・小俣和義（2017）緊急支援のアウトリーチ―現場で求められる心理的支援の理論と実践．遠見書房．

慢性疼痛とアサーション

▶ 被養育体験の重要性と治療介入のエッセンス

Masako Hosoi

細井　昌子*

難治化した慢性の痛みの心身医療現場で長く働いてきた。多数の医療機関での加療を経験して紹介受診された症例を診療する九州大学病院心療内科で，外来診療で比較的円滑に改善する症例群と入院治療を繰り返しながら段階的な心身医学療法を必要とする難治例群がある。それらの患者群では明らかに違いがある。何が違うのか？　答えは養育環境での親との関わり方と対人交流での不信感である。

福岡県久山町の 40 歳以上の一般住民のなかで慢性の痛みがない人・ある人，九州大学病院心療内科の外来群・入院群と 4 群を性・年齢を一致させて，16 歳までにどのように育てられたかを質問紙で調査したところ，痛みがない人群では望ましいとされる養育スタイル（本人の気持ちは大切にし，過干渉がない養育：高ケア・低過干渉型）が多く，一般住民で痛みがある群，外来群，入院群と臨床病型が悪くなるにつれて，最も悪いとされる養育スタイル（本人の気持ちを大切にせず，自立性を重視しない過干渉で支配的な養育である低ケア・高過干渉型，英語では「affectionless control」と表現される）の割合が増加していた（Shibata, 2020）。最も悪いとされる低ケア・高過干渉型と答えたオッズ比は，痛みなし住民群を 1 とすると（カッコ

内は 95％信頼区間，P 値），教育歴・婚姻状況，痛みの強さを調整しても，父親の養育スタイルでは入院群が 4.43（1.84-15.84, P=0.02），母親の養育スタイルでは痛みあり住民群で 2.76（1.06-7.16, P=0.04），外来群が 5.79（1.71-19.61, P=0.005），入院群が 6.77（1.74-26.25, P=0.006）で有意であった。以上でわかるように，幼少期に本人の気持ちを大切にして，過干渉にならず，自立性を育てる養育が，成年後の人生を通して痛みの持続から守ってくれる働きがありそうであることが理解される。逆に，自分の思いを自然に語ることを阻害される養育が，成年後も一生を通して痛みの苦しみを増していく影響の大きさを実感する。

養育スタイルについて，子どもの目線で考えてみると，本人の自然な思いや考えをそのまま主張するという行動が受け入れられたり，親の考えを伝えられて納得したりといった体験が繰り返されると，対人交流において自分も他人も尊重するアサーションの概念が身についていくことになろう。養育環境は人生における対人交流の日々の練習場であり，現代日本の 40 歳以上の成人では幼少期に交流が多かったのは父親よりも母親であることが一般的で，母子交流のあり方が慢性の痛みの臨床病型の重症感と関係しているということも合点がいく。また，父親の対人交流のあり方が母親の心理的余裕をつく

＊九州大学病院　心療内科／集学的痛みセンター
　〒 812-8582　福岡県福岡市東区馬出 3-1-1

れるかどうかで，母親の養育スタイルに影響を与えているようである。つまり，問題の多い父親の妻である母親が，父親に対する愚痴を一方的に子どもに言い続けたり，あるいは言わずに一人我慢している可哀そうな姿を見続けたりしていることで，母親に自分の子どもらしい思いを伝えることを封印していくことがある。

難治化した慢性疼痛の症例の臨床現場である九州大学病院心療内科の病棟は，アサーションが正当にできない難治化した慢性疼痛患者が，実際に経験して困惑している慢性の痛み・不安・抑うつ・睡眠障害に伴う思いを看護師，医師，心理師にどう伝えていくのかの日々の練習場になる。当科では，患者の対人交流の基本となる愛着の様式や他者不信の程度に注目し，その重症度に相応の信頼関係の構築のためのカウンセリングを量的にとるとともに，そのカウンセリングの質的なあり方についても研鑽を積んでいるとも言える。つまり，急性疼痛のルールアウトがされて，慢性の痛みというすぐにはとれないということがわかってきた病態に対して，その時点ではすぐに解決できないなかでの葛藤を，信頼できるかどうかわからないまま（治療者側は信頼してほしいが，当科を受診するまで，あるいは入院するまで改善しなかった事実は受け止め），治療者に語るという作業を積み重ねていくことになる。嫌悪的症状を抱えて，他者に助けを求めて，不信を覚えながらも関わり続け，信頼感や安心感を少しずつ醸成し，嫌悪的症状や同室者との対人交流でのトラブルがすぐには変わらなくても，そのプロセスを他者に語りその苦しさを治療者らに理解されるなか徐々に自身が楽になるという体験を重ねて，自分が存在しているその場所での「居場所」を得ることになる。

ところで，「居場所がない」という言葉は，慢性疼痛難治例に限らず，重症の心身症患者でよく聞かれる表現である。幼少期から自尊心を傷つけられる体験が繰り返されてきた症例では，アサーションの場を与えられず，自分の存在についての羞恥心や罪悪感を覚えていることが多

い。実際に自傷を行った経歴がある症例も多く，積極的に死にたいとは思っていないものの，慢性の希死念慮を抱えている場合もあり，不快情動が高まったときには「消えたい」と感じているという。「自分は生きていて良い」と感じられる居場所をつくっていくためには，自分の本音に沿ったアサーションを妥当に行っていく必要がある。慢性疼痛難治例では，目前の他者の顔色をうかがう体験を繰り返し，注意の対象を他者に向け続けてきたなかでわからなくなっている自身の体感・感情を，症例によってはマインドフルネスなどを導入して実感できるようになるなか理解される自身の本音に気づき，アクセプタンス・アンド・コミットメントセラピー（ACT）で言うところの「人生の価値」を明確化した上で，日々訪れる「人生の分かれ道」で自分の本音に沿った環境である「居場所」を設定していくアサーション・トレーニングが重要となってくる。

幼少期には選べなかった自身の環境を，アサーション・トレーニングを導入し，自身にとって幸福感を覚えられる（脳科学的には報酬系の機能低下を回復させ）心地よい「居場所」を選んでいけるように，過剰適応でわからなくなってきた本音に気づき，生活環境での妥当なアサーションを実践できるように，治療者が援助していくことで，生物医学的異常に対する自然治癒力を引き出す心身の状態が設定される。こういった包括的な観点が，慢性疼痛難治例の心身医学的治療のエッセンスであると感じている。慢性疼痛難治例に対する医療のバックアップ体制として，心理学のプロを含めたわが国の集学的治療チームによる医療システムが普及し，機能するように祈念している。

文　献

Shibata M, Ninomiya T & Anno K et al（2020）Parenting style during childhood is associated with the development of chronic pain and a patient's need for psychosomatic treatment in adulthood : A case-control study. Medicine, 99（29）; e21230.

個と組織の新しい関係開発とアサーション

Koichi Yamaki

八巻　甲一*

　私たちの多くは，共通の目標を持つ集団（すなわち組織）に属して活動している。その組織内でのコミュニケーションのあり方はその人のメンタルヘルスに大きく影響する。アサーション・トレーニングはその人らしいコミュニケーションのあり方を習得することを目的としたトレーニングなので，その習得は当然組織内でのコミュニケーションの取り方の変化として表れる。

　私は 2000 年代後半から企業が社員研修の一つとして導入するアサーション・トレーニングの講師として多くの受講生（社員）と接してきた。こうした経験から，企業という組織に属する人たちがアサーションをどう受け止め，それが職場にどのような影響を及ぼすのか，その時々の受講生の反応から個と組織の新しい関係の可能性を考えてみたい。

　アサーション〈自己表現〉トレーニングが日本で一般向けの公開講座として始まったのは 1982 年からであるが，企業が社員研修として導入し始めたのは 2000 年前後からである。それまでは主に女性や看護職をはじめ対人支援の職場で働く人など，組織内で非主張的になりやすい立場の人たちが個人として受講することがほとんどだった。こうした人たちは，アサーションの習得が組織内での言動の力になったこと

は確かで，受講後大いに勇気づけられたという感想が多かった。アサーションは個人が問題意識を持って参加する研修として地道に広がりつつあった。

　企業が社員研修としてアサーションを導入し始めたのにはそれなりの事情があった。1990年代の初頭にバブルがはじけ，企業が成果と効率を優先する利益偏重に走り，非人間化した労働環境が生まれた。その結果，働く人たちのメンタルヘルス不調による休職や自殺者の急増もあって社会問題化しメンタルヘルス対策を余儀なくされたのである。そこで，メンタルヘルスがコミュニケーションのあり方と深く関連することに気づいた企業の担当者は，職場のコミュニケーションの改善（活性化）をアサーションに期待したのである。このことは組織が抱える構造的な問題である働き方に目を向けるのではなく，個のコミュニケーション力の向上で乗り越えようとしたとも言える。

　さて，そうした企業の担当者に応えてアサーション研修を始めてみると一般の公開講座を受講する人たちとは明らかに違う反応が返ってくることに気づいた。多くの受講生は業務の一環として受講するので，コミュニケーションのあり方に問題意識を持っているとは限らない。そもそも「アサーション」というカタカナ語に違和感を訴える人も少なからずいた。コミュニケ

＊株式会社日本・精神技術研究所
　〒102-0074　東京都千代田区九段南 2-3-26 井関ビル 2 階

ーションの新しい考え方であるアサーションに接し，興味と関心を示す受講生がほとんどであったが警戒する受講生もいたのは事実である。こうしたアサーションの受け止め方の違いは個人としてよりも階層の違いによる方が目立った。組織内において比較的非主張的立場に立たされる階層の低い社員にとってはアサーションへの抵抗は少なかったように思う。特に，組織内では男性に比べ自己主張の窮屈な思いをしていた女性陣には好評だった。「自分の正直な気持ちを誰に対しても言っていいし，それは権利として許されていること」を知って受講後明るく元気になって帰っていく姿を何度も見た。

　日本人は「謙譲の美徳」という道徳観が示すように自己主張は控えめであることの方を良しとする傾向が強い。そこに縦社会である会社組織では，上位者の方が力があるので階層の低い人にとっては自由に自己主張できる環境とはとても言えないのが実態だ。そんな環境に（上位者に対しても）自己主張することは自由であり許されているというアサーションの考え方は，目からうろこの感があったようである。ただ，職場に戻ってアサーティブな言動がすぐできるほどコミュニケーションは簡単ではないことも事実だ。そうした中で，「研修後の職場で，アサーティブとかアグレッシブという言葉が交わされるのを聞くようになりました。言い方だけかもしれませんが変化の兆しを感じます」という人事担当者の報告を聞いたことがある。アサーションという言葉が職場の共通言語になること自体が組織内コミュニケーションの変化の兆しと言えるだろう。

　さてそうした一方で，階層の高い管理者が対象ではすんなり受け入れてもらえないこともある。特に，部長クラスなどになると，時にはあからさまに研修そのものを否定するような発言に出会ったことも一度だけではない。「部下が言いたいことを自由に言えたら，組織として成り立たない」というのがアサーションを否定す

る共通する理由である。要は，組織内では表現の自由そのものを認めがたいというのである。

　上意下達の相互交流のない一方通行のコミュニケーション文化がまかり通る組織では，アサーションという自他尊重の自己表現という理念に抵抗を感じるのはある意味当然とも言える。部下の言いたいことを聞いて（他者尊重をして）いたら自分の指示が命令として通用しないという危機感が生じるのであろう。こうした上司のもとで仕事をする下位者は受け身（＝非主張的）にならざるを得ない。しかし，上位下達の一方的なコミュニケーションを取っているなら，実は彼もまた上位者に対しては受け身の態勢の中にいることを意味しているので決してアサーティブな態度が取れているわけではない。こうして上位者に対しては受け身的で部下に対しては攻撃的態度を取る管理者が決して少なくないこと，同時にこのような人たちにアサーションの意義を伝えていくのは，自分は自己主張ができていると認識していることもあって二重の意味で簡単なことではないことを知った。

　企業にアサーションが導入されて既に 20 年以上経った。この間，モザイク職場という言葉が生まれたように正社員だけでなく契約社員，派遣社員，パートなど雇用形態がさまざまになり多様な立場の人たちが一緒に働く組織が増えた。こうした組織ではお互いの違いを活かし合える＝協働する関係性を目指すマネジメントが管理者の姿勢として求められよう。そこに，お互いの違いを認め尊重し合うコミュニケーションを目指すアサーションは，これからのマネジメントに欠かせないものとなるだろう。

文　献

平木典子（2021）第三訂版　アサーション・トレーニング—さわやかな〈自己表現〉のために．日本・精神技術研究所．

中村和彦（2015）入門　組織開発—活き活きと働ける職場をつくる．光文社．

HSP とアサーション

▶ 援助者は何を気をつけ，またどのように援助できるのか

Kotofumi Kubo

久保　言史[*]

映画の冒頭。エレイン・アーロン博士と，夫の心理学者アーサー・アーロン博士が講演をしている。テーマは "HSP と人間関係"。そこへ一人の若い女性が駆け込んできて，必死な面持ちでこう質問する——「私が変だとか狂ってるとか思われずに，相手に高敏感性をわかってもらう方法がありますか？」。

これは 2019 年にアメリカで発表された HSP（Highly Sensitive Person）のドキュメンタリー映画の第 2 弾，HSP and in Love（邦題：繊細なあなたが恋に落ちるとき）の冒頭シーンである。この映画には，HSP 概念の生みの親で心理学者のエレイン・N・アーロン博士も，エグゼクティブ・プロデューサーおよび脚本家の一人として制作に関わっており，夫でやはり心理学者であるアーサー氏とともに出演もしている（ちなみに夫のアーサー氏は，橋の上で出会った男女は恋に落ちやすい，という誰もが一度は耳にしたことのある "吊り橋効果" の実験で知られる高名な社会心理学者である）。

この冒頭の "私が変だとか狂ってるとか思われずに，相手に高敏感性をわかってもらう方法がありますか？" という主人公の言葉には，HSP がアサーションする難しさがとても象徴的に表現されている。アーロン博士のいる本国アメリカでは，HSP のアサーションや境界線について活発な議論が行われており，HSP のドキュメンタリー第 2 弾でも主要テーマとして選ばれている。筆者[注1] はアーロン博士のサイトの日本語版の翻訳および博士の今後出版予定の本の翻訳をしているので，このエッセイでは，アーロン博士が HSP を診る心理療法家に向けて書いた専門書『PSYCHOTHERAPY and the Highly Sensitive Person』（金剛出版で邦訳版を刊行予定），そして博士のブログ記事 Graceful Boundaries（優美な境界線）から，アーロン博士がこのテーマをどのように捉え，そして援助者が何を気をつけ，どのようにサポートできると考えているかを紹介できればと思う。博士が重視しているのは主に，"ジェンダーや少数派の民族と似た社会的・文化的問題"，"力関係"，"HSP 独自の境界線" の三つである。

I　HSP という概念の科学的根拠と広まり

その前に，まず HSP という概念の科学的根拠と，このコンセプトの世界的な広まりについて簡単に触れておきたい。というのは，HSP（専門用語としては Sensory-Processing Sensitivity（感覚処理感受性））がしっかりとした科学的根拠に基づく気質特性であることを援助者

＊ HSP 相談室 "HSP ルーム鎌倉"
〒 247-0061　神奈川県鎌倉市台 4-19-25

注 1）HSP 日本語翻訳版サイト運営者 http://hspjk.life.coocan.jp

が理解していることが，アサーションに限らず HSP を援助するうえでたいへん重要になるからである。HSP に関する最初の研究は，エレイン・アーロン博士が 1997 年に発表した論文になる。この研究では，最初，カリフォルニア大学の心理学専攻の学生と，ニューズレターで募集した地元の学生以外の人たちに面接を行い，その面接の内容から敏感な人に共通する特徴を特定。それを 60 項目の質問紙にまとめ，二つのサンプル（カリフォルニア大学サンタクルス校の 319 人と，国内 7 つのクラスの統計学の学生 285 人）からなる，604 人の心理学の学生に配布した。そしてその回答から，因子分析とさまざまな項目の評価方法でその 27 項目まで削減したものを最終的な Highly Sensitive Person Scale（HSP 尺度）としている。大規模なテストの結果，この質問紙は内部的に一貫性が高く，つまり，一見多様に見える項目は高い相関性を持っていることがわかっている。

実はこの研究は，まだ研究中の段階だったが，カリフォルニア大学が地元紙の日曜欄に特集としてプレスリリースしたことで，世間の強い関心を集めることになった。まだ研究途中の段階であったのにもかかわらず，アーロン博士は，HSP についてもっと知りたいと望む一般の人々やマスコミから追いかけられるようになり，そこでそれに対応するように執筆されたのが『ささいなことにもすぐに「動揺」してしまうあなたへ。』（2000，講談社）である（本国での出版は 1996 年）。この本が世界中でベストセラーとなり，HSP という概念が広まるとともに，さまざまな国で，心理学的な立場はもちろんのこと，生物学的，遺伝的見地から HSP に関する（もしくはそれと関連する）研究が次々と行われるようになった。日本でも高橋（船橋）亜希氏による日本版 HSP 尺度を使った研究（2016）などが行われており，先のアーロン博士の研究結果を裏付けている。

つまり，世界中複数の国において HSP 尺度を使って調査すると，人口の 15 〜 20％の割合

でこの気質特性を持つ人たちがいることが裏付けられたのである。アーロン博士によるとそれから科学雑誌に掲載された論文は現在では 100 を超えており，それとともに HSP に関する研究は初期にはなかった発展を見せるようになってきている。例えば，初期の研究においては，HSP と HSP でないグループの分布は二峰性の形をとり，両者の中間はあまり見られないとされていたが，ロンドン大学のマイケル・プルース教授らの研究（この研究にはアーロン博士も参加している）では，生物には，感受性レベルが異なる三つのグループが存在していることを発見している。つまり，"とても敏感なグループ（約 20 〜 35％）"，"どちらにもつかないグループ（約 41 〜 47％）"，"敏感でないグループ（約 20 〜 35％）"で，プルース教授はこれを環境感受性（Environmental Sensitivity）と呼んでいる（Pluess et al., 2018）。また，HSP は困難な環境から負の影響を受けやすいが，同時に良い環境からはより好ましい影響を受ける，つまり心理療法や援助によって，HSP は治療結果が HSP でないグループよりも向上するという研究結果が，ロンドンの貧困地域に住む少女を対象にした研究などで明らかになってきている。さらにこれに関連する研究として，去年日本人の研究者らによる，青年期の HSP に対するレジリエンス教育が，自尊感情・自己効力感・抑うつ傾向を向上させるという内容の研究結果も発表されており，注目を集めている（Kibe et al., 2020）。

これらの研究についてはサイト[注2]や，これから刊行予定の『PSYCHOTHERAPY and the

注2）https://hsperson.com/research/published-articles/：エレイン・アーロン博士と共同研究者による研究一覧

http://hspjk.life.coocan.jp/blog-New-Research-on-SPS.html：感覚処理感受性についての最新の研究（アーロン博士のブログ）

http://www.j-pea.org/archives/3278：Sensory processing sensitivity and culturally modified resilience education: Differential susceptibility in Japanese adolescents の論文

https://www.japansensitivityresearch.com/：飯村周平氏らによる環境感受性に関する情報発信サイト

Highly Sensitive Person』の付録C，および『ささいなことにもすぐに「動揺」してしまうあなたへ。』の改訂版『敏感すぎる私の活かし方』（2020）に詳しく紹介されているので，興味のある方，確認したい方はぜひご覧いただければと思う。

Ⅱ　社会的・文化的困難

最初に紹介した映画の冒頭シーンで主人公がした質問

「私が変だとか狂ってるとか思われずに，相手に高敏感性をわかってもらう方法がありますか？」

これに対して，アーロン博士はこう答える。

「多くの方がそのことで悩んでおられます。これは生来の特徴です。ここでの問題は“敏感性”に感謝することです」

「HSPの多くは自分に欠陥があると思いがちです。自尊心が低い場合が多く，問題が生じた時は自己主張ができず，それは良くありません」

『PSYCHOTHERAPY and the Highly Sensitive Person』の中で，アーロン博士が強調しているのは，HSPと非HSPの違いが，“ジェンダーや少数派の民族が持つ問題と，同様の影響を及ぼしている”ことである。“HSPはまだ理解のすすんでいない少数派ということもあり，彼ら自身でさえ自分のことをよく理解しているとは言えません。ですから，なぜ自分がこんなにも他の人と違っているんだろうと，その理由を求めてセラピーを訪れる”。HSPでない人たちが多数派を占める現代社会では，大胆で，積極的で，社交的で，長時間仕事ができ，強い刺激やストレスに耐えられることが理想とされる。それに対し，刺激過多になりやすく，ストレスに弱い少数派のHSPは，社会の理想像とはかけ離れていると見られがちで，またHSP自身もそう感じていることが多い。だからHSPが自分らしい感じ方，自分にあったあり

方を主張する時，その主張は多数派である人たちから見ると，変に思えたり，直すべき欠点のように思えたり，さらには何かの病気や障害だと受け取られる可能性さえある。これがHSPの自己主張を難しくさせている大きな理由の一つだとアーロン博士は説明している。

またその文化が持つステレオタイプもここに大きく影響する。“敏感”であることは，文化によってはシャイ，心配性，内気，引っ込み思案，怖がり，自信に欠ける，悲観的といった捉え方をされ，そういったレッテルを貼られることで，HSP自身もそういった価値観を受け入れ，自尊心が低くなってしまうからである。

ゆえに，HSPが自己主張できるようになるためには，その土台として，自分の中に内在化されたそれらの負のイメージに気づき，認識し，変えていくことが重要な一歩となる。だから援助者が最初に手掛けることは，クライエントがHSPだと認識できるよう手助けすること，HSPとはどのようなものかを（先の研究結果に基づいて）丁寧に説明すること，そして彼らが今まで抱えてきた負のイメージが，社会や文化によってもたらされたものではないかということを，時間をかけて一緒に話し合っていくことになる（そこにはおそらく，グリーフワークも含まれる）。ここで重要になるのは，援助者自身が，社会のバイアスやステレオタイプに自分がどれだけ影響を受けているかを考えてみることだとアーロン博士は指摘している。援助者がHSPに対して，先ほど挙げたステレオタイプなイメージを持っていて，社会で適応するために，それらの“欠点”を直さなければならないと思っていたら，その援助者のもとに訪れたHSPのクライエントは，おそらく鋭くそれを感じ取り，傷つけられ，マイナスの影響を受けてしまう。だが反対に，もし援助者がこの特性を正確に理解し，肯定的なイメージを持っていたら，やはり彼らはそれに深く影響され，力強くエンパワーメントされ，また治療効果にも良い影響を及ぼすはずだからである。“早い段階

で，患者と敏感さについて話し合うことで，あなたと患者の治療同盟が強まります。HSP の患者は，多くの場合，自分の特性を認めてもらえることでとても安心します。特に，彼らがいつも他人と違うと感じていることや，もしかしたらすべて自分の欠点ではないかと思っていることについて，あなたが正しい理解を示す初めての人になれば，治療においてとても大きな意味を持つことになるでしょう”。

また，HSP が社会で貢献できる役割について，歴史上の，あるいは社会で HSP と思われる人たちのことをリストアップし，援助者とクライエントで話し合ってみることも効果的な方法として紹介されている。“私たちは彼らの存在を，賢く，物静かな政治的指導者やビジネスリーダーの中に見出すことができます。それ以外にも，発明家や教育者，裁判官，科学者，歴史家，その他さまざまな形で人類のために恩恵を与えている人たちの中にも多く見出すことができるはずです”。筆者は以前，HSP 向けのミーティングを開いていたが，この話題を持ち出すといつも参加者たちは大変盛り上がった。おそらくこの方法は，援助者とクライエントが楽しみながら，そして HSP が自己イメージを向上するのにとても有効な方法だと思われる。

Ⅲ　力関係

HSP がアサーションする上でもう一つの重要な問題として，アーロン博士が取り上げているのが，HSP の人間関係（夫婦，恋人，友人，職場の同僚 etc）における力関係，パワーバランスである。“どちらが力を持っているか。例えば相手への配慮，時間，お金，あるいは子育ての方向性などで対立した時にどう解決するのか，といったことについてである。HSP の患者は，こういった話し合いの場で，相手より力が劣っていると感じることが多い。そして相手もいつのまにか，当たり前のようにそう思い込むことが多い。……加えて，HSP は興奮している時，反論を考えるのにとても時間がかかっ

てしまう。また HSP は，相手のしたいことを優先することが，どこか道徳的だという考えを持っていることが多い”。

HSP は，自分のニーズを正当に評価できなかったり，他者のニーズに敏感なあまり，境界線を上手く築けず，そのことで悩んだり，あるいは諦めたまま不公平な関係を続けてしまっていることが多い。また意外に思われるかもしれないが，HSP が無意識に自身の敏感さを利用してパワーを駆使しているケースも少なくない（例えば，病気になる，相手の要求に応えた後，疲弊した姿を見せるといった方法で）。これに対し援助者ができるさまざまなサポート方法が『PSYCHOTHERAPY and the Highly Sensitive Person』の第 7・8 章でケース事例を交えて詳しく紹介されている。関係のアセスメント，互いのニーズ・要望を尺度を用いて評価する方法，そして相手とのやり取りを想定したロールプレイングや “戦いの戦術” などである。アーロン博士は夫のアーサー氏とともに，もともと人間関係の心理の専門家として知られていたので，これらのアドバイスはとても豊富で多岐にわたっていて，そして実践的なものとなっている。

Ⅳ　薄い境界線

最後に『PSYCHOTHERAPY and the Highly Sensitive Person』には載っていない，とても興味深い内容について紹介したい。それは，HSP は生まれつき，非 HSP とは異なる境界線 = “薄い境界線” を持っているという内容である。この境界線は単に他者との境界線だけを意味しているのではなく，HSP が持つ深い処理や共感性の一部であるとアーロン博士は説明している。この境界線ゆえに，HSP は他者の感情や立場を自分のことのように感じたり，想像したり，また創造的になるのだと。そしてその境界線を意識した “ボリューム（声の大きさや，主張の明快さのレベル）” の調整や，自分でできるエクササイズの方法など HSP に役立つアドバイスについても紹介している。これは HSP

にはかなりしっくりくる話なので，ぜひ一読をお勧めしたい[注3]

　他にも，HSP のアサーション・境界線を考える上で重要な観点として，子どもの頃の体験やトラウマがある。親に話してもわかってもらえなかったという体験が，あきらめや無力感となってその後の人生を支配したり，不安定なアタッチメントスタイルとなって生じてくるからである。ただ紙幅の都合で残念ながら触れることができない。この問題に関しては，先に紹介した映画の主要テーマとなっているので，興味ある方はぜひご覧いただければと思う。下のサイト[注4]から購入もしくはレンタルが可能で，日本語字幕もついている。

　以上，HSP のアサーションについてアーロン博士の考えを大まかに紹介させてもらったが，社会・文化，人間関係，HSP 特有の境界線，過去の体験など，とても幅広い観点からこのテーマを論じていることに驚かされる。
　アサーションが現在のような広がりを見せたのは，1970 年前後のアメリカの黒人差別における公民権運動が大きく影響しているが，これらアーロン博士の主張を読むと，HSP にとってアサーションとは，ジェンダー問題や，最近の発達障害の人たちの訴えるニューロダイバーシティ・ムーブメント（神経多様化運動）と似

た性質を持っていることに気づかされる。つまり HSP にとってアサーションとは，単なる個人の自己主張にとどまらず，現代社会に多様化や新しい価値観を持ちこむ，という可能性を含まずにはいられないのである。ゆえに援助者にはより広い視点が求められるだろう。このエッセイが小さなきっかけとなって，日本においても HSP とアサーションについての議論が，さらに広がりを見せてくれたらうれしく思う。

文　献

Aron EN（1996）The Highly Sensitive Person : How to thrive when the world overwhelms you. Carol Pub.（冨田香里訳（2000）ささいなことにもすぐに「動揺」してしまうあなたへ．講談社）（片桐恵理子訳（2020）改訂版　敏感すぎる私の活かし方―高感度から才能を引き出す発想術．パンローリング）

Kibe C, Suzuki M & Hirano M et al（2020）Sensory processing sensitivity and culturally modified resilience education : Differential susceptibility in Japanese adolescents. PloS One, 15（9）; e0239002

Pluess M, Assary E, Lionetti F et al.（2018）Environmental sensitivity in children: Development of the highly sensitive child Scale and identification of sensitivity groups. Developmental Psychology, 54（1）; 51-70.

高橋亜希（2016）Highly Sensitive Person Scale 日本版（HSPS-J19）の作成．感情心理学研究，23（2）; 68-77.

注3）（ブログ名：Graceful Boundaries Part1-4（優美な境界線）。現在パート３までアップされているが，残りの４も順次アップ予定（http://hspjk.life.coocan.jp/blog-graceful-boundaries-part-1.html）。

注4）HSP and in Love（邦題：繊細なあなたが恋に落ちるとき）：https://sensitiveandinlove.com/SENSITIVE LOVERS：https://sensitivelovers.vhx.tv/ こちらは上記の映画に織り込まれた科学的根拠について紹介したスピンオフフィルム

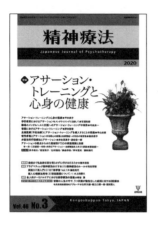

[特集]　　　　　　　　　　　　　　　　　　「精神療法」第46巻第3号
アサーション・トレーニングと
心身の健康

アサーション・トレーニングと心身の健康／学校教育におけるアサーション——メ
ンタライジングに注目して／職場のメンタルヘルス支援へのアサーション・ト
レーニングの活用／看護におけるアサーション・トレーニング／生殖医療（不妊
治療）にアサーション・トレーニングを導入することの意義／慢性疼痛とアサー
ション——自尊心の回復と失感情症への対応の重要性／弁証法的行動療法とアサー
ション／アサーションの観点からみた複雑性PTSDの病態理解と治療——一次・二
次被害〜内的・外的なアサーション〜治療構造をふまえた試論　　　定価2,200円

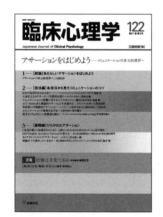

[特集]　　　　　　　　　　　　　　　　　　「臨床心理学」第21巻第2号
アサーションをはじめよう
コミュニケーションの多元的世界へ

1 － ［総論］あたらしいアサーションをはじめよう
　　　三田村仰
2 － ［技法編］各技法から見たコミュニケーションのコツ
　　　岩壁 茂／野末武義／田中恒彦・倉重 乾／茂本由紀／三田村仰／
　　　田中善大／宇佐美まゆみ
3 － ［展開編］ひらかれたアサーション
　　　砂川芽吹／飯村周平／石丸径一郎／西井 開　　　　　定価1,760円

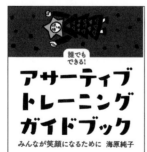

アサーティブ・トレーニング
ガイドブック
みんなが笑顔になるために
［著］海原純子

アサーティブとは，相手も自分も「OK」というゴールを目指すコミュニ
ケーションである。日常会話の中で「仕方なく……」と妥協した返事になる
ことはないだろうか？　自分が思っていることを言わずに溜めたままにして
いると，本当の感情がわからなくなってしまったり，溜めていることのスト
レスによって身体のさまざまな部分に不調が現れたりする。そうなる前に，
本書を使いアサーティブについて学んでみよう！　　　　　定価2,420円

価格は10%税込です。

V

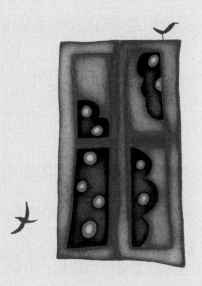

座談会
アサーション・トレーニングの可能性

アサーション・トレーニングの可能性

Noriko Hiraki
Tatsuo Sawazaki
Keiko Iwamiya

司会：平木典子＊1，沢崎達夫＊2，岩宮恵子＊3

はじめに

編集部　本日はお忙しいところお時間をいただきましてありがとうございます。本日は，平木先生に司会をお願いして進めて参りたいと思います。よろしくお願いいたします。

平木　一応進行をしながらお話にも参加させていただくということで，岩宮さん，沢崎さんもご支援をよろしくお願いいたします。

　昨日，本特集号のタイトル名を「アサーション・トレーニング活用術」といたしました。本日はそのテーマの中での私たち3人の座談会，とご理解ください。

　事前に内容のトピックスをお送りしましたが，この場で新たな発想が浮かんだり，話が新たに展開しても，「アサーションの現代的意味と可能性を語る」，というトピックスなども入っていますので，ご自由にお話しいただければと思います。

　私は，岩宮さんを「生まれつきアサーティブな育ちをしていらっしゃる方ではないか」と勝手に想像しております。ご自由にお話し

＊1　IPI 統合的心理療法研究所
　〒 113-0034　東京都文京区湯島 2-23-8
　　　　　　　ルーフ御茶の水ヒルズ 6MB
＊2　目白大学心理学部心理カウンセリング学科
　〒 161-8539　東京都新宿区中落合 4-31-1
＊3　島根大学人間科学部
　〒 690-8504　島根県松江市西川津町 1060

くださいね。沢崎さんは，私がアサーション・トレーニングを始めた頃に参加していただいてから，現在はトレーナー資格もお持ちで，ご自身のトレーニングも続けていらっしゃる。そんなご経験と合わせて，日常生活の中でアサーションにどんな意味があるかなども，ご自由にお話しください。今日のやりとりの中で，アサーションに関して何かが生まれれば，それがこの座談会の成果かなと思っています。よろしくお願いします。

　最初に岩宮さんと沢崎さんの自己紹介から始めていただいてよろしいでしょうか。

I　出席者のバックグラウンド

岩宮　はい。よろしくお願いします。では，私の臨床の背景を紹介させていただきます。大学で心理学は学んでいましたが，臨床のスタートは卒業後に研究生として入った鳥取大学医学部の精神科でして，入局したての研修医の先生たちと一緒に初期訓練を受けました。毎日，予診をとって生育歴や現病歴からその方をどう見立てるのかなど，鍛えていただきました。思春期外来では，不登校を始め，さまざまな症状の思春期ケースを担当させていただき，病棟でも問題行動が多発する方や自殺企図がある方，摂食障害の方などとお会いしていました。

その頃の鳥取大学の精神科は，ドクターたちがユング研究所に入れ替わり立ち替わり何人も留学しておられました。そのため，勉強会や輪読会などでユングの考え方に触れる機会がありました。その頃，病棟で担当していたいろいろなクライエントさんの理解にその考え方が非常にフィットしたので，それから河合隼雄先生の本なども読むようになっていきました。

　そしてスクールカウンセラーの制度ができた時から，ずっとSC（以下SC）として，現在に至るまで学校現場に関わらせていただいています。大学病院では，主訴や問題意識を持った方が来られる確率が高いので，かなり重い症状や大変で複雑な状態にある方でも，枠組みのしっかりとした心理面接ができていました。ところが学校では，もちろん，主訴を抱えて来談する人もおられるのですが，もっとも現場が苦労しておられるのは，本人には何の問題意識もないままトラブルが絶えなかったり，自分を振り返ることができなかったりする人たちに対してどうするのか，ということでした。これが現場の実情なのだと痛感しました。なので，SCとしては，現場の先生方とさまざまな問題について話し合うことこそが大切だと考えて，コンサルテーションの重要性を学ぶようになっていきました。

　島根大学に赴任してからは，臨床心理士養成のための実習機関を兼ねた相談センターが病院に代わってのメインの臨床現場になっています。今も年間延べ700セッションは，思春期やその保護者や，さまざまな主訴をお持ちの幅広い年齢層のクライエントとお会いしています。

平木　どうもありがとうございます。それでは沢崎さん，お願いします。

沢崎　私は，臨床の話をするとすれば，大学に初めて勤めたのは筑波大の教育相談室でして，もともと私はいわゆる実験系の心理をやるつもりでした。けれども，就職先がたまたま教育相談室であったということで，実は臨床のトレーニングは全く受けたことがなくて，文献を読んだり講義で聞いたりということはあったのですが，実はそのまま現場に放り込まれた感じでした。

　私のいた研究室は，まだ認知が入ってない行動療法の時代ですので，学習理論を背景にしたバリバリの行動療法が強かったのですが，現場に入ればそれだけを使っているわけにはいかないので，子どもたちと遊んだり，保護者の面接をしたり，不登校のグループをやったり，いろいろなことを見よう見まねでやり始めたというのがいちばん最初でした。それが6〜7年あって，その頃は自分が何かを核にして臨床をやるとか，相談をやるということをあまり考えていなくて，自分はまだ実験系の研究者の道を行くようなアイデンティティを持っていた気がするのですが，そこから今度は学生相談室に異動しました。

　そうするとカウンセラーと呼ばれるようになりました。それまではカウンセラーと呼ばれたことはほとんどなかったし，自分でもそういう意識は全くありませんでした。けれども，カウンセラーと呼ばれるようになって，それまでも大学の教員ではあったけれども授業はいっさい持っていませんでしたし，学生相談室の時も結局授業は持たずにケースしかやってないという，そういう時代が4年ぐらいありました。

　その学生相談室の頃になってやっと自分は何も勉強してないので何か勉強しないといけない，いわゆる行動療法的なものを核にしただけではだめだという感じがずっとあったので，いろいろな研修会に時間を見つけて，例えば精神分析の研修会に1年間通ったり，家族療法の研修会に行ったりした，そういう中にアサーション・トレーニングがあったわけです。

　アサーション・トレーニングは，確か学生相談学会の懇親会の席である先生にご紹介い

ただき，平木先生の講座に参加したのが，もう 30 年ぐらい前だったかと思います。

ただ，その頃は，自分は受ける側として参加していたわけですけれども，当時，基礎理論コースというのがあって，その後にロールプレイをやる実践コースがあって，それに参加して，一通りアサーションってこんな感じなのかと思っていました。そして，そのちょっと後でトレーナーのトレーニングをやるから参加しませんかというお誘いをいただいたのです。今回もう一回過去の資料を見たら 1993 年のメモがあったのでだいぶ古いんですけど，その頃にトレーナーのトレーニングを 2 年間ぐらい受けましたね。

それを受けた時に，自分自身が今まで参加者として受けていたのはこれこれこういうことだったんだなということを改めて再認識したようなことがあって，それからいろいろなところで研修のお誘いを受けて，講師として行く機会がだんだん増えてきました。ここ 5 ～ 6 年かな，年齢とともに大学の役職に就く機会が増えて，アサーションも，臨床そのものもやる機会がほとんどなくなってしまい，自分の頭が組織のマネジメントとか，ガバナンスとか，そんな話ばかりになってきて，心理の発想とちょっと違うところで動かざるを得ないことが多くなっています。今回このお話をいただいて，もう一度昔の資料を見ながら参加させていただいています。

なので，今日はお話についていけるかなと不安を感じておりますが，よろしくお願いします。

平木　復習までしてご参加くださり，ありがとうございます。昔からの歴史などは私よりもきちんと覚えていらしゃると思って，頼りにしております。よろしくお願いします。

それでは，この座談会を読まれる方にお伝えしておいた方がよいかと思われることと合わせて私の自己紹介をしましょうか。

私がアサーション・トレーニングに出会っ

たのは 1980 年代で，たまたまアメリカでロジャーズの PCA（Person-Centered Approach）という 100 人のコミュニティをつくるワークショップに出席した時に，アサーション・トレーニングをやっているグループがあり，そこでアサーション・トレーニングが一つのトレーニング体系になっていることを初めて知ったのでした。

私は当時，大学の学生相談所のカウンセラーをしていたので，人間関係とコミュニケーションの問題で来談する学生がとても多いということもあり，その人たちがグループの形態でトレーニングをしたり，アサーションについて考えたりすることに大きな関心を持ちました。個人カウンセリングでコミュニケーションとか人間関係の問題を支援するだけでなく，日常的なコミュニケーションや対人関係に戸惑っている学生たちを，小集団で支援するプログラムを実施することを考えたのです。それは，放課後，毎週 1 回 1 時間半ほどのセッションを 4 ～ 5 週かけて行うトレーニングでした。

話が飛びますが，その時は，アメリカの大学院でカウンセリングの修士を得て帰国し，立教大学の学生相談所でカウンセラーとして仕事をしており，日本の大学の学生相談所のカウンセラーのお手本もなく，スーパーバイザーが不在だったこともあって，実践には多くの工夫が必要でした。帰国してからの私のトレーニングのバックグラウンドは，その頃，立教大学の研究所で実施していた T グループという人間関係のトレーニング・グループに参加することでした。つまり，グループの中で自己理解，他者理解，関係理解を学びました。

つまり，グループ・アプローチが私の対人関係訓練のベースでもあったので，アサーション・トレーニングを 80 年代に学んだ時は，コミュニケーションに困っている学生に対しては，グループ・アプローチを活用することにして，トレーニング体系をつくったのです。

その後，縁があって日本・精神技術研究所が「社会人向けにアサーション・トレーニングをやりませんか」と声をかけてくださったので，1980年代の初めに一般の人たちのトレーニングを開始し，今日に至ってます。その訓練のテキストとして，アサーションの著書を出してくださったのも日精研で，今日まで広がっているという状況です。

自分でもこんなに広がると思わないでやってきたところもあって，今回もそういう意味では，「精神療法」誌で特集号のお勧めがあり，一般向けのトレーニングだけではなく，カウンセリングや心理療法の領域まで広げて皆さんのアイデアをいただきながら21世紀のアサーションを考えるきっかけになることを期待しつつ，特集号の編集をしております。どうぞよろしくお願いいたします。

そういう意味では，岩宮さんの語りは新鮮な感じがしております。

岩宮 ありがとうございます。そう言っていただくと，私のようなアサーションの素人がこの座談会に関わらせていただいてもいいんだとほっとします。そして僭越ながら先生のご著書を読ませていただくと，自分が実際の臨床でやっていることとすごくつながるなと感じています。

平木 きっとそうだと思います。書いていただいた原稿なども，何もわかりませんと書いてありましたけど，いいえ，そんなことはないなと思っております。アサーティブな表現をされる人は，アサーションという言葉を使わなくても，あるいは知らなくても，アサーティヴな表現をしていらっしゃるだろうと思うんです。

Ⅱ アサーションというアイデアについて思うこと

ということでアサーションの全般は一通りカバーしたかなと思いますので，次に，読者は次のようなことを聞きたいと期待されてい

るのではないかと想像するのですが。アサーションというアイデアや方法などに触れて，どんな思いをされたかということについて，ずいぶん前のお話でしょうが，沢崎さんから，いかがですか。

沢崎 昔を思い出してみます。最初は新しいものを何か学びたいという意識と，自分自身の持っている課題の解決に役立つのではないかという両面で参加していたんです。でも，それは分けられないようなところもあって，それは今でもずっと引きずっている感じがあるのですが，私はトレーナーとしてトレーニングする機会が長かったので，どういう方が学びに来ているのかなと考えると，例えば学会とか，教育委員会とか，そういう場で実施する時には，これを現場へどう持ち帰って使うかという発想の方がとても多いと思います。こちらから見ていると，「教え方」の技術そのものを学ぼうとしていらっしゃる方の印象が強くて，何となくやりづらいなということがありました。ですから，最初の頃は，いちばん最初に，ぜひご自分の問題としてアサーションを理解して学んでくださいと言ったこともよくありました。

特に臨床家が学ぶということで言いますと，その辺りはほかの方はどういうふうに感じていらっしゃるのかなと，ちょっと話しながら思っていました。何のために学ぶのかというところが一時期すごく気になっていて，その辺が，何かきっかけになってそこから話題が広がっていけばいいかなと，思いました。

平木 多くの場合，今おっしゃった，アサーションに出会うと自分のアサーションの問題に出会ってしまいますよね。それに出会いつつ，これをどう伝えるかという課題にも向き合うことになります。

それは，実はこのアサーション・トレーニングのなかなかおもしろいところだと思っていて，トレーニングを実施しようとする人々に，「あなたたちがアサーティブにならなけ

ればなりませんよ」などと言わなくても，みんながだんだん自分のことを考えてしまう。他人事として学ばないところがあるという意味で，おもしろいトレーニングだと思っているところがあるんです。トレーニングの時に一緒に学んでいきましょうという感じになれるというか……。

岩宮さんは，アサーションに出会った時，どんな感じでしたか？

岩宮　私はアサーション・トレーニングというものをしたことがないのですが……。

平木　そこからで結構です。

Ⅲ　スクールカウンセラー先での アサーション体験

岩宮　どのタイミングで，どんなふうに大事なことを伝えるといいのかというのは，いつもよく考えていますが，その一方で，どこか反射的というか直観的に言葉が出てしまうこともあるように思います。

　ちょっと具体的にスクールカウンセラー先でのことをお話します。ある時担任のA先生と，保健室登校をしている一人の生徒について，どうすれば教室へ入っていくハードルが低くなるだろうかと話し合っていたんです。A先生は子どもたちの心の動きを，とても優しい視点で注意深く見ておられる先生でした。そしてその保健室登校の生徒をめぐる人間関係の話の流れで，その子が最近，接触を持つようになったB君についての話題が出てきたんです。そのB君はいくら注意しても意に介さないような子だったのに，ここのところ静かになっていて，休憩時間に保健室へ行って，その保健室登校をしている子に話しかけているというんです。

　そして，A先生が「先月，B君のノーヘルのせいで一週間，部停だったんですよ」と言われたんです。この「ノーヘルで部停」というテクニカルタームがわからなかったので，どういうことですかと聞いたら，自転車に乗

る時には必ずヘルメットをかぶらなければいけないんだけど，ノーヘル，つまりヘルメットをかぶっていないのを二度，発見されたら，1週間その子の所属している部活動は全面停止になるというルールなんだそうです。この「ノーヘル部停」のルールは生徒たちに伝えられていて，部活のメンバーに迷惑をかけないように自己責任できちんとルールを守るようにと，指導がされているということでした。

　これを聞いた時，これは一見，筋が通ったことのように見えるけど，何かすごく変だぞと思いました。ノーヘルが見つかったなら，一週間，その子が自転車通学禁止になるのならわかるのですが，ノーヘルと連帯責任としての部活動停止とは，どう考えてもつながらないと思うんです。先生たちから見ると，部活の連中とつるんで悪さをする中心的な存在だったB君が大人しくなっているのは，そう悪い変化とは思えず，ペナルティの効果があったと捉えられていた面があったようなんです。連帯責任を負わせることで自分のしたことについて自覚を促すことは悪いことではないという感覚が学校にはあるのだということ，そしてその部停の後からB君は保健室に出入りをするようになっているという全体像が見えてきました。B君のせいで試合前なのに部停になったと感じているメンバーからB君はキツく当たられたりして苦しい思いをしているのかもしれず，心が弱っている者同士，保健室登校の子とB君の間に何かつながりができているのではないかと思ったんです。

　その時，反射的に私が言葉にしていたのは，「えっ，まじですか。びっくりです！　ノーヘルだと本人だけじゃなくて全員が部停止になるんですか」ということでした。驚いてそう言った私に，今度はA先生が「あ……ああ，そうか。びっくりですよね，そんな連帯責任って，おかしいですね。今までまったく気がつきませんでした」と率直に言われたんです。この先生は本当に生徒に誠実に関わっておら

れる，感覚の鋭い先生なのですが，それでも
このような盲点が生じるんだなと思いました。
　このあと，このような連帯責任はおかしい
から，A先生を通じて学校側に改善を申し入
れて……などということはまったくしません
でした。そういう形で学校を変えていく動き
も時には必要だと思いますが，学校という組
織の中でスクールカウンセラー自身がこのよ
うな流れで，生徒指導の方法を変えるように
働きかけるというのは，かなり相談活動への
リスクにもなります。それに，学校に所属し
ている先生方の個人的な視点から見直してい
かない限り，一つのルールが変わったとして
もそれは，ただ一つの枠組みが変わっただけ
で，別のところで活かされることは少ないと
思うんです。目の前のA先生の中に，こちら
の反応によって，「あれっ，これってちょっ
とおかしいかもしれないな」という疑問を持
っていただくことのほうが大事だと思ったん
です。
　少なくとも次に「ノーヘル部停」が行われ
そうになった時には，今まで当前の罰だと思
っていたのとは違って，この先生は自分個人
としてこの規則をどう捉えるのかと，ひっか
かられるのではないかと思いました。このよ
うに考えるプロセスを持つ先生が一人でも増
えることのほうが，生徒にとっては大事なの
ではないかと感じたんです。
　その後，A先生が職員室でほかの先生との
雑談の中で，ノーヘルでその子に1週間自転
車に乗ってはいけないと言うのだったらわか
るけど，ノーヘルしていたから全員部停とい
うのはちょっと飛びすぎていませんかね？，
と話される機会があったそうです。その後，
何年かその中学校のスクールカウンセラーを
していたのですが，結局，正式な話し合いを
経てとかではなく，何となく，なし崩し的に
「ノーヘル部停」はなくなっていったんです。
　ちゃんと起案して正式に会議を通してとい
うように，前例を変えるようなことになると

大ごとになってなかなか職員会議では通らな
いけれど，一人一人の先生の主体性が動くこ
とで，子どもたちを守るための環境はつくら
れていくのかもしれないなと感じました。こ
のような伝え方というのが，スクールカウン
セラーとしての関わりとして経験したことが
あったので，もしかしたらこれもアサーショ
ンの体験としてあるのかなと，沢崎先生のお
話なども聞きながら思い出していました。

平木　沢崎さん，いかがですか？

沢崎　今のように，例えば学校の決まりとか，
それまでの慣習みたいなものを変える時は，
きちんと手続きを踏んで原案をつくり，下か
ら上へ上げていくというの方法があると思い
ます。さきほどの岩宮さんのお話では，何と
なくなし崩し的に，とおっしゃった気がしま
すが……。

岩宮　そうですね。言い方は悪いんですけど，
この場合は，なし崩し的な感じでした。

沢崎　なし崩し的に，ちょっとした根回しで
「こうだよね」みたいなことを何人かで言っ
て，自然にそういう雰囲気ができていくとい
うのも確かに組織の中にありますよね。でも，
私なんかはどちらかというと立場上手続きを
踏まないといけないという発想へ行きがちな
ので，ちょっとよくわからなかったのですが，
でも，意外にきちっとしたことではなくても，
小さなひっかかりみたいなものがみんなの中
に共有されていればうまく働きかけができて，
それが自然に大きくなっていくみたいなこと
はあるなと思っています。それをきちんと言
うのか，何となく刺激をするような形で話を
しながら膨らませていくのか，その辺りは，
可能性が両方あるなと，お話を聞きながら思
いました。

平木　ルールを守ったり，こうしなければなら
ないと思ったりする人がいたら，そんなふう
になし崩し的にやるのはまずいのではないか
などとは思わないほうがいい感じですよね。
どうなんでしょうね。

IV　コミュニケーションにおける「場」の圧を入れる

岩宮　そうですね。学校現場へ行っていると，何でこんな校則が今まだ残っているんだろうと思うことがあります。おかしいなと思っている先生もたくさんおられるけど，前回そういうことがあった時に，それに沿った対処をしたから，同じことが起こったら同じようにしないと公平ではないというようなプレッシャーがかかっていて，それで続けていかなければならなくなっているようにも思います。そういう意味では，会議の場で自分の意見をはっきりと言うことがしにくいというか，アサーティブに表現できない「場」の圧のようなものが存在しているのだと思います。

　そうすると，生徒のことを考えていて，臨床的にかかわろうとしている先生ほど苦しんでおられるというのがあって，スクールカウンセラーとしてどういう働きかけができるだろうと悩むことがあります。そんな時に「ここがおかしいので，ここをこう変えたほうがいいと思います」というような提案をすると，どんなにそれを丁寧にしたとしても学校組織に果たし状を渡すみたいな印象が生まれてアサーティブではないやり方になるな，と感じるんです。もちろん管理職の先生の考え方によってそこはまったく違ってくるので，その見立てが何より必要になってきますが……。

　例えば早急に対応しなければ，当事者の子どもに大きな不利益が発生しそうな場合はそんなことをは言ってはいられないのですが，そこまで喫緊の問題ではない場合は，先ほども沢崎先生がおっしゃったみたいに，皆さんの持っておられる心の中の疑問みたいなものに向けて，こちらのリアクションで刺激できればいいなと思っています。

　先ほどの例で言うと，同じようなノーヘル問題が起こった時に「ノーヘルしたら本人だけ自転車禁止にしたほうが合理的ですよね。じゃあそうしましょうか，これからは」みたいに，先生方の中で問題意識が熟成されて，自然とルールが変わっていくほうがアサーティブと言うか，着地点を平和にできる部分もあるかなと感じています。

　規約の改正などは細かいプロセスでの承認が必要だというのは大学で体験していますが，小・中・高校などの生徒指導のルールはそういう規約ほど厳密なものがあるわけではないことがほとんどです。だから，その学校文化の中で，何となく慣例で行われていることなどは，言い方一つで何となくバージョンが変わっていくということも可能だなと感じています。

平木　タイミングよく，それこそアサーティブに気持ちを素直に，「へえー，これって変」とか言ったほうがいいみたいな，そんな感じですよね。

岩宮　そうですね。内輪の不文律を知らない外部の人間だから言えることってありますよね。「え〜，知らなかったけどそうなんですね，学校では」みたいな感じで言うと，その瞬間，先生方に客観視が入って，「普通に考えたらそうですよね」という感じでふっと気がつかれることはけっこうあるように思います。先ほどの「ノーヘル部停」の時も，学校文化に頑張って馴染もうとする意識も私にはあるので「あっ，そうなんですね」と流して聞く可能性も自分の中であったのですが，どうしても違和感を我慢できなかったので，あんまり考えずについ，ナチュラルにリアクションをしてしまったんですよね。

平木　むしろ無邪気にアサーティブだったみたいな。

岩宮　結果的にそうなったというか（笑）。

平木　そうすると，みんなも「そうだ」と思えるようになったという感じですよね。

岩宮　そうですね。たまたまですけれど。

平木　いやいや，それはおもしろい。それがある意味でいちばんいいアサーションなのかも

しれない。

岩宮　いつもできるわけではないですよね。

平木　よし，アサーションやってやるぞなんて思わないで，自然としている……。

Ⅴ　アサーション・トレーニングとは？

沢崎　今のお話でまたちょっと思い出したことがあります。あることを決める時に，きちんと数字でもってデータを示したほうがいいと思っていても「いや，そんなのなくても，みんな何となくこういうふうにしたほうがいいと思っているから，結果は同じなんだけど出さなくていいですよ」というような話になった場合，その場でみんなが何となくこっちのほうがいいね，と思っているほうに事が動いていくことってある気がします。

平木　それを改めて正面切って何かやるというのではなくて，何となく思っている方向を知る感受性みたいなものが必要なんでしょうか。

沢崎　そうですね。データを持っていくというのは，下手すると，アサーションの枠組みで言えば，相手を説得する形で，「これしかないです。これがいちばんいいです」というような，ちょっとアグレッシブになる要素があるのかなと感じるところがあって，だから何となくみんなでこういう感じなので……と諮りながら，それをお互いに伝えながらやっていくというのもありかなという感じがしています。

岩宮　そうですよね。何かデータのようなものを出すと，急に真面目な固いスイッチが入って知的なやり取りになってしまうこともあるかと……。

平木　となると，何だろう。アサーション・トレーニングって何だということになりますけど，どういうことでしょうね。

沢崎　実はアサーション・トレーニングは何でこういう構成になっているのかなというのは，改めていま考えてみると，アサーション・トレーニングはこういう要素とこういう要素が

必要だというふうになって，今は例えば「アサーションとは何か」を知った上で権利の話，認知の話，それから具体的なスキルというふうな構成になっていますよね。

　ほかに必要な学ぶ要素はないのかなと思うと，絶妙な構成になっているなと感じるところがあるんです。そもそも構成が今のようになっているというのは，アサーションをこういうものとして捉えるからこうなっているという，もともとがあったと思うんですね。だからその辺を知りたいなと思ったことがありました。

平木　なぜ，こういう構成になっているのかというのを私がどう考えたかですか。

沢崎　はい。なぜ今のような構成になっているのかということです。ただ，アメリカなどで発展した時に同じようになっていたかどうかは私もよくわからないですけど。

Ⅵ　アサーション・トレーニングの構成

平木　アメリカでは，私はたくさんあちこちに勉強に行ったわけではないんですが，アメリカのアサーション・トレーニングの本は何冊か読んだことがあって，トレーニングに取り入れた時に，まず，私はアメリカでのアサーションと日本でのアサーションは違うと感じました。ですから，日本のトレーニングでは，人権のことをきちんと，かつやさしくみんなが納得できるように伝える必要があると思ったのです。「これはやってもいいことなのよ。だからやってもいいことだと思ってやりましょうね」と伝えようと。

　人権などという堅苦しい言葉ではなくて，何でも思ったことは言ってもいいのよみたいな，そんなことがアサーションのベースだと。そのほかでもっと印象深く思ったのは，コミュニケーションというとりとめもない事柄を三つの表現パターンで説明してくれるところです。日本人，アメリカ人関係なくコミュニケーションを考える手掛かりとして活用する

ことができることに魅かれました。

次に思ったのは，アサーションの本には必ず書いてあって，しかもアメリカで最初にベストセラーになったのは『Your Perfect Right』（「あなたの完全な権利」）という本なんです。そうか，やっぱり人権って，一人一人を大切にする。「あなたも私も大切にする自己表現」というアサーションの意味は，基礎が人権であり，やや堅苦しいけれども，それをどうにかしてみんながそうだと納得するように伝えることが大切なんだと確信しました。一人一人を大切にするということは，基本的には人権なんだということをベースにしてアサーションを伝えればいいのだという意味で，重要なトレーニングの要素でしょう，と。

絶妙な構成というのはまさにその通りで，当時の北米のアサーションについて書かれた本では，3 つの自己表現の紹介の次に，人権の章があります。そして，次に「ものの見方，考え方」，つまり認知とアサーションの関係が出てきます。その本には，「ものの見方，考え方が合理的か合理的でないかでアサーションに影響する」ということが書いてあり，非合理的な思い込みの例を挙げて，それがいかに非合理的であるかを理解し，その考え方を変えていくことが課題になっていました。

人権について，「人間は不完全なんだから失敗するんだよね」とか，「間違ってもいいんだから，間違った時はそれを変えればいいんだ」とか人権から非合理的な思い込みへと学習していくことは納得のいくものでした。

そのほかに，順番として私が本の中から選んだのは，その頃のアサーションの本にもすでに DESC という表現の台詞の順番，考える順番が書いてありましたが，あまりEのことが強調されておらず，emotion の E, empathy の E と説明されているだけでした。

そういう意味では，いまトレーニングで課題になっていることを加えて言うと，気持ち

が把握できない人は，Eのところで自分を語り，表現を決めることができないからアサーションができない，という点です。DESC のEの言語化には，かなり力を入れます。相手に対する共感的な反応，できるだけ相手の気持ちを言語化しようねという意味で，Eの表現をロールプレイなどで助けます。

ただし，思っていることを話すのはいいのだけれど，話すと合わせて葛藤も起こることを伝え，それも人間として当たり前のことであり葛藤を起こさないように非主張的になったり，攻撃的に自分の言い分を通そうするのではなくて，葛藤が起こった時の対応が，実はアサーションの醍醐味であることも伝えたいのです。

さらに言うと，自分が伝えたこと，あるいは相手の言ったことを互いにどう受け取るかも関わってくるので，自分がアサーションをしさえすれば自分の言ったことが通るというわけではないこと，そんなやり取りのメカニズムがあることを少しでも伝えておとくといいと思います。

Ⅶ　場が同じでも，人それぞれのやり方がある

沢崎　ありがとうございます。一時期アサーション・トレーニングの研修が盛んに行われていた頃に，実は SST もあちこちで行われていたんです。SST の研修にも私はちょっと関わったことがあるんですけれども，やっぱりアサーションがすごく本質に迫っているというのはその当時すごく思っていて，学校の先生方の研修で，一度 SST とどう違うんですか？ という質問を受けたことがあったんです。その時に，SST というのは人間関係を円滑に進めるためのスキル，方法を学ぶためのものなんだけど，アサーションは，その背後にいろいろと大事なものがあって，それを学ぶことがアサーションの特徴であり，そこが違うんですよというようなお話をしたことがありました。

スキルはスキル単独で存在しているわけではなくて，どういう言葉を使うかとか，どういう場面でどんな言い方をするかというのは背景にいろいろな要素があるので，単純にこういう場面はこんなふうに言ったらいいですね，みたいなことを教わって，ロールプレイで練習してという感じのものではないんだということを，現実を見ているとすごく感じるのです。ですからそれをきちんきちんと順番をつけて学んでいくというのも大事だし，それは人間の心のありようというか，毎日の生活の仕方そのものの中にあるんだというのをすごく感じていました。

そういうアサーションの構造は生き方に即したそのものだなと思ったので，スキルとそれ以外の部分というものの総合されたものがアサーションだという位置づけがすごくいいと思っているんです。

平木 DESC というのは，そういう意味では台詞づくりみたいなことを教えてくれてはいるんだけれども，スキルだけではなく，関係性のつくられ方を伝えているということにもなるでしょうか。

沢崎 枠組みというか，こういう順番でこういうタイプの言い方ができますよ，ということなんですけど，それは相手との関係とか，場面とか，いろいろなことに即して全部違っていて，同じ枠組みでも人が違えば全部台詞が違うというのが実際だと思うのです。だからDESC を使って台詞をつくってみようという時，結局できたものはみんな違うものができて，それでいいんだと言う。そういうふうになってくるのがたぶん自然だと思うし，そうであってほしいと思うし，こちらから「これがいいんですよ」ではないというところを大事にしたい。そういうことです。

平木 それはとても大切ですね。これがいいのだという正解がないけど，それでいいという。

沢崎 先生がおっしゃったEの感情の部分，emotion とか empathy とかいうのをだんだん言いづらくなってくる世の中で，特に仕事の場面などでは言いづらいし，臨床をやっていても，臨床家はEの部分を出しづらくなっている。特にやり始めの頃に，型にとらわれすぎるとやりづらくなってしまうし，それがだんだん自然にEの部分，自分の感情というか自分の気持ちのありように従って動けるようになるし，それをうまく利用した言葉を，どういうふうに言葉が出るかはその時によるんですけど，そういうものを学んでいくというか体験していくというのもアサーションの一つだと思います。

平木 そういう意味で，さっき岩宮さんがおっしゃった，何となく思っている方向に，説得などというようなことをしないで，あっけらかんと何か言ってしまうというところの中にたぶんEが入っているんですよね。

今，そんなふうに思いながら聞いていましたけど，どうですか。

岩宮 アサーションの視点から見るとそうなるんだ！とすごく納得していました。お話を伺いながら，SST とアサーションの違いとか，初めてわかりましたし，結局，葛藤する中に醍醐味があるという部分など，まさに！と思いました。「ノーヘル部停」は学校のルールだからそれは当たり前のことだと思っておられたところに，揺さぶりをかけるようなemotion を投げ入れるというのは，先生方にしては相当葛藤が生じると思うんですけれど，でもそういうふうに心が動くというところに醍醐味があるというか，そういう揺れを応援することも込みでアサーションなんだな……と。そしてびっくりという言葉は，結構アグレッションもニュアンスの中に入りがちですよね。だけど，「それって変じゃないですか」というよりも，「びっくりです！」とすることでemotion を別の言い方にしていたことになるんだな，と，Eについての話を伺って考えていました。

平木 そうですね。「びっくり」というのがき

っとすごくアサーティブなんですよ。「変じゃない？」という意味のびっくりではない。

岩宮　ほんとに驚いたんですよね。「えっ，まじっすか」っていう感じで。

平木　ほんとにそうです。だからそれが genuine（自己一致）とかにつながるんだろうな。カウンセリングで言うとね。

沢崎　ほんと，すごく思いますね。自己一致って何だろうと昔，思っていましたけど，アサーションを勉強して，あっこれなんだと思ったことがありました。

岩宮　ああ，そうつながっていくんですね。

Ⅷ　アサーションについての疑問

平木　そうですね。アサーションでは genuine がいちばんアサーティブなんだというのはありますね。

　さて，アサーションの印象とか，関心とか，思いなどについて話してくださいとまず言っていますけど，アサーションに関して否定的な感じや疑問は何かありますか。私はアサーションが万能ではないと思っているので，そんなことが聞きたくなっているんですけど。

沢崎　では，きっかけづくりで。アサーティブであるということを選ぶことができるということは，アサーティブでないことを選ぶこともできるわけで，それは自分の選択だということはすごく大事なことだと思うんです。でも，アサーティブでないことを選択する場合には，それは時には非主張的であったり，攻撃的であったりということをあえて選ぶということですよね。自分でここはいいやと思って非主張的にしてみたり，ちょっと出ていかなければだめだというとアグレッシブになったり，いろいろなことがあると思うんですけど，その判断はなかなか難しい。

　例えば，あまりアサーティブでないことばかり自分で選ぶというのもちょっといやだなと思ったりするわけです。アサーティブであることは選べることですが，選ぶのはすごく

しんどいことなので，しんどいことをどうやってやっていくのかなというところまで考えていくと，さっきの葛藤というのも同じように面倒くさいことなので，面倒くさいことは，自分は引き受けたくなければ引き受けなくていいですよという形になるんですけど，アサーティブであることを選択するということのしんどさに対して，これはネガティブだとかそういう意味ではなくて，そのこと自体に葛藤があるな，とそういうことです。きっかけとしてお話ししてみました。

平木　具体的な話を何かしてくださるといいかな。選んでしんどい状況みたいな話。

沢崎　私は研修の時によくアサーションの例で，行列に割り込んだ人に注意をするという場面を出すことがあるんです。非主張的な人は，行列に割り込んできた人がいても，後ろへちゃんと並んでくださいと言えないわけです。面倒くさいから。まあいいやと思って黙っていて，でもずっとその人のことを恨みがましく思ったりして，順番が遅くなることがいろいろなことに不都合になったりということが実際にはあるのかなと思いながらそこにいるわけです。でも，そういう例を話した時に，自分の中で，非主張的あることをアサーティブに選択したしてもなかなかすっきりしないだろうな，無理矢理自分を納得させるのかなどと，いつも私自身もすっきりしないんですね。

平木　すっきりしない。

沢崎　はい。つまり非主張的であることを選択するということ，あるいは攻撃的であることを選択することも何となくすっきりした感じが残りにくいのではないかというところがあって，そういうのはどう自分の中に落ち着かせたらいいのかなとよく思うことがあります。

岩宮　今の例で，質問いいですか。

沢崎　どうぞ。

岩宮　私は平木先生の『（改訂版）アサーション・トレーニング』を読ませていただいて，

ノンバーバルなアサーションの方法もあると知りました。そうすると，例えば割り込まれた時に，割り込まれて「えっ？」と思った人同士で，「何，この人」みたいなのを目くばせだけで表現し合うというのもアサーティブなことになるのでしょうか。

沢崎 割り込んできた人に対してはノンアサーティブなんですけど，例えば自分が友達と二人でいて，友達同士で「あの人ひどいよね」「そうだよね」と言うのは普通にありますよね。でも，そこから先は，私は考えたことはあまりなかったので，つまり割り込んできた人に対してどうか，ということしかなかったので，例えば友達同士で目くばせしたり，こそこそっと小さい声で「ひどいよね」「そうだよね」と言って納得すれば，それはそれでアサーティブに反応しているということになるのではないですかね。それこそ直接相手に言わないで友達同士で言うことで納得しようというような感覚があるならばそこはアサーティブなのかなと今ちょっと思いました。でもなかなか難しいですね。

岩宮 友達同士ではなくても，同じ体験をした者同士，割り込まれた者同士で「えっ」みたいな感じで目くばせをするだけでも，この人も同じことを感じている。お互いにちょっといやな気がしたよね。でも，それは私だけの気持ちではなくて，この人も思っているよねということが瞬間的に共有できたら，割り込んできた人に対して指摘はできないけれども，その状況に対してアサーティブに対応できたというふうに考えてもいいものなのかどうなのかという辺りはどうですか。

沢崎 なるほど。それはちょっと新しい考え方だなという気がします。

IX　コミュニケーションの表と裏

岩宮 割り込みとは違うんですけれど，今の思春期の人や若い人たちと話をしていると，何かいやなことがあった時の対応が，そういう感じなんです。例えばネット上で一緒にバトルもののゲームなどをチームを組んでやっていたりしても，そのチームの中でちょっと変なことをする人がいたりすると，その人に直接何かを言うのではなくて，その人以外の人とコミュニケーションを取るためのチャットをすぐに用意して，「今の，ねえよな」「ない，ない」みたいな感じで，その人には言わずに陰で愚痴を言って，それでよしにして，またもう一回，その変なことをした人も含めてチームを盛り立ててやっていくことはみんな普通にやっているんです。

コミュニケーションの二重性というか，表に出ている態度と裏でのコミュニケーションを別のところで同時に取ることがとても増えてきているんです。今の若い人たちを見ていると，表立っての主張は本当にしない。でも不満を感じた当人には言わないけれども，タイムラグほとんどなしに裏のコミュニケーションで他の人たちと，その出来事について共有しているから，溜飲が下がっているという部分もあるんです。でも，それがアサーティブな解消法と言えるのかどうなのか。それはアサーションのほうではどう考えられるのかをちょっと伺ってみたいな……と。

例えばチームワークを乱すようなことをした人に，今のやり方はよくないと私は思ったから，今度からはこうしてほしいと思っていると表明するのがアサーティブな言い方ですよね，きっと。でも，裏でその人以外の人とは emotion の共有はしているけれど，表立っては何も言わないというような在り方は，アサーティブと言えるのかどうかというあたりはどんなものなのでしょうか……。

平木 沢崎さん，何かありますか。

沢崎 アサーションが問題になっている相手というのは，今の割り込みで言えば，割り込んできた人が対象になって，その人に対しては非主張的な感じであって，アサーションではないというのは言えるけど，ではそこで起き

た自分の中の不満であったりというものをどう解消するかという解消の仕方がどうなのかという次のステップのような気がします。その時に，それを誰かにノンバーバルで伝えて，相手もノンバーバルで返したり，あるいはそれはバーバルでもいいんですけど，やりとりをして，そこで「同じだよね」「そうだよね」と納得して解消するということはどうなんでしょうね。

　アサーションの定義まで戻ると，自分のことを知って表現して，相手の表現もきちんと受け止めて，必要があればそこでコミュニケーションを取って，ということだとすると，合っているんだけど何となくしっくり来ないと言うか，そのしっくり来ない感じというのは何なんでしょう。たぶん割り込んだ人に対してどうかということに私はとらわれていて，その後に起きた自分の気持ちにどう向き合うかということまであまり考えていなかったせいかもしれません。

平木　ちょっといいですか。私がいま考えていることを言ってみますね。アサーション・トレーニングの中でも今の列に並んでいる話は時々例として出すんですけど，その時の説明の仕方が関わっていますが，自分のニーズとして，今この人に前に入って来られたら困るし，私は長い間待ってもいたし，急ぎもするしという自分のニーズがあってこの人に後ろに行ってもらいたいと思うことのほかに，自分の後ろに人が並んでいたら，その人のことも気になるだろうと思うんです。

　その二つのことをまとめて，とりあえずは自分の今のようなニーズを言うかなと思うんですけど，自分のニーズが急いでなかった時，この人を入れてあげてもいいと思った時は，後ろの人が並んでいると並んでない場合とではまた違うなと思うんです。だからといって，「後ろに聞いてください，私はいいですけど」と言うのは嫌みでのようで……。「後ろに人も並んでいますので後ろに並んでくださいま

すか」と言うかなという感じはしますけど。非主張的になることがあってもいいと思うとすれば，どう言うんだろう。いいですよと言うということですかね。

X　対応する相手以外の人が関わっている場合

岩宮　いいとは全然思ってないけれども，言うこと自体がストレスになるし，怖い人だったりしたらいやだから黙っておくけれども，もやっとした気持ちは目くばせで誰かと共有できたので，それでとりあえず感情のほうは抑えられた……。このような場合に，ストレスをかけてきた主体に対しての働きかけ以外のところでのムーブメントをどういうふうに考えたらいいのかな……と。

平木　そう思いますね。自分なりに自分でこの人は怖そうだからやめようとか，私がここで黙っていればごちゃごちゃいろいろなことが起こらないからここでは黙ろうと思うのは，アサーティブにノンアサーティブになることを決心したんですよね。

岩宮　ああ，そういうふうに捉えたらいいんですね！

平木　だけど，そういうことを周りの人にも言うというのは，私の感じで言うと，「あなたもいい？」と言っている感じなんですけど。「私はこれでいいと思いますけど，あなたもいいですか」と言っている感じかなとも思うんですけど。

岩宮　そうですね。「あなたもよくはないと思っているよね」という同意を求めてる……。

平木　「ひどいよね」の同意かもしれませんね。

岩宮　そうですよね。先ほども言いましたがTwitter や LINE である瞬間によぎった感情を心の中に抱えることをせずに，その瞬間に発信して共有を求めることがよくあるんですよね。その一方で，表立っての主張は一切しないので，その辺りとどう関係するかなと思ったんです。

沢崎　私が最初にこの問題を提起したのは，今

のようなことで，ノンアサーティブであることをアサーティブに決心しても，それですっきりすることは現実にはあまりないので，何らかのもやもやが残って，残った形でいるのはアサーティブでないのがやはりどこかにあるという気がしています。だからそれはストレスコーピングみたいなものを自分なりにうまく使えればそれで「オッケー」というふうにしてしまえれば簡単なんですけど，それを今のお話のようにSNSでいろいろなことを言ってみたり，あるいはもっと違う形で，社会的にいろいろな形でネガティブに発散するような形になってくるとまずいだろうなと思って，アサーティブでないことをアサーティブに決心するということに関して，現実にはいろいろなことが起きてくるなと思ったというところです。ある種の自分なりのアサーティブなストレスコーピングみたいなものをうまく使えるということがそこで一つまた課題になってくるのかな。

平木　今の続きで私が感じたのは，アサーション・トレーニングの中で，その場でノンアサーティブであることを選ばざるを得ない時に，誰か愚痴を聞いてくれる人がいるといいよねみたいなことを私は言うことがあるんですけど。「大変だったね」とか，「そうだったの」というふうに聞いてくれるといい。そんな時あなたはアサーティブにならなくてはだめよという話ではなくて，むしろそういう人がいるといいね。そういう人がいることが大切かもなんていう話をすることがあるんです。目くばせをしながら同じ思いを分かち合っている感じというのは，今の愚痴と似ていますよね。あえて攻撃的を選ぶというのは例えばどんなの？

XI　自分をわかっているということ

岩宮　この話からそれてもいいですか。

平木　いいですよ。

岩宮　前回のアサーションの特集の原稿でもち

ょっと書かせていただいた例なんですが，自分がしたいこと以外のことについては，「無理，無理，無理！」としか言わない子がいたんです。その上，思ったことをそのまま攻撃的なことでも口にしてしまうので，仲間外れになってしまったんですね。仲間外れは嫌というので，相手が何か言った時にすぐに「それはいや」とか「だめ」とか「無理」とか言わずに，「そうなんだー」とか「うーん。そうだねー」とかって言ってみようかとか，そういった話をしてたんです。

そのうち仲間外れにならない振る舞い方がわかってきたとその子は言っていたんです。ところが最終的には「そんなふうにしてるのは自分じゃないからやめた」「元通りの自分でいく。それで仲間外れにするような人とは付き合わなくていい」ときっぱり言ったんですよね。これも，ノンアサーティブであることをアサーティブに選んで，それを治療者にアサーティブに報告したということになるのかなと思いながら，沢崎先生のお話を伺っていたんです。

平木　自分らしくないというところに行き着いたというのがすごいアサーティブではないですか。

岩宮　これもアサーティブだというふうに捉えていいわけですよね。

平木　そう思う。そういう気がする。

沢崎　私もそういう気がします。たぶんアサーティブであったり攻撃的だったりするのもそうなんだけど，ある程度自分が強くないとアサーティブとか攻撃的になれないので，まず自分があまり強くないという自覚があれば，そういうことを言わないほうが自分にとって安全というか，今はいいんだという判断をするのかなと思いました。

平木　そう言われた時に，アサーションの究極みたいな話に飛んでしまうんですけど，アサーションって最終的には自立してないとなかなかできない表現ですよね。私は私でいいと

思い，しかし私はほかの人と違っていて私は私だ。けれども，その私しかないから私でいい。ただ，この私が仲間外れにもされないぐらい人とも付き合っていける安心感みたいなものがある時には，それで安定できる。そうでない時はきっと難しいかもしれない。

岩宮　先ほどの人は，ネットの中に自分と同じ感覚の人がいるから，リアルの人たちはもういいわという感じなんです。リアルの人とはだめでも，ネットの中には自分を仲間に入れてくれる人がいる。そこでは好きなことを互いにバンバン言い合っていてもそれでいい。ネットの中にそんな場所があるというのが，救いになるんだなと感じます。

平木　強くないと，というのもいろいろな意味があるんですね。

岩宮　そうですね。でもリアルを捨てていると言っても，リアルの生活はもうほんとに大変そうで，しょっちゅう保健室に逃げてきますしね。だけどこの子の場合は，話の合わない人たちと無理して合わせるのはいやだというところははっきりしてるんですよね。

平木　そうなんだ。

岩宮　その一方で，グループに所属していないと学校生活が地獄になるので，関係を維持するためにものすごい気を遣っている人たちも多いです。心の中ではメンバーと徹底的に合わないと思っているのに無理をして合わせているようなねじれの中で生きている子たちもいるんですよね。そういう子たちの在り方はアサーティブではないんだなということが，今日お話を伺っていてよくわかりました。そういう自己一致しないやり方で適応することを選ばなければならなくなっている人たちというのは，今の学校現場では結構いるなと感じます。

XII　いまの学校現場で起こっている問題

平木　それってどういう問題なんですか。アサーションと関係ありますか。

岩宮　クラスや学年や学校によっても状況が違うので，一般論としてどこまで言えるかはわからないのですが，問題を抱えて相談に来ている人たちの話を聞いていると，5～6人のいつものメンバー（イツメン）というグループだけが，彼らにとっての世間というか，共同体なんだということがわかります。クラスや部活がたとえ一緒でも，イツメン以外の人たちには関心を持たず，顔や名前なども興味がないから知らないという人たちがけっこういます。そういう人たちにとっては，イツメンではない人がどれだけ学校を休んでいようと，どんなことで悩んでいようと，それは違う国で起こっているぐらいの遠い感覚なんです。だからイツメンの中に居場所がなくなったら超アウェーで居づらくなるので，全力を挙げてイツメンには気を遣うということが起こっています。

イツメンイコール仲のいい友達だからとても幸せだという人たちは相談には来ません。友達というわけではないけれども，クラスの中で居場所を確保するためには，この人たちに気を遣わなければならないとお互いに思っている……という状況にある人が，相談に来る人たちの中には結構多いなと思っています。

その逆パターンではこういうこともあります。5人のイツメンなのに，自分以外の4人で遊びに行っていたことがわかった時に，「えー，そうなんだ，今度は誘ってな！」と伝えたのに，それを無言でスルーされた挙げ句，ほかの話を始められてしまったというエピソードを，前回の特集原稿（精神療法第46巻第3号）で書かせていただきました。アサーティブに表現したのに，それを足元から崩されるような体験ですよね。「今度は誘ってな」と言われた側が，リアクションせずにそれを完全にスルーするわけですから……。自分の中に沸き起こった思いを上手に言葉にして伝えたとしても，そんなこと気がついても気づかないふりをしろよ，という圧がかか

ってくるんですよね。なかったことにしない と，このイツメン共同体が維持できないじゃ ないか，だからそんな複雑な感情を巻き起こ したということがわかるようなことを言語化 するなよ，というような圧力がたぶんかかる のだと思うんです。4人は友人同士だけれど， 自分はイツメンだけど友達ではなかったとい うことがアサーティブに表現したことによっ て逆に明らかになってしまったという，決定 的な出来事だったんですよね……。

　そういったことがあると，コミュニケー ションに敏感な感覚を持っている子ほど苦し くなっていきます。だからこういうイツメンと の関係維持に疲れ果てて学校に行くのがいや になるというのもすごくわかります。

　また，これは女子でよくあるのですが，新 しい学年になって，たまたま隣の席になった 人をとりあえずかりそめのイツメンにするこ とがあるんです。とにかく誰か一人はイツメ ンを確保しておかないと学校に行けないので， しばらくはお互いに心細いからその相手と一 緒に話をしたり，移動教室も一緒に行ったり するんです。ところがだんだん世界が広がっ てきて，別の子とも話をするようになってく る。するともう一人の子のほうが，ペアにな っていた子に裏切られたと感じてトラブルに なることがあります。

　最初はたまたま隣の席だったからイツメン にはなったけれども，友達とは思っていなか ったのに，向こうは自分のことを友達だと思 っていて，いつも一緒に過ごしたいと思って いる。けれど自分はほかの人とも過ごしたい し，ほかの人とも話がしたいから，この時間 は向こうに行くねと言ったら，仲間外れにあ ったと言われる……。別にいじめた覚えもな いのに，その人と話す時間が少なくなってい ったということが，仲間外れにされたし裏切 られたと思われてしまう……。そういった時 にどういう距離の取り方をするといじめだと 思われないかと相談してくる子もいます。

　先ほど，5人イツメンなのに，一人だけ遊 びに呼ばれなかった子の話をしましたが，呼 ばなかった4人側の子たちの感覚は，こんな 感じなのかもしれないと思います。あえて言 葉にすると，どう言っても揉める可能性があ るので，黙ってスルーしたほうが，場が荒れ ずにすむ……。なにせ，それは友人関係では なく，イツメンという共同体——つまりご近 所つきあい——なのだから……という感じで す。

　このような状況でアサーティブにやってい くというのはどうしたらいいんだろうと思い ます。

平木　何かが違ってきている感じがする。それ は何でしょう？

岩宮　昔は，教室の中に確固とした自分の机と いうものがあって，休憩時間にそこで本を読 んで過ごすとかできていたと思うんです。今 でもそういうことをしている人たちもいるし， そういうことが可能な学校もあるのですが， 自分の机の中にはものを入れずに全部ロッカ ーに入れましょうという指導をされていると ころもあります。なぜかというと，その机は 次の時間になったら習熟度別や選択教室でほ かの人が使うから，自分の机という定点では ない場合があるわけです。

　そうすると休憩時間に過ごす場所は，「場」 で規定されるよりも人間関係で規定されてし まうことも大きくなります。ネットもそこに 加えると，余計に「場」よりも，人間関係を どれだけ持っているかどうかということによ って居心地や居場所が規定されるようになっ てきているというのが大きいと思います。な ので，イツメンという居場所がない人は，休 憩時間に教室にもいられないので，職員室の 前の黒板とかに立っていたりするんです。

　いまの保健室はそういう人たちの居場所に ならないんです。保健室は，もう一段，何か 苦しさとかしんどさを意識し始めた人が行け る場所なんです。購買などがいい居場所にな

っていたんですが，学校現場では購買もなくなりました。そうすると行き場所がないんです。この人たちは，もう一歩進んだ問題を抱えないと相談にもつながってきません。不登校になって初めて，相談につながり，そこでじっくり話を聞いて，やっと何が学校で起こっていたのかがわかる……ということもあります。子どもたちの社会が変容しているなというのはとても感じています。

平木　私がイメージするのとはだいぶ違いますね。沢崎さんどうですか？

沢崎　今のお話がたぶん大学生にそのまま上がってきているかもしれないですね。

岩宮　そうなんです。そうなんですよ！

沢崎　いま総合型選抜，学校推薦型選抜という名前になりましたけど，もう卒業の半年ぐらい前に大学への入学が決まってしまった高校生たちは，どこの大学も，早めに入学前の教育を受けるために何回か大学へ来ることが多いんです。そうすると，そこでもうがっちり LINE のグループとか全部つくってしまって，入学式の時にはその学生たちでもうがちっと固まっているので，一般選抜であとから入ってきた学生たちが中に入りづらいような雰囲気ができて，もう入学式の時からあちこちにいろいろなグループができています。ここ 10 年，20 年よく言われる，今の学生たちが非常に表面的な関係しかつくらなくて，深い話をしない。われわれが学生だった頃みたいに政治とか人生とかいろいろな深い話をしないで，ただ楽しいだけで，お笑い芸人みたいに受けるような話をできる学生が，人気があってみたいな関係の中で過ごしているというのがある。

　だから，われわれも，例えば大学の中に，さっきの居場所で言うと，居場所をどうやって作るかという話になって，とりあえずまず空いているところに全部ベンチを置くんです。ちょっとしたスペースがあったらテーブルを置いて，そこで話ができるようにしようとか，

いろいろやるんですけど，そういう物理的な対策から始まっていく。高校生のそういう状況が大学生に上がってきても，大学生はそれなりに成長しているから少し大人としての動きはするんですけど，基本的には変わってないと思うんです。

岩宮　まさにそんな感じです。イツメンには関係をつなぐ努力を惜しまず，深い話もせず，イツメン外の人たちとは関わらないという感じです。本当につながりたい人とは SNS でつながっているから，それでいいんですよね。

　山陰は車で通学や通勤する人がほとんどなのですが，お昼休憩は自分の車の中で，一人でスマホを見ながら食べるのがいちばんの安らぎだという人は多いです。会社の人たちと一緒にお昼を食べるのは非常につらい。何を話していいかわからないし，おもしろくない。休憩なんだから一人になりたいんですよね。

　でも，そのような人が，職場の人から，「お昼はみんなと一緒に仲良く食べましょうよ」とかアサーティブに言われると，そこで葛藤が起こって，いろいろなことがそこから巻き起こるみたいなこともあります。そう言われたことで職場との関係をどうとっていくのが正解なのかわからなくなったという人もいます。社会とか，居場所とか，人との関係が，ずいぶん変わってきたなと感じています。

ⅩⅢ　SNS の影響

平木　それはやはりネットの影響？

岩宮　影響は大きいと私は思います。なぜかというと，ネットの中には，いくらでもつながれる人がいるし，暇つぶしもできるし，何でもできてしまうので，現実的な人との関係が全てではなくなってきているからです。学校とか職場とかの居心地を担保するのは，イツメン的な存在ですが，そこにどれだけの重きを置くかも選択できるようになってきているのだと思います。相談で会う方たちは，そういう状況に疲れるか，そこに乗れなくなった

人が多いです。沢崎先生が言われたように，選択するというのは実はすごいストレスがあることだと思いますが，選択肢があることの問題を日々の臨床でひしひしと感じています。

平木 ということは，直に会わなくても，例えばさみしさみたいなものはカバーできるのかな。

岩宮 今の子たちはTwitterでつぶやいて，それに対して「わかる」とか，「そうだよね」という会ったこともない人からの言葉で相当癒やされています。だけど，逆に言うと，Twitterなどで救われた体験がある人ほど，Twitterでのバッシングに弱いです。毒にも薬にもなるというか，本当にぎりぎりのところで命を救われている人もいるけれども，その逆もあると思います。

平木 この辺りになると私は全然知らない世界ですね。

岩宮 私は面接ではすごくよく聴くので，かなりSNSに詳しくなってはいますが，FacebookもInstagramもTwitterもLINEもしてないです。

平木 私もみんなやってない。

沢崎 私もやってないけど，LINEだけは家族とかゼミの卒業生などから言われてやっています。私も怖い話とかマイナスのイメージばかりになってしまうので，あまり積極的にやりたいとは思わないです。

岩宮 Twitterとかが重要だなと思うのは，エンターテインメントを楽しむツールとして必須だということです。アイドルやアニメのキャラクターや，声優，俳優など「推し」（ファンとして応援している対象）がいるということが生きる糧になっている人にとって，同じ「推し」を持つ人同士で，いろいろな情報をTwitterで共有するという点ではものすごくいいなと思います。

　私が思春期の時にTwitterがあったら絶対はまっていただろうと思います。私は自分が好きだったアニメが，全然周囲の人に知られてなかったので，何とか見てくれる人を増やそうと，どうしたらこのアニメのおもしろさを分かってもらえるだろうかと，一生懸命，休憩時間にプレゼンしたりしてました。それは，どうしてもそのアニメについて話ができる人が身近にほしいから，していたんです。でも，今はネット上で全国のどこにいても，いくらでも同じだけの濃さと情熱で語り合える人を見つけることができるので，クラスの中とかのリアルな人たちにそのような部分を求める必要がないんです。だから現実適応を守るためのイツメンとのご近所付き合いのような会話と，本当に自分が話したいことを話せる場所とがぱーんと分かれている人たちもかなりいるように思います。

　自分が生きているのは，同じ趣味を持っている人同士でTwitter上で語り合っている時間があるからだというクライエントさんもいます。そういう場をネットの中にもっている人は，リアルな生活でかなりつらいことがあっても，面接でその趣味の話やTwitterでの様子を語っていく中でよくなっていくこともあります。

　平木先生のアサーションの本で，自分が好きなものについて語ること，そしてそれを受け止めてもらうというのが非常に大事なことになっているとありました。

　クライエントさんが，Twitterで語り合っているような好きなことについて面接内で語ってくれて，それをこちらも夢中になって聴くというプロセスは，ネットとリアルをどこかでつなげる作業にはなっているのではないかなと感じることがあります。

平木 そこで語れるということですよね。

岩宮 はい。でも，最初から語ってもらえるわけではないです。

平木 それは，そもそもカウンセラーと語る話ではないんだ。

岩宮 そうですね。それはネットの中で語る話であって，カウンセラーとオタク的な話をし

てもいいとは思っていない人もいるので。

平木　それはオタク的な話なんだ。

岩宮　オタク的な話だったり，アイドルの話だったり，いろいろです。スクールカウンセラーに悩みを聞いてもらいなさいと先生が勧めても，「えっ，悩みなんてないです」とか，「何話していいかわからないから」とか言って断る子もいます。なので，例えばアニメが好きなことがわかっている子だったら，アニメに詳しいスクールカウンセラーだからアニメの話をすればいいよと言って勧めてくださいと伝えているんです。そうするとつながる率が高くなります。

XIV　日常とアサーションの接点

平木　そうなんですね。
　そろそろ時間になりましたけど，最後にそれぞれの方からお伺いしたいのは，今のお話とアサーションとどうつながるか。アサーションとつないでくださいますか。

岩宮　好きな話をして，それを相手に受け入れてもらえる体験がアサーティブな体験になるというのを伺うと，普段，私が関係を深めるためにしている臨床を，アサーションという概念の中で捉え直すことができました。

平木　なるほど，好きな話ね。話したいことは誰でもできるんだろうから，それを入り口にすると入りやすいやり方なんですね。

岩宮　そうですね。入り口としてはいいですね。でも，なかなか語ってもらえないこともあるし，いちばん困るのは好きなものも主訴もない人です。そこを耕していくのはコンクリートを耕すように……。

平木　コンクリートを耕すみたいに大変。

岩宮　はい。

平木　沢崎さん，いかがですか。

沢崎　自分がアサーションをやり始めた頃に，私はいちばん最初に実験的な研究から臨床のほうへ来たということを言いましたけど，教育相談室の頃の私の最初の研究テーマが自己

受容だったんです。それをやっているうちに，これって，さっきの自己一致もそうですけど，アサーションの基本になるなと思いました。
　表現することと，自分のことをきちっと理解して，それを受け止めて大事にしてというのがアサーションの基本にあるということがずっとあります。それを研究としてやるとかやらないとかではなくて，自分の核となるものにアサーションがあって，それを特定の立場がどうのこうのではなくて，自分のあり方や，臨床も，教育も，それからいま私の立場上いろいろな会議的なことをやっている中でも，それをあえて意識してアサーティブにここはやろうとか，アサーティブに進めたいとかいうことを意識することがあります。臨床的なことというよりは，ある種の人生の指針みたいなものとして一つ根づいてきたかなと思うところがあるような気がします。

平木　アサーションと自己受容とか自己一致がつながるという辺りをつないでいただいて明らかになった感じがします。好きな話というのもよく考えてみれば自己一致の話ですね。

岩宮　ああ，ほんとうにそうですね。好きなことを語るということで，自己一致と自己受容の感覚を得たあとで，例えば印象的な夢の報告があったり，箱庭で作品を作ったりということが出て来ていますね……。特に印象的な夢というのは自分の中から出てきた大事なオリジナルの創作物ですから，それが大きな変化のきっかけになることがあります。アサーションの考え方とユングの考え方とは，そういう流れでつながっていくんだなと，今日，わかりました。

平木　言われてみれば本当にそうですね。今日，アサーションとは何か？　といろいろ思いを巡らしてお話を聞いてきて，まとめるというよりも，アサーションの心とか，精神とか，アサーションが自分の中にあるものを明らかにする助けになり，そこから自分の生き方みたいなものにつながっていくのではなかろう

か。そこには，各自のアサーションがあるのだろう。そんな感じがしてき始めました。ありがとうございました。

　あと一言，お二人の思いを付け加えてくださいますか。

岩宮　アサーションについてよくわからないままにお話に加えていただきましたが，事例についてコメントをいただくことでさまざまな気づきをいただきました。アサーティブにノンアサーティブにすることを選ぶという視点があること，そして，アサーティブであるということと，自己一致とは深く関係しているということなど，まさに目から鱗でした。そして，好きなことを語り，それをセラピストがしっかり受け止めるというプロセスは，クライエントにとって自己受容と自己一致の体験になるからこそ，そこから治療が深まっていくことが可能になるのだということもわかりました。本当に，貴重な学びをいただき，ありがとうございました！

沢崎　コミュニケーションツールが多様化し，インターネット上のやりとりの多くが文字を中心としたものになり，会議もオンラインが増えて，対面では普通に得られた言語・非言語を含めた多様な情報が得られにくくなっています。アサーションが言語・非言語を含めた総合的なものであるとすれば，文字情報だけのコミュニケーションにおけるアサーティブな表現は，対面よりも限定されるがゆえに，一層丁寧に表現していく必要があるように思います。その場合，どのような言葉の選び方，使い方をするとどのように伝わるのかといったことに一層心を砕く必要が出てくるかもしれません。時には話し言葉以上に書く能力のようなものが求められるかもしれません。

　しかし，手間を惜しまず，相手のことを尊重し，理解しようとし，選択し，決定していくというアサーションの精神とそのプロセスは変わらないものであるはずです。そして，短く，単純な言葉での表現が増える文字でのコミュニケーションのよさを活かしつつも，伝えきれないものを補う対面での豊かなコミュニケーションの重要性がますます高まってくるのではないかと思います。

平木　どうもありがとうございました。

■編集室から

大学における学生カウンセリングの場では，コミュニケーションや人間関係の問題で来談する学生は多い。その中には，個人カウンセリングの中にアサーション・トレーニングを取り入れる必要がある学生のほかに，それほど深刻ではないが，青年期特有の自信の欠如からくるコミュニケーションの問題を抱えている学生がかなりいる。そのような学生には，小グループの場で少年期のチャム・グループを想定した同じ興味や関心を話し合うアサーション・トレーニングを実施する場合がある。また，互いの認知や性格などの違いを語り合うことをあえてテーマとし，理解し合う試みをする場合もある。それは心理教育的グループ・アサーショントレーニングである。

また，アサーションは，コミュニケーションに問題や悩みをかかえている人々だけでなく，他者の自己表現を妨害するような表現をする人々への問いかけでもある。その意味で，本特集では，臨床の場で出会う事例から，社会生活上のやり取りまでを含むアサーションの問題を取り上げることにした。

自己選択・自己確認などを含む心理的・内的アサーションと対人的・外的自己表現としてのアサーションについて考え，学ぶ機会となることを願っている。　　　　　　　　　（N.H.）

精神療法 増刊第8号 2021
2021年9月10日発行

定価3,080円（10％税込）
年間購読料 16,280円（10％税込／増刊含／送料不要）
購読ご希望の方は電話・葉書にてお申し込み下さい。
全国の書店からも注文できます。

発行所　株式会社 **金剛出版**
発行人　立石正信
〒112-0005　東京都文京区水道1-5-16　升本ビル
Tel. 03-3815-6661　Fax. 03-3818-6848
振替口座　00120-6-34848
e-mail eigyo@kongoshuppan.co.jp
URL http://kongoshuppan.co.jp/

表紙レイアウト　臼井新太郎装釘室／表紙装画　木村晴美／印刷・製本 音羽印刷